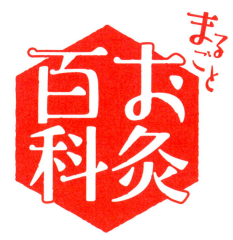

まるごとお灸百科

企画・編集・著
岡田明三
経絡治療学会会長

協力
上村由美子

医道の日本社
Ido・No・Nippon・Sha

はじめに …… 4

第1章　お灸の基本

お灸の歴史を知る …… 6
ヨモギからつくるもぐさのこと …… 12
もぐさ工場見学 …… 16
手づくりもぐさ研究所 …… 18
基本の据え方 …… 20
セルフケアとしてのお灸 …… 24
Column 1　お灸にまつわるお話 …… 26

第2章　お灸アラカルト

お灸の種類 …… 28
透熱灸 …… 32
知熱灸 …… 35
灸頭鍼 …… 38
打膿灸 …… 41
焦灼灸 …… 43
しょうが灸 …… 45
ビワの葉灸 …… 48
みそ灸 …… 50
棒灸・押灸 …… 53
にんにく灸 …… 56
クルミ灸 …… 58
塩灸 …… 60
箱灸 …… 62
円筒灸・台座灸 …… 64
線香灸 …… 66
竹筒灸 …… 68
薬物灸 …… 70
焙烙灸 …… 72
砂灸 …… 74
器械灸 …… 75
代用灸 …… 76
家伝の灸 …… 77
深谷灸法 …… 78
Column 2　牛に据えるみそ灸 …… 80

第3章　お灸グッズ

もぐさ……82
灸頭鍼……86
台座灸・円筒灸・その他……88
箱灸・棒灸ホルダー……90
灸点・点火・火消……92
器械灸……94
お灸便利道具……96
隔物灸……98
ヨモギ……99
古くから伝わるお灸の道具……100
Column 3　灸療リング物語……102

第4章　お灸の治療

お灸体質チャート……104
あなたの体質は？……106
アトピー性皮膚炎・じんましん・湿疹／息切れ／胃痛／意欲がわかない・脱力感・気力不足／インポテンツ／おなかが痛む／かぜ／肩こり／花粉症・アレルギー性鼻炎／関節リウマチ／気管支喘息／ギックリ腰（急性腰痛）／虚弱体質／月経痛（月経困難症）／月経不順・無月経／月経前症候群（PMS）／下痢症／健康増進・病気予防／腱鞘炎・バネ指／高血圧／口内炎・口角炎／更年期障害／五十肩／骨盤位（逆子）／坐骨神経痛／食欲不振／頭痛（偏頭痛）／咳と痰／前立腺肥大症／痔疾・痔の痛み／疲れ目（眼精疲労）／疲れやすい・過労／つわり／低血圧／動悸／糖尿病／寝違え／ノイローゼ・神経症／のぼせ症／鼻水・鼻閉／冷え症（性）／膝の痛み（変形性膝関節症）／肘の痛み／頻尿／不安症（気分の落ち込み）／太りやすい／不妊症／不眠／便秘症／膀胱炎・尿道炎／慢性気管支炎／慢性腰痛／耳鳴り・難聴／むくみ／めまい・立ち眩み／物忘れ・集中力がない／夜尿症／夜泣き・疳のむし／冷房病／肋間神経痛
お灸に活用するツボ……140
参考文献／協力先一覧……144

はじめに

「お灸」とは、実に奥行きの深いものです。現代の日本でお灸がどのように行われているか知りたいと思い調べてみると、実に多様なお灸があることがわかり、今日のお灸事情を本にしておかなければと思い、「お灸百科」を企画・出版することにしました。

お灸は飛鳥時代以前に日本に伝わりました。以来、お寺を中心に行われ、江戸時代には一般庶民に普及し、古典落語や浮世絵などにもとりあげられるものとなりました。四国八十八か所霊場巡りの巡礼者の宿泊所には「お灸の接待」として、常備されているほどです。

毎日の臨床でもお灸を使っていますが、私が使うお灸は透熱灸、焦灼灸、棒灸だけです。しかしその他にもお灸療法は実にたくさんあります。本書ではできる限り灸法を集めてみました。さらに、今日ではあまり行われていないお灸や、灸が宗教行事に用いられた例なども載せています。

また、近年、ドラッグストアを覗くと台座灸や、もぐさを使用しない煙の出ないお灸グッズを多数見かけることができます。ひと昔前は散《ちり》もぐさか切《きり》もぐさしか販売されていなかったことを思うと、隔世の感があります。個別の業者のカタログは自社の製品中心なので、まだまだ鍼灸師でも知らないお灸製品があると思い、灸のグッズも掲載しました。

最近はお灸でセルフケアをする方も増えています。4章では、家庭でお灸をする方のために、体質チャートで自分の体質を知り、証に随ってお灸ができるよう工夫をし、身近な病気に対するお灸療法を紹介しています。

今や、「お灸」とはもぐさを使う伝統的なものから、多様な温源を使った温熱療法の総称へと変化しているといってよいでしょう。本書は、もぐさの原料となるヨモギの種類やもぐさの製法、家庭で手軽にもぐさをつくる方法、多様な灸療法、お灸製品、そして体質診断からお灸の治療法までをまとめ、まさに「お灸百科」という名に恥じない本となりました。

お灸百科を企画するにあたり、お寺でお灸講座をされたり、地域の一般の方にセルフケア灸（しょうが灸、みそ灸、台座灸、箱灸、竹筒灸など）を指導されている上村由美子氏に協力をいただきました。また、本書を出版するにあたり医道の日本社の絶大なご支援をいただきました。感謝申し上げます。

２０１７年７月吉日
神宮前鍼療所院長　岡田明三

第1章　お灸の基本

お灸の歴史を知る

お灸とは、多くの人が知っている通り、「熱による刺激を与えて病気やけがを治すこと」と「もぐさを使うこと」が特徴の治療法です。まずはお灸の発展と、日本での普及・歴史について簡単に紐解いてみましょう。

中国で発展していったお灸

お灸の特徴である「熱による刺激を与えて病気やけがを治す」治療法は、古くから世界各地で実施されてきました。例えば、古代ギリシャやメソポタミアでは、熱した鉄を皮膚に押し当てて病気やけがを治す治療法が行われていたそうです。またインドでは、仏教の開祖である釈迦の時代の書物に、「石を温めて皮膚に当てて、できものを焼いて毒を出す」という熱刺激を用いた外科療法の記述があります。こういった治療法が直接関係しているかは定かではありませんが、「お灸はインドで起こり、中国で発達したのではないか」という説があります。また、中国古代の医書である『黄帝内経』には「灸は北方より来る」という一文があり、もぐさの原料であるヨモギが中国北部の砂漠地帯で燃料として用いられており、このヨモギを使って皮膚に熱を加えて疾病を治癒させたことがお灸の始まりである、という説もあります。

中国では、古来よりお灸の治療が盛んに行われていました。中国において現存する最古の医学書といわれている『五十二病方』には、鼠径ヘルニアのような症状に対して患部を切開する処置の最後にお灸を用いている記述があります。また、唐の時代を代表する医家、孫思邈の著書『千金要方』と『千金翼方』では、病気やけがの治療だけでなく、予防医学や養生の手段としてのお灸の意義が明確に記載されています。

ヨモギは毒気や邪気を払う植物

孔子によって編纂されたとされる中国最古の詩集、『詩経』には「ここに艾を采らん、一日も見ざれば三歳の如し（ヨモギを採ってきます、1日会わないだけなのに、3年も会っていないように感じます）」という一文があり、このころの中国では、すでにヨモギが日常的に採取されていて、生活に根差していたことがわかります。

もぐさの原料であるヨモギは、昔から毒気や邪気を払う植物としても扱われてきました。中国ではヨモギを採集して身につけることで災害や病から身を守る風習もあったようです。ちなみに日本でも、端午の節句の際にヨモギを軒先に飾ったり、ヨモギ餅として食べることで邪気を払う風習があります。

『孟子』のもぐさ

孟子の言行や思想をまとめた書、『孟子』には、「七年の病に三年の艾を求む（7年にもおよぶ長い病に、にわかに3年物の上等なもぐさを探し求める）」という有名な故事があります。「事態が差し迫ってあわてても間に合わないので、ふだんからの心がけが肝心だ」という教訓を、もぐさの製造法に例えて伝えられています。

6世紀、お灸が日本へ伝わる

お灸が日本に伝えられたのは仏教や中国の医学書の伝来と同時期の6世紀ころだと考えられています。伝来当初から、化膿した傷にお灸を据えて膿を出すなど、外科的にも用いられていました。その後、お灸は急速に普及し、701年の大宝律令の「医疾令（日本最古の医事制度）」には、医学教育の内容や試験、修業年限などとともに「医鍼の生は（中略）鍼灸すべき法を習い知らしめよ」と記されていて、お灸と鍼の学習を定められるようになりました。

平安時代に編纂された現存する日本最古の医学書の『医心方』にはヨモギの薬効と、灸療法の解説がされています。鎌倉時代に入ってからは、仏教の僧が医師を兼ねていたこともあり、仏教の広がりとともに庶民の間でもお灸が盛んになっていきました。

さまざまな書物に登場するお灸

お灸は、戦いの場面でも頻繁に用いられるようになりました。833年に作成された法律文書『令義解』には、「兵士にはもぐさが支給される」とあります。さらに、鎌倉時代前期の軍記物『平家物語』にも、源氏側にいた浄妙房という僧兵が止血と消毒のためにお灸を据える場面があります。

もぐさが武士の必携品となったのは、傷の手当てをするほかに、「火を簡単に起こす」ためでもありました。当時は火打ち石を使って火を起こしていたので、もぐさの火つきのよさと消えにくい性質が重宝されていたのです。

平安〜安土桃山時代には、お灸に対するさまざまな理論や、実体験に基づいた治療法が研究されています。平安時代末期の公卿、九条兼実が執筆した生活記録『玉葉』には養生として灸が用いられていることが記されています。また、『新古今和歌集』、「小倉百人一首」の撰者として知られている歌人の藤原定家の日記『明月記』にも、定家が気管支喘息、リウマチの症状に悩まされていて、これらに対して施灸を行っていたという記述があります。『玉葉』や『明月記』からは、当時は暦に基づいて、お灸を据える日時が決まっていたこともわかります。

吉田兼好の有名な随筆、『徒然草』では、「四十以後の人、身に灸を加えて、三里をやかざれば、上気の事あり。必ず灸すべし」とあり、長寿のために足三里にお灸を据える習慣をすすめる一文があります。

江戸時代に花開いた日本のお灸

江戸時代、日本独自のお灸が花開いていきました。当時、中国から多くの医書が輸入されて、大量の医学知識が流入し、積極的に活用されるようになりました。経穴の文献に基づいて、内臓と関係のあるツボに灸を据えるという方法が研究され、灸療法の整理が行われます。江戸時代中期には日本のお灸は独自のスタイルを築くようになり、さまざまな灸法が成立していきます。地域性のある灸法や「家伝の灸」も誕生します。江戸時代にお灸はほぼ現在の据え方を確立し、鍼治・あん摩と並ぶ漢方治療法の一つとなっていったのです。

庶民の養生・医療としても親しまれる

江戸時代初期、できものを焼いて膿を出したり、イボを焼ききって取り除くなど、お灸の外科的治療は直接灸で行うのが主流でした。しかし次第に、できものの上に山椒やしょうがなどを混ぜ合わせたものをのせて、その上に艾炷をおいて治療する隔物灸が広まっていきました。

江戸中期以降は養生としてのお灸が庶民の間で盛んに行われるようになりました。有名な貝原益軒の『養生訓』でも、お灸の製法から効用、施灸後の注意点などが細かく記され、健康法としてお灸がすすめられています。また、江戸末期に刊行された日常生活の知恵をまとめた『民家日用廣益秘事大全』では、全5巻のうちの1巻が、すべてお灸について書かれています。

お灸から始まる恋愛文学

江戸時代の浮世草子作者、井原西鶴の作品にもお灸が多く登場します。代表作の一つ『好色五人女』にも、主人公の茂右衛門が下女のりんにお灸を据えてもらう場面があり、りんがお灸を据えるために茂右衛門の肌にふれることから

お灸好きの秀吉とお灸嫌いの家康

豊臣秀吉はお灸が好きだったらしく、正室のおねにあてて、「お灸を据えて身体の養生をしているので心配しないでほしい」という手紙を送っています。さらに、側室の松丸殿にあてた自筆の手紙で「…そもし自然目わつらい候てはと存候て、ゆへめいわくなから入れ、やいとなとして…」と、目の病気になった松丸殿へ、湯治やお灸をすすめています。

反対に、徳川家康は当時としては長寿で健康には気を使っていたにもかかわらず、お灸をすすめた家臣を左遷したほどお灸が大嫌いでした。ちなみに、三代将軍の徳川家光は、家康と打って変わって養生としてお灸をしていたそうです。

恋が始まります。このような「お灸から始まる恋愛」は当時の文学作品に多く見られます。

また彼の文学作品から、当時多くの人がお灸を据えており、さらにこのお灸がしっかり痕が残る有痕灸であったこともわかります。

松尾芭蕉と「足三里」

松尾芭蕉の代表作『奥の細道』は、江戸から東北、北陸、美濃大垣までの俳諧紀行です。この作品の大変有名な冒頭部分には「ももひきの破れをつづり、笠の緒付けかえて、三里に灸据ゆるより」とあります。この当時は電車も車もないため、庶民の旅は自分の足だけが頼りです。そのため旅人は、旅の準備として養生のために足三里にお灸を据え、旅の途中も足の疲れを取るために、足三里にお灸を据え続けていました。

もぐさは旅人の必携品であり、旅人は自分自身でよくお灸を据えていました。「旅とお灸」の関連性は現在でも受け継がれており、四国では八十八か所霊場巡りの巡礼者、「お遍路さん」のために無料でお灸を施す「お灸の喜捨」が今もなお行われています。

「やいと」の語源

お灸のことを「やいと」ともいいます。平安時代の日記に「やいと」という言葉がすでに登場していますが、中国の文献には「灸」はあっても「やいと」はないので、日本独自の言葉のようです。語源は諸説ありますが、お灸による焼け痕を「焼処」と呼んでいたので、それが変化して「やいと」になったとも言われています。

江戸の終わりとお灸の衰退

戦国時代から江戸時代後期にかけて、日本のお灸文化は世界に広まっていきます。15世紀末ころに日本に訪れるようになった商人やキリスト教宣教師、鎖国後に長崎のオランダ商館医として来日した医師たちによって、お灸はヨーロッパに紹介されていったのです。当時の文献には、日本ではハンセン病の治療にお灸が用いられていたことや、中国人よりも日本人のほうがお灸を好んで据えていたことが書かれています。

江戸時代には医療としての側面と庶民の養生としての側面という双方で活用されたお灸でしたが、明治に入ると政府が西洋医学を奨励したことにより、民間療法としての活用の比重が高くなっていきました。その後、本格的な西洋医学の波に押されてお灸は衰退し、いつしか「お灸を据える」といえば、「治る」ではなく「懲らしめる」のイメージが強い言葉となってしまいました。

漢字の「灸」

灸という漢字は「火」と「久」が組み合わさってできます。久には「つける、押し当てる」という意味があるため、「灸」はまさに火を押し当てて、病をふせぐという治療法そのものを表した漢字と言えるでしょう。

効果が見直され始めたお灸

21世紀に入ってからは、慢性的な痛みやストレスによる疾病へのお灸の効果が再評価され、西洋医学的な医療現場でも積極的に取り入れられるようになりました。これは医師や鍼灸師、研究者たちによって、お灸の研究実績が積み重ねられてきた結果です。

古代中国で発展したお灸は日本に伝来して以降、外科的療法、応急処置、さらには独自の発達を遂げて旅の必需品、民間療法などとさまざまに活用されてきました。一時の衰退を経て、現在は鍼灸師による治療や、台座灸を使ったセルフケアが普及しています。

伝統医学であるお灸は今、温故知新でその効果が新たに見直され始めているのです。

Moxaと Moxibustion

欧米でも、「もぐさ」は「moxa」という言葉で広まっています。「お灸」も、日本語のもぐさがそのまま英語として使われ、もぐさ(moxa)+燃やす(combustion)で、お灸(moxibustion)という言葉で表現されています。

ヨモギからつくるもぐさのこと

もぐさはヨモギの葉の裏にある綿毛を使ってつくられる

ヨモギは、キク科ヨモギ属の多年草で、日本全国に自生しています。春の若いヨモギの葉は食用としても用いられ、お団子やお餅などに混ぜて食べられます。夏になると1m～1.5m近くまで成長し、秋には小さな淡褐色の花がつきます。

ヨモギの葉の裏には、白くてふわふわとした綿毛（毛茸）が生えています。この綿毛を集めてできるのが、お灸に使われる「もぐさ」です。もぐさは、火をつけても炎があがらず、熱くなりすぎることなく燃焼するため、お灸として使われています。

もぐさは、夏になって大きく成長したヨモギを刈り取ってつくられます。葉をむしり取り、天日や機械でパリパリに乾燥させてから粉々に擦り潰し、その粉を篩《ふるい》にかける工程を繰り返して葉脈や枝などの不要物と綿毛を分離させ、もぐさができます。精製の工程を経て不純物を取り除くと、主に直接灸に使われる上質なもぐさができあがります。逆に不純物がまだ残っているもぐさは燃焼温度が比較的高く、主に隔物灸に使われています。

日本には30種類以上のヨモギ属の植物が生息していますが、国産ヨモギのもぐさは、主にヨモギと、オオヨモギ（別名ヤマヨモギ）が原料になっています。オオヨモギは北海道や近畿から北の本州などに生息しており、1.5m～3mに成長するほか、葉もヨモギより大きいです。同じキク科ヨモギ属には、ヒメヨモギや、カワラヨモギ、沖縄で「フーチバー」と呼ばれているニシヨモギなどもありますが、いずれも今のところはもぐさの原料としては使用されていないようです。

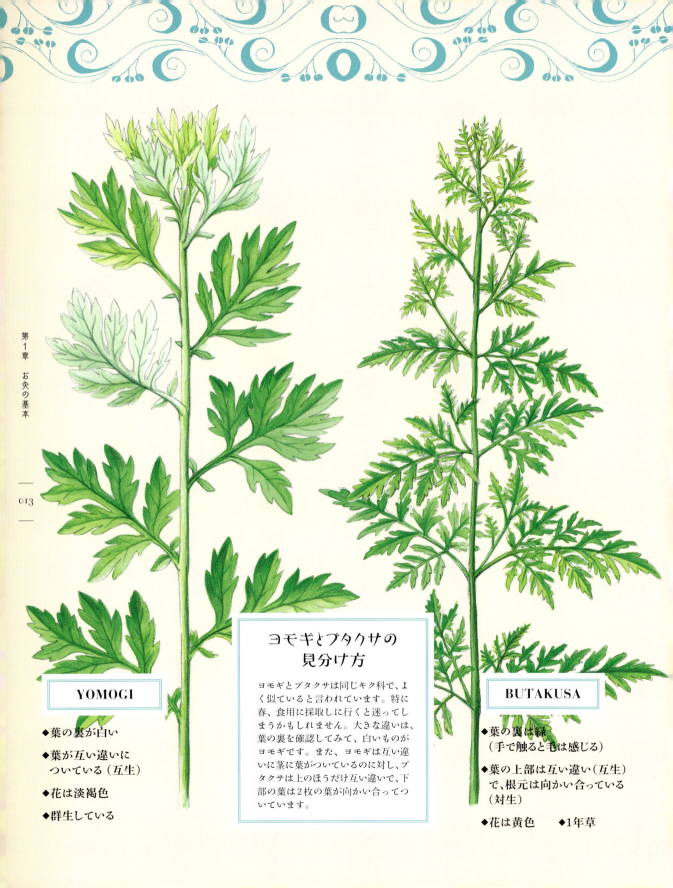

ヨモギとブタクサの見分け方

ヨモギとブタクサは同じキク科で、よく似ていると言われています。特に春、食用に採取しに行くと迷ってしまうかもしれません。大きな違いは、葉の裏を確認してみて、白いものがヨモギです。また、ヨモギは互い違いに茎に葉がついているのに対し、ブタクサは上のほうだけ互い違いで、下部の葉は2枚の葉が向かい合ってついています。

YOMOGI

- ◆葉の裏が白い
- ◆葉が互い違いについている（互生）
- ◆花は淡褐色
- ◆群生している

BUTAKUSA

- ◆葉の裏は緑（手で触ると毛は感じる）
- ◆葉の上部は互い違い（互生）で、根元は向かい合っている（対生）
- ◆花は黄色
- ◆1年草

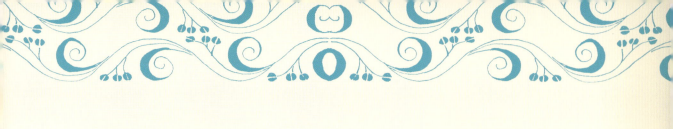

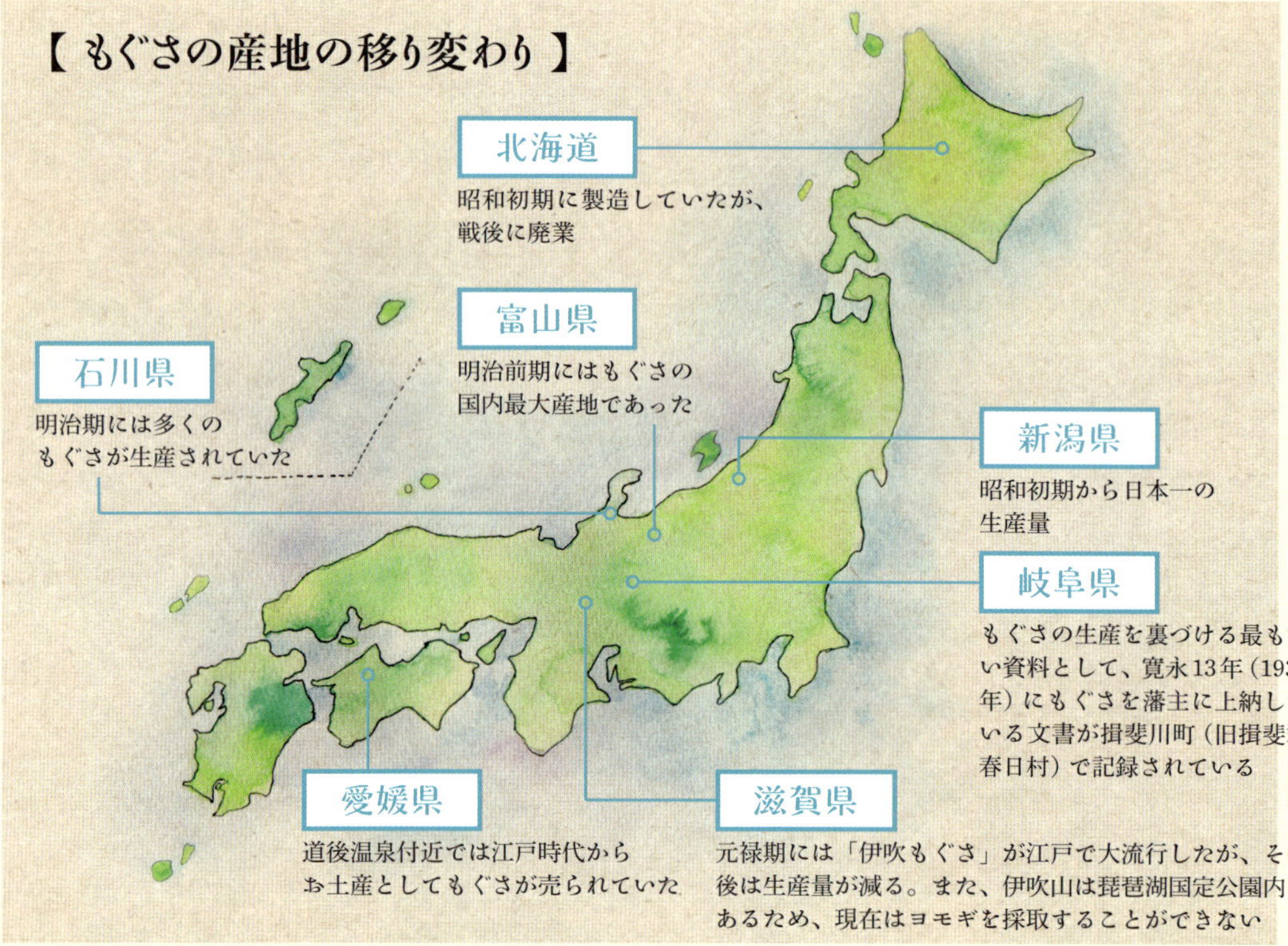

【もぐさの産地の移り変わり】
北海道
昭和初期に製造していたが、戦後に廃業

元禄期には「伊吹もぐさ」が江戸で大流行したが、その後は生産量が減る。また、伊吹山は琵琶湖国定公園内にあるため、現在はヨモギを採取することができない

江戸時代にもてはやされた「伊吹」ブランドのもぐさ

もぐさの原料であるヨモギ・オオヨモギは全国各地に生息していますが、とりわけ「伊吹のもぐさ」という言葉をよく耳にするのではないでしょうか。伊吹山は滋賀県から岐阜県にまたがる山です。「織田信長が、ポルトガル人宣教師に頼まれて伊吹山に薬草園を開かせたことから、ヨモギが生息するようになり、モグサの主産地となった」という説もあります。真相はわかりませんが、一時期伊吹山の周辺がもぐさの主産地となったことは確かで、もぐさの品質も良好だったため、江戸時代からブランドもぐさとして扱われてきました。

明治前期にはもぐさの国内最大産地であった

明治期には多くのもぐさが生産されていた

昭和初期から日本一の生産量

もぐさの生産を裏づける最も古い資料として、寛永13年（1936年）にもぐさを藩主に上納している文書が揖斐川町（旧揖斐郡春日村）で記録されている
愛媛県
道後温泉付近では江戸時代からお土産としてもぐさが売られていた

現在、国産もぐさ原料のヨモギ採取量は新潟県が最多で、富山県、石川県、長野県などでも採取されています。新潟県のヨモギは平均して葉が大きくてもぐさをつくりやすかったことに加え、労働力を効率よく豊富に得られたことから主なもぐさの産地が移り変わっていった、といわれています。

上質なもぐさとは、夾雑物が少なく長期保存されているもの

日本では、ヨモギの葉の裏にある綿毛（毛茸）だけをできるだけ集めたもぐさが良質とされています。実際に夾雑物がまぎれていないキレイなもぐさは手触りや香りがよく、火がつきやすくて燃焼時間も長いのが特徴です。

また、もぐさをつくる工程で、精製を繰り返し、その後長期間保存をしたもぐさは「さらしもぐさ」といい、高級商品として扱われています。元々は「採取後に長期間保存したヨモギを使用して作ったもぐさが良質」とされてきました。しかし『養生訓』のなかで「3年以上長く置いたものを用いるべきで、灸するときに、あぶり、乾かすべし」と解説されていることもあり、現在のさらしもぐさの概念が広まりました。中国・韓国では、今でも長期間保存したヨモギを使用したもぐさのほうがよいと考えられています。

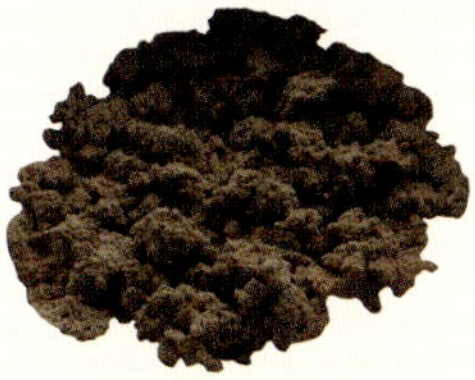
夾雑物が多い粗悪もぐさ

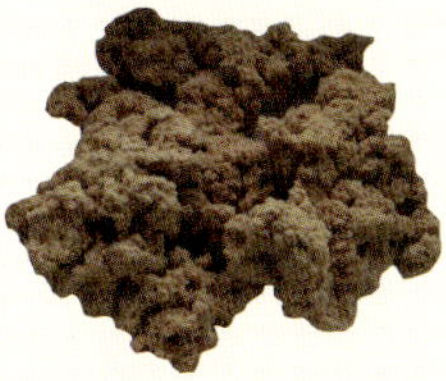
精製された良質もぐさ

もう一つの伊吹山

「伊吹山」、「もぐさ」と聞くと、小倉百人一首にある

かくとだに　えやはいぶきの　さしもぐさ　さしもしらじな　もゆるおもいを

という藤原実方の歌を思い浮かべる人も多いでしょう。燃える恋心をもぐさになぞらえた一首ですが、実はこの「伊吹山」は、「伊吹もぐさ」として知られている近江の伊吹山ではなく、下野（栃木県）のほうの伊吹山である、といわれています。下野の伊吹山とは、現在の栃木市吹上町あたりの丘のことです（一説によると奥日光）。

これは、能因法師の『坤元儀』に「此山は美濃と近江の境なる山にはあらず下野なり」と書かれていることや、契沖の『勝地吐懐編』に「さしもくさとよむは皆下野なり」と記していることから、この歌の伊吹山は下野の伊吹山ではないか、と考えられるそうです。

あの有名な清少納言の『枕草紙』でも

まことや下野へくだるといひける人に
おもひだに　かからぬ山の　させも草　たれか伊吹の里はつげしぞ

という歌が「下野へくだるといひける人に」という詞書きとともに、「させもくさ」という言葉を使って詠まれています。

もぐさ工場見学

もぐさの製造は昔ながらの道具を使い ヨモギの綿毛を効率的に採取する

もぐさは、ヨモギの裏にある白い綿毛を集めてつくられます。1枚1枚の葉の裏をブラシで削り落として集める……という方法もあるかもしれませんが、これでは大量のもぐさを製造するのに時間がかかってしまいます。

現在、もぐさを製造する多くの工場では、乾燥させたヨモギを石臼に入れ、粉砕してから「長どおし」という機械を使って篩《ふるい》にかける手順で製造を行っています。さらに最後に「唐箕《とうみ》」という装置で精製をすることで、不純物が徹底的に除去されて、良質なモグサが仕上がります。石臼、長どおし、唐箕などを長年整備・調整を繰り返してもぐさを製造し続けている工場がほとんどです。ここでは、1895年創業の株式会社山正での製造工程を紹介します。

株式会社山正は伊吹山の近くにあります。ヨモギの主な採取地が新潟県に移り変わった今でも、伊吹山周辺には多数のもぐさメーカーが現存しています

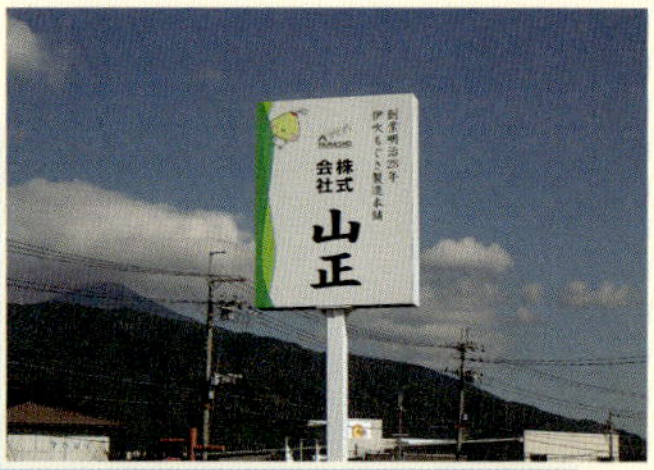

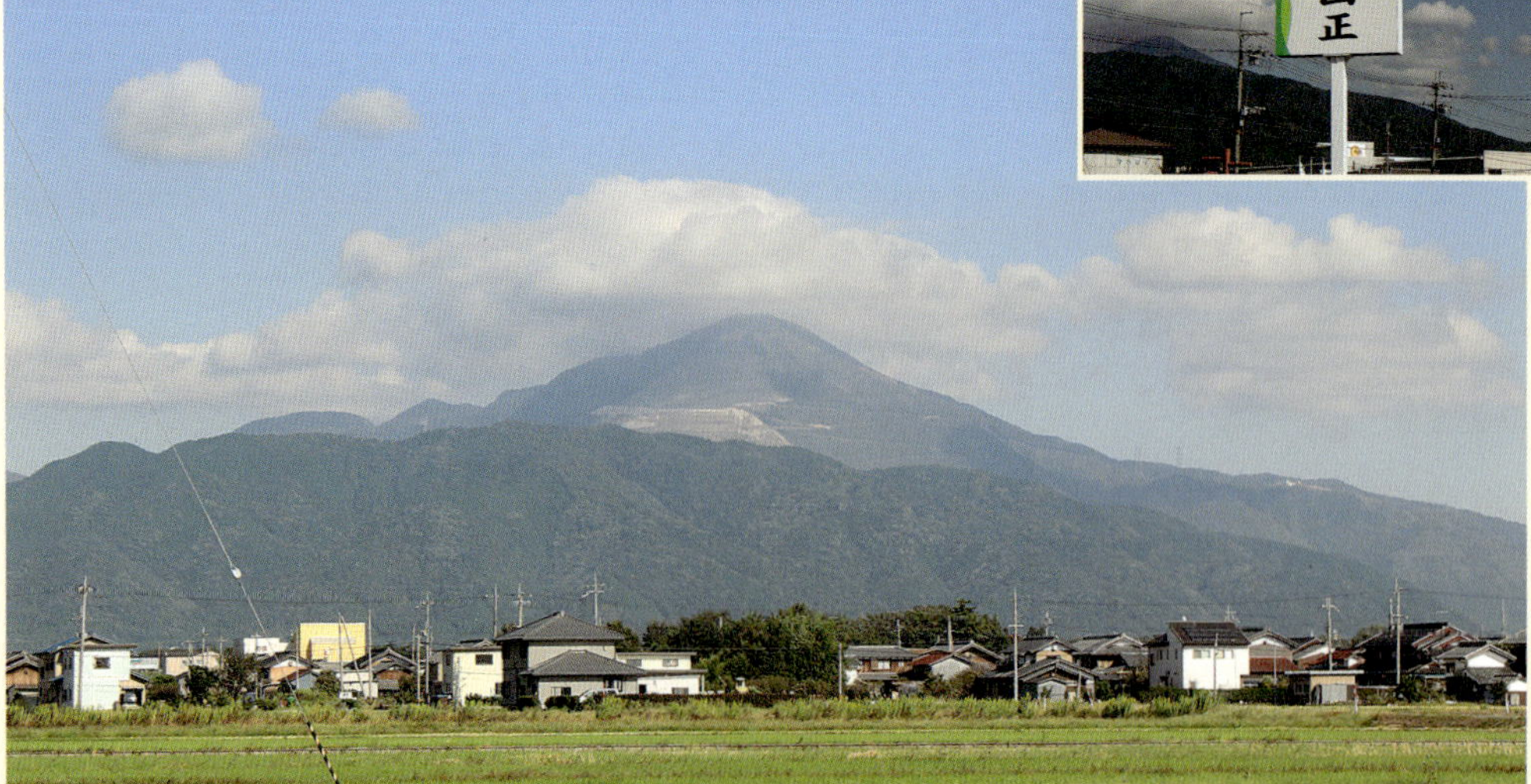

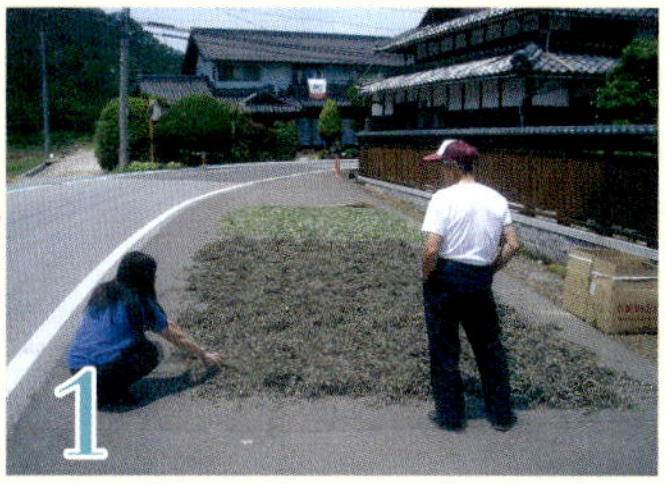

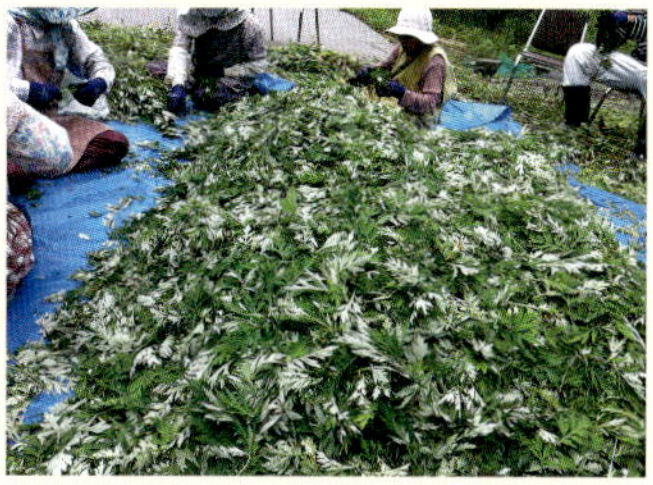

採集

ヨモギは5〜8月に採集します。天日干しをしてから、湿気の少ない冬に製造が始まるまで、乾燥した状態で貯蔵しておきます。ヨモギは天日干しをするとパリパリになります。すると、収穫時に100gあったものも、水分が抜けて20g以下になります

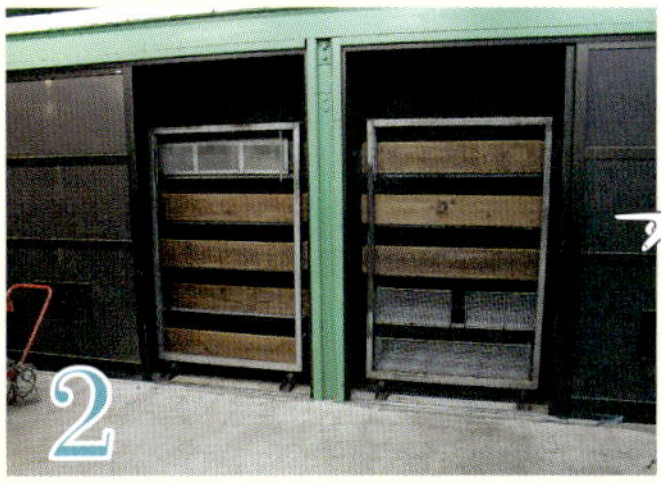

乾燥

もぐさ製造を始めるのは湿気の少ない1月〜2月。貯蔵しておいたヨモギをその日に製造する分だけ乾燥棚に敷き詰めて、加熱してさらに乾燥させます

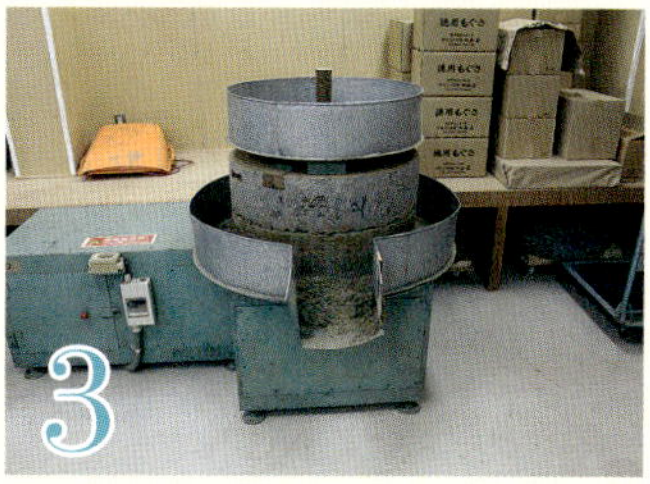

臼碾き

その後、すぐに石臼に移して碾《ひ》きます。目（溝）の異なる3つの臼を使い分けて、もぐさの粗さを調節します。石臼で碾いたら一晩寝かせて熱を取ります

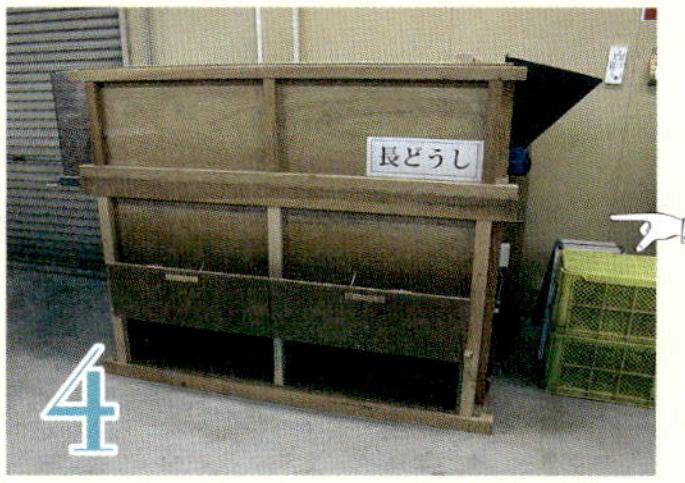

長どおし

臼碾きしたもぐさを、長どおしの内部にある竹製の篩《ふるい》に入れて回転させます。ぐるぐる回して遠心力で不純物を分離させ、綿毛だけを抽出します

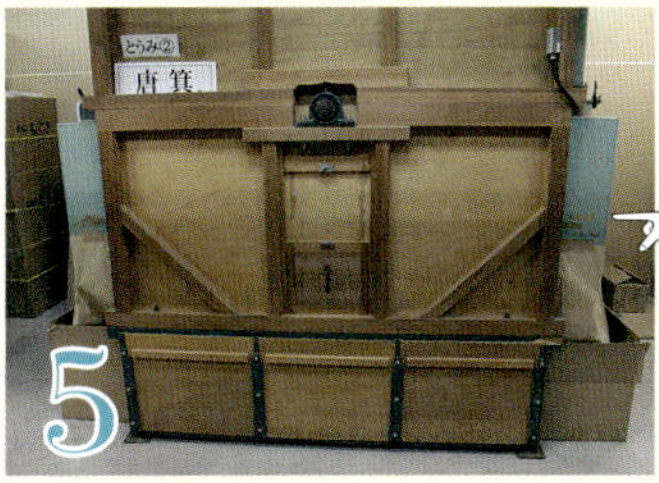

唐箕がけ

ここから唐箕にかけてさらに精製します。唐箕の内部では、風車のように8枚の羽根が回転しており、その風で細かな夾雑物を飛ばします

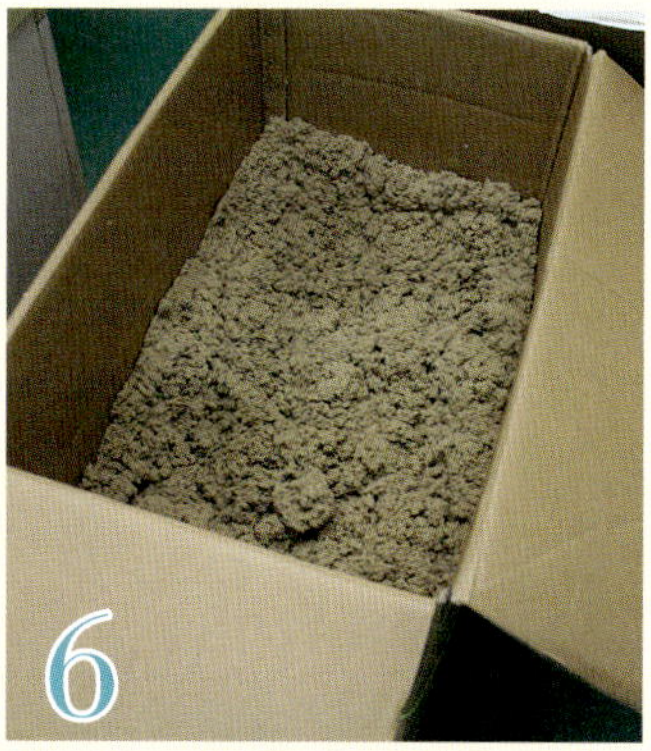

調合・もぐさの完成

でき上がったもぐさはその日の気候・湿度などによって品質にバラつきが出るので、最後に調合して品質を均等にならして、完成です

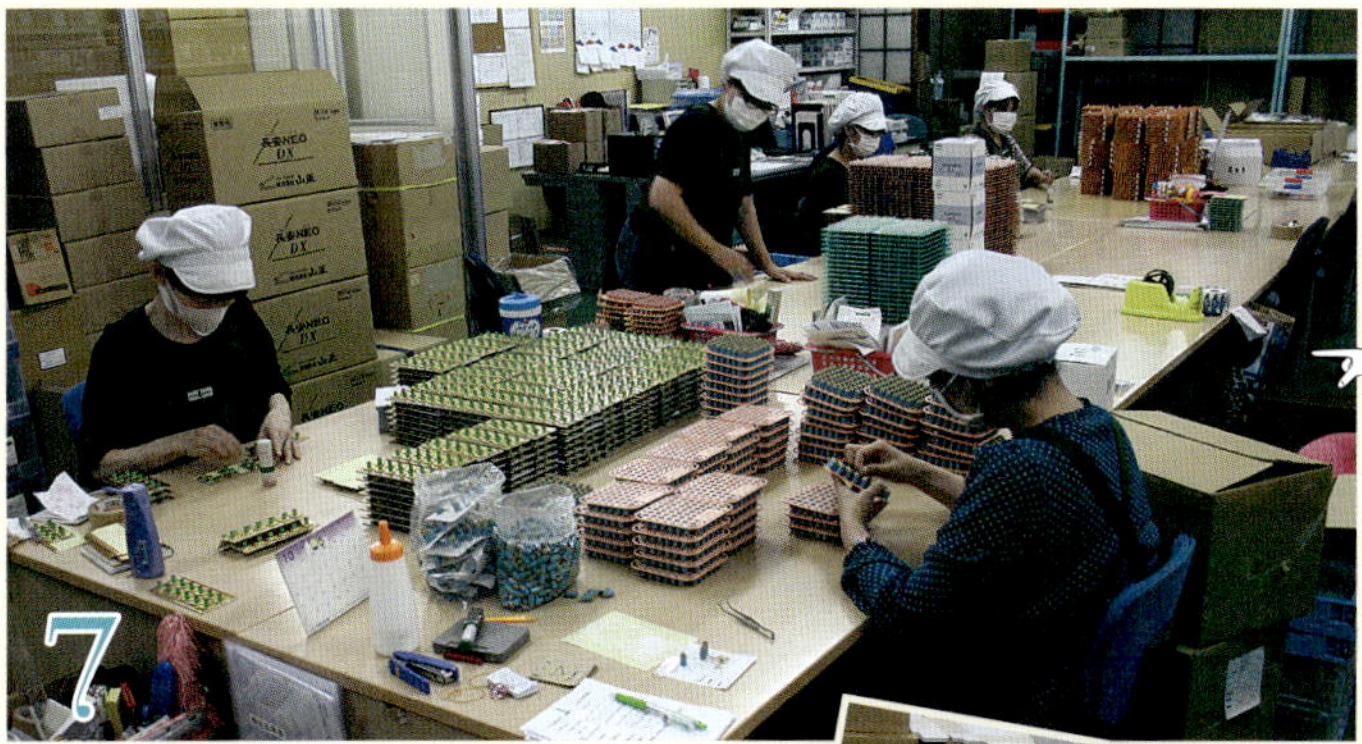

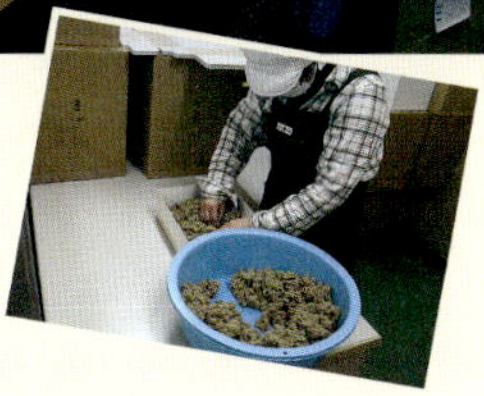

箱詰め・加工

製品の箱詰めや台座灸の製作は、手作業で一つひとつていねいに行います。検品も人の目でしっかりと行われています

手づくりもぐさ研究所

もぐさを手づくり・再生してみよう

昭和初期までは自家製もぐさをつくる人が少なくありませんでした。天日干しをして乾燥させたヨモギがあれば、粉砕して不純物と分けることでお灸に使えるもぐさが完成します。ここでは自宅でできる手づくりもぐさのつくり方と、購入後に時間が経ち、硬くなってしまったもぐさの再生方法を紹介します。

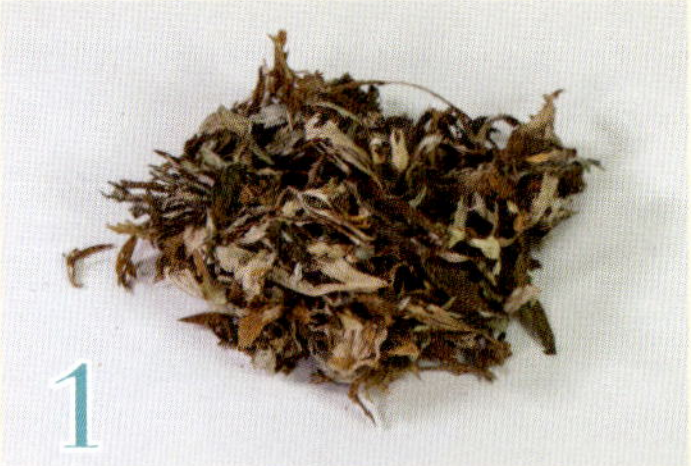

5月〜8月ごろ、成長したヨモギの葉をむしって、天日で2〜3か月乾燥させます

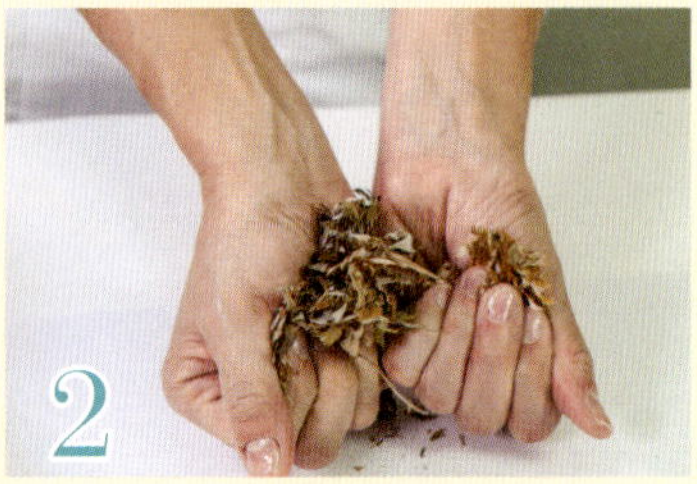

乾燥したヨモギの葉を、両手ですくい、よく揉みこんで、こなごなに砕きます

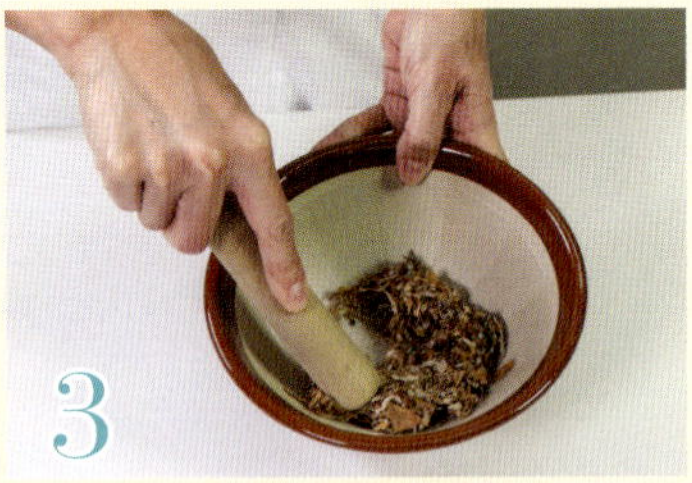

手だけでは砕ききれない葉脈や葉肉を、すり鉢を使ってさらに砕きます

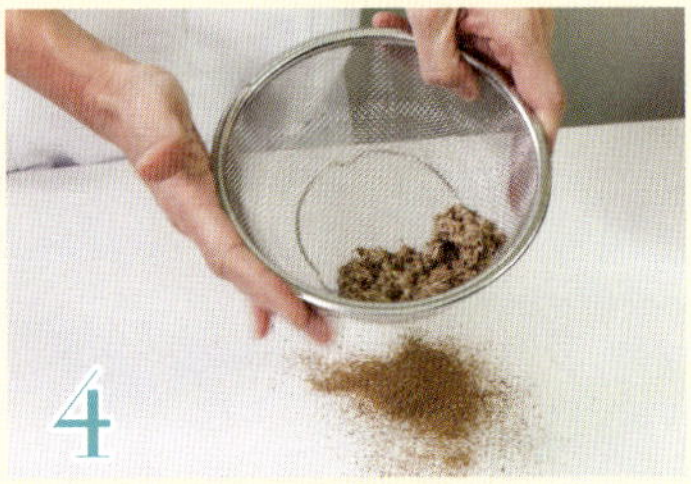

砕いたヨモギをザルに移し、横から手でトントンとたたき篩《ふるい》にかけます

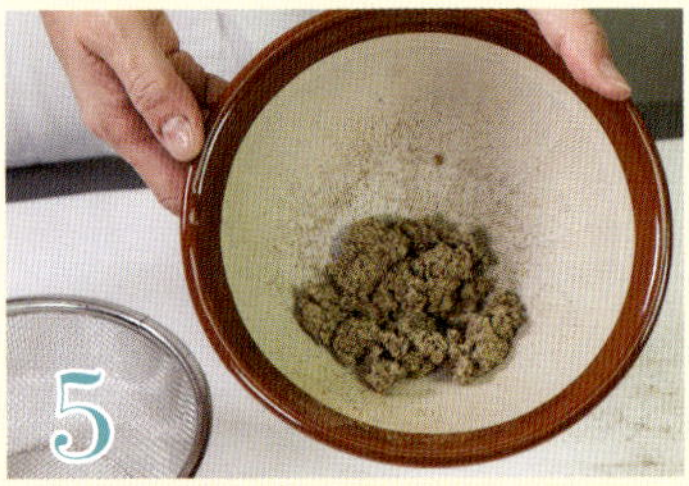

不純物が落ちてザルには綿毛が残るので、再度すり鉢に戻します

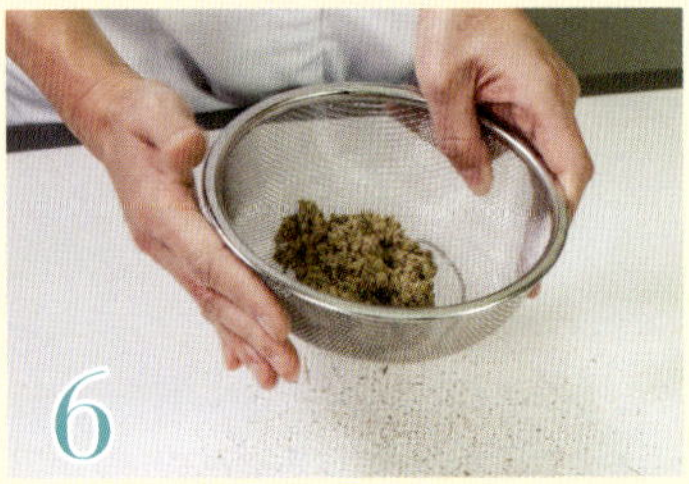

もう一度すり鉢で砕いてザルに移し、篩にかけて不純物をさらに濾します

もぐさの保存方法と再生方法

購入したもぐさは湿気が入らないように工夫して保存することで、柔らかな状態を保つことができます。しかしそれでも湿気を含んで硬くなってしまったら、7のような食品用ミルを使って、もぐさを復活させてみましょう。

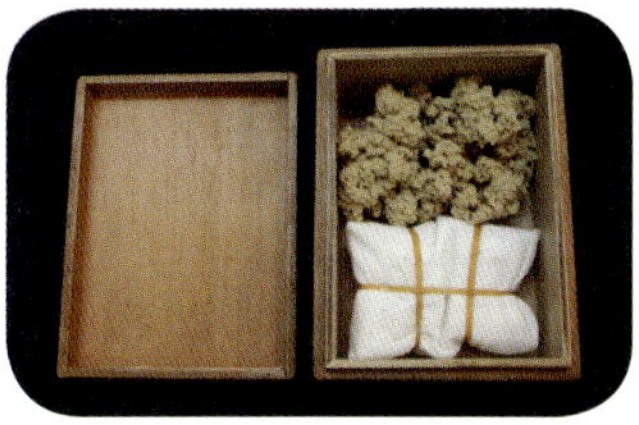

購入したもぐさはできれば桐の箱に入れて乾燥材を入れ、1週間に一度はドライヤーで乾かします

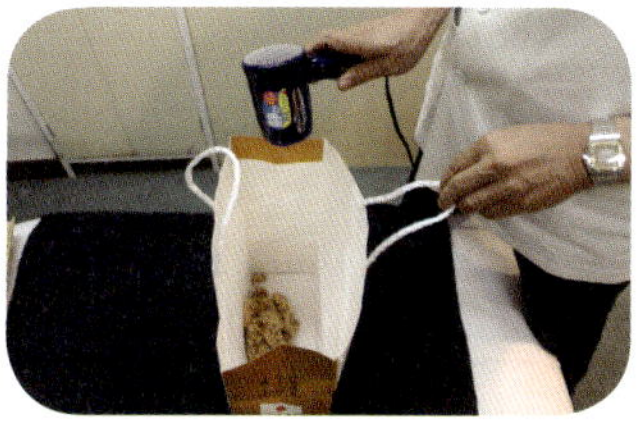

乾かすときは、もぐさが舞い上がらないように底の深い容器や紙袋に入れて行うのがポイントです

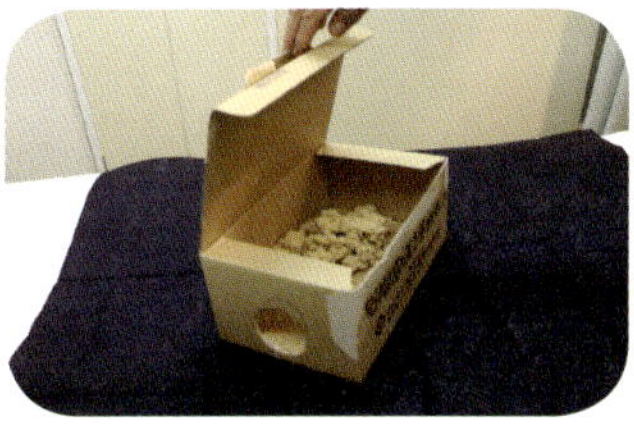

段ボールにドライヤーの吹き込み口をつくり、ふたを閉めて温風（弱）を送る方法もあります

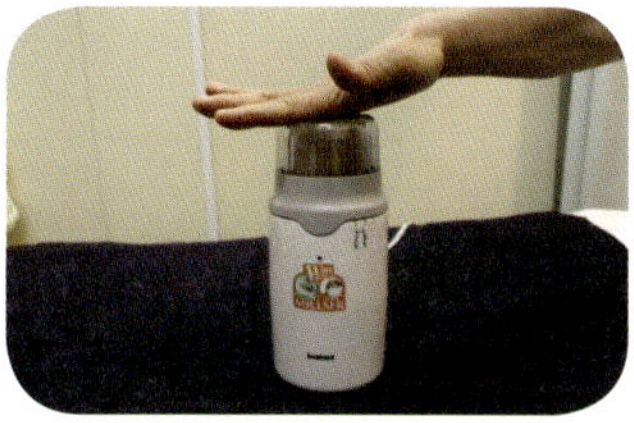

それでも湿気を含みよれてきてしまった場合は、7の食品用ミルを使うと、ふわふわの状態に復活します

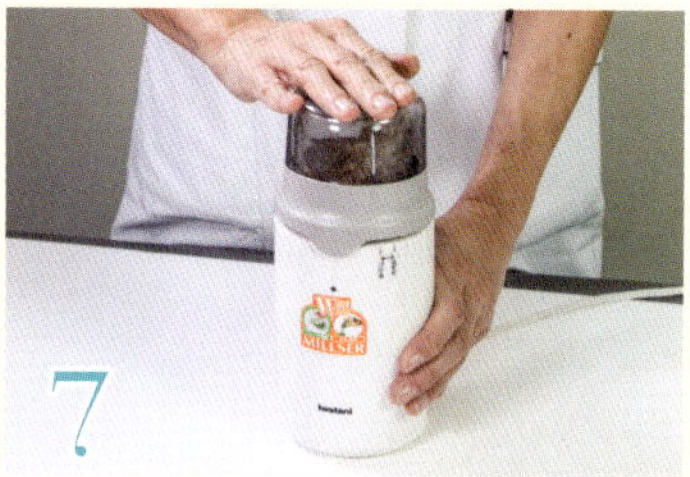

7

乾燥食品を粉末状に加工する家電を1回5秒、数回回して不純物を分離させます

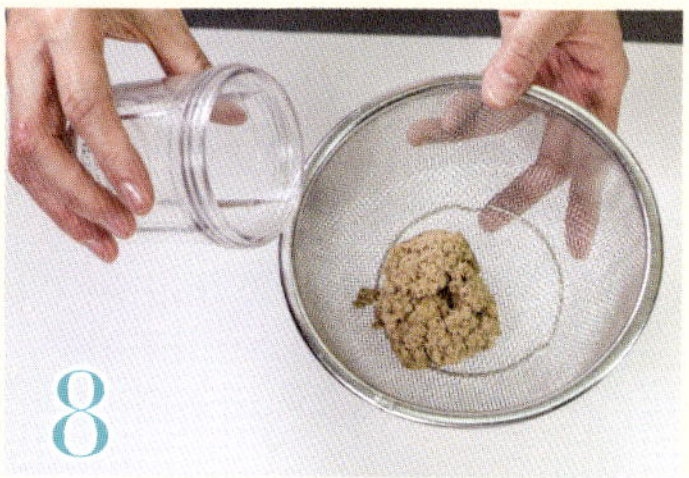

8

ザルにもどすと、まとまりが出て、ふんわりとしたかたまりになっています

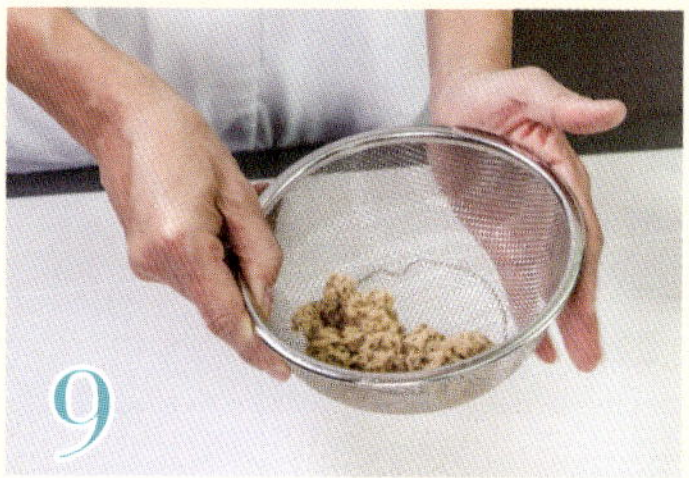

9

最後にもう一度ザルの中のもぐさを篩にかけて、分離した不純物を落とします

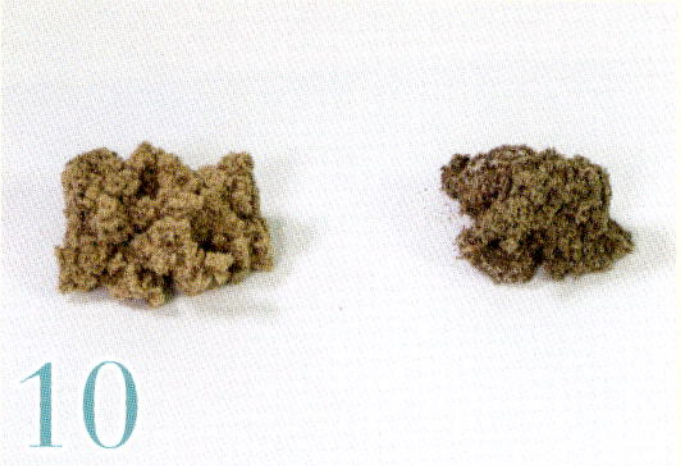

10

完成です。一度しか篩にかけていないもの（右）と比べると、色や質感が違います

基本の据えかた

もぐさをひねって、米粒大の艾炷をつくる

臨床現場で最もよく使われる灸法は透熱灸（p.32）です。まずはお灸の基本として、透熱灸用の艾炷のつくりかた、着火の方法の流れを解説します。取穴をしたら、まずはもぐさをひねってみましょう。

道具

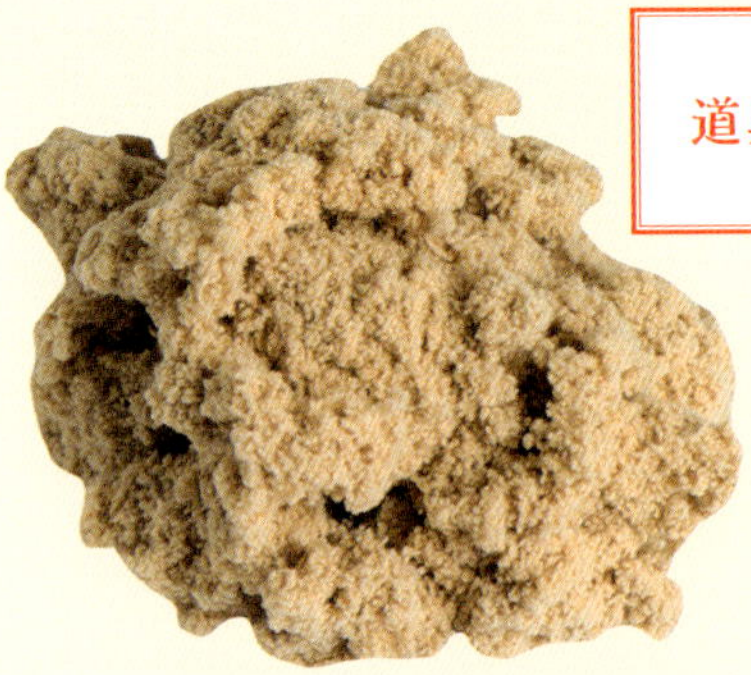

〖 良質もぐさを使う 〗

透熱灸には、香りや手触りがよくて繊維が細かい、良質なもぐさを選びましょう。精製度の高いもぐさは、市販品では、「最高級」「さらしもぐさ」「直接灸用」「点灸用」「透熱灸用」などの表記があります。よいもぐさは点火しやすく、熱感がゆるやかで灰と煙が少ないのが特徴です。

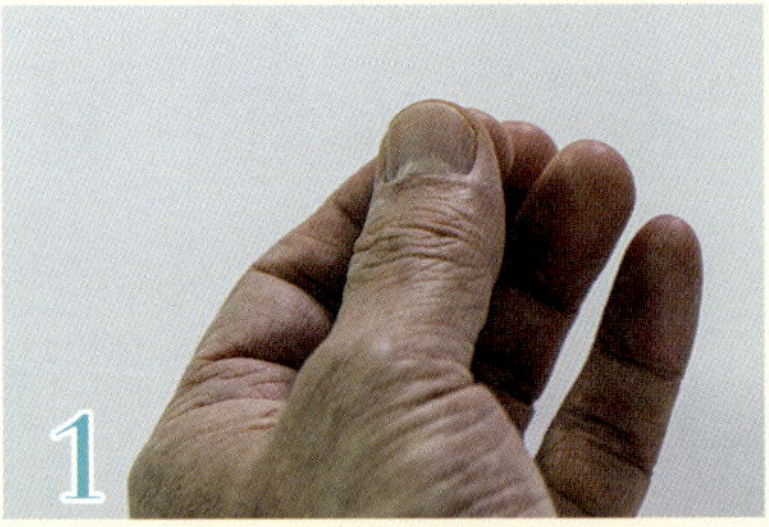

1

少量のもぐさを示指と母指腹に挟み、母指腹を示指の指関節付近で軽くこするように往復させます

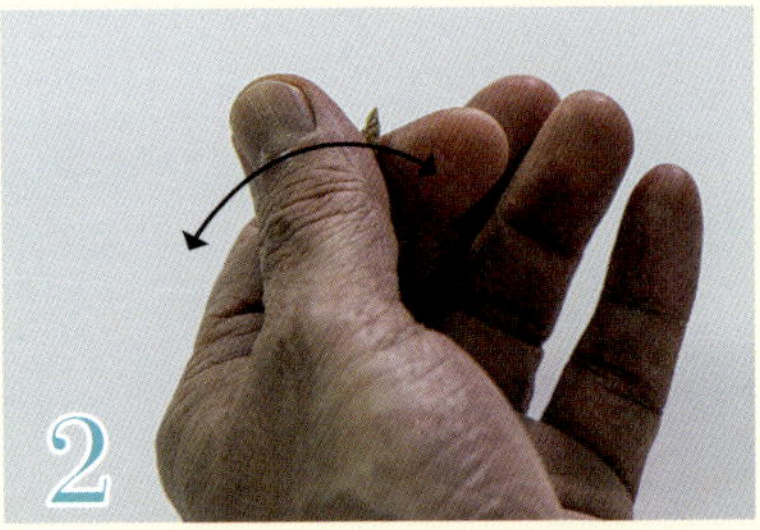

2

このとき母指を水平に動かすと、もぐさが切れたり太さがいびつになるので、扇形に往復させます

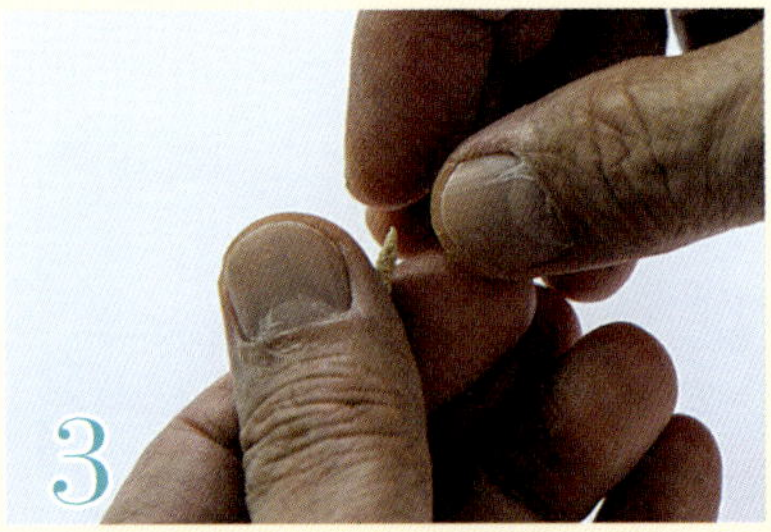

3

ひねりでてきたもぐさを反対の母指と示指でつまんで、両指で軽く形を整えます

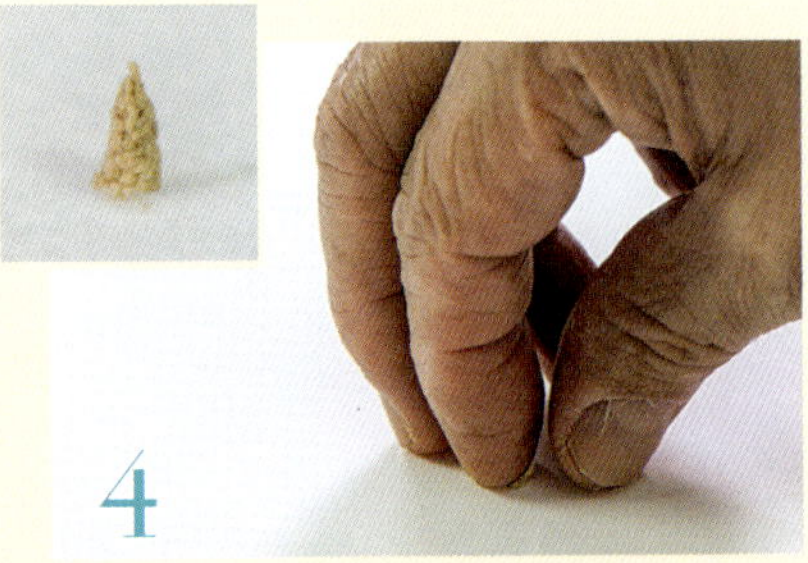

4

艾炷を置くときは片方ずつ指を離すと立ちやすいです（写真は母指から離しています）。また、灸療リングを使って艾炷の底辺を少し湿らせると立ちやすいです

初学者は段ボールでひねってみよう

初学者の場合、もぐさをうまくひねれなくて、毎回艾炷の太さがバラバラになってしまうことがあります。そんなときは、2枚の板やカードを使って長いかたちをつくってから艾炷を成形してみましょう。段ボールやハガキなどでもOKです。

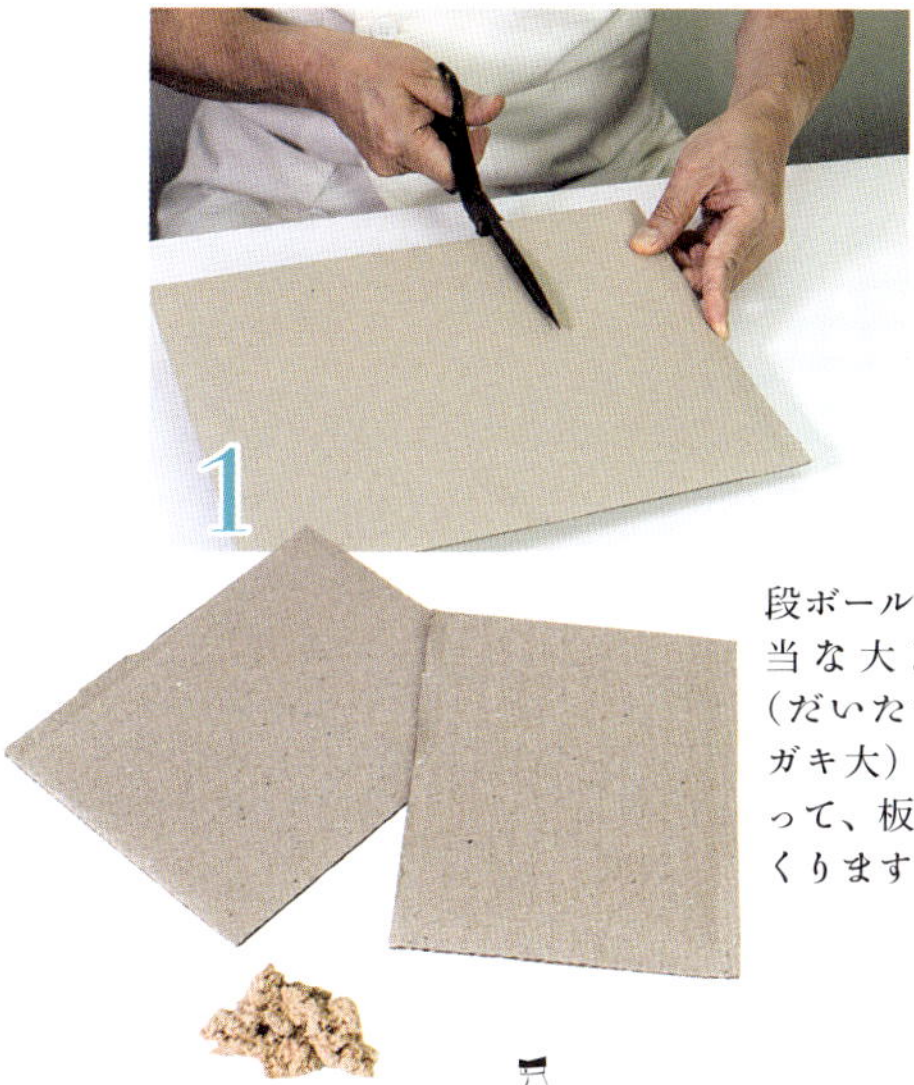

1 段ボールを適当な大きさ（だいたいハガキ大）に切って、板をつくります

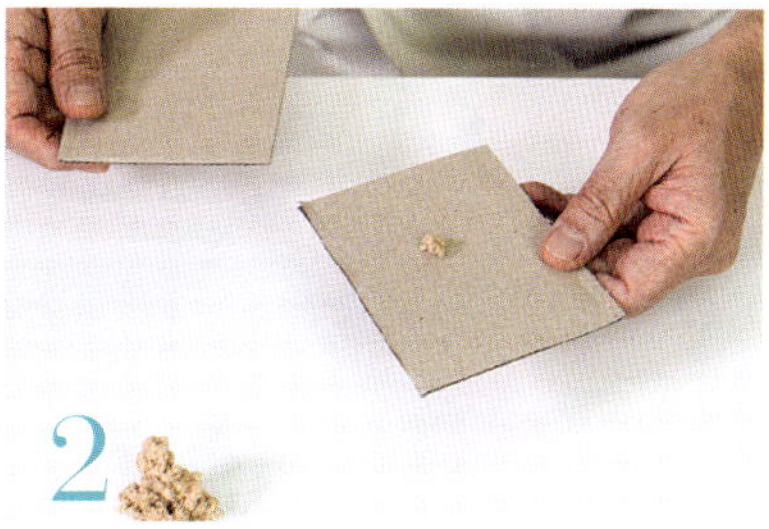

2 適量のもぐさを取って、1枚の段ボールの中央に置き、もう1枚の段ボールで挟みます

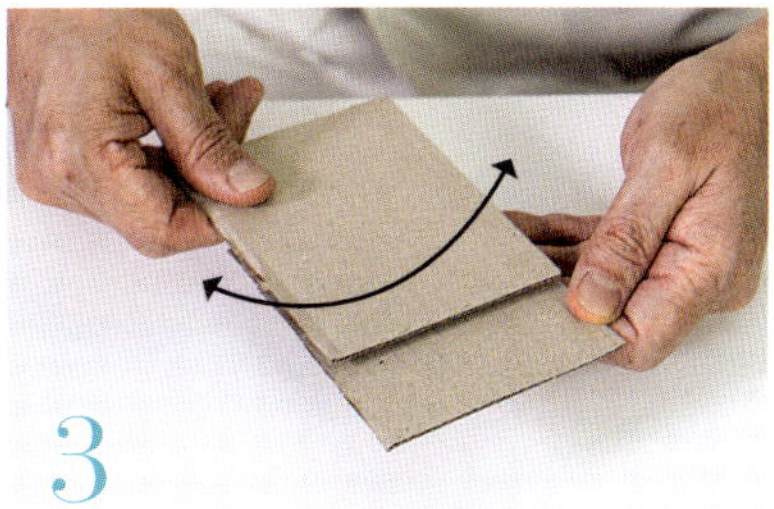

3 上下の段ボールを左右に動かしてもぐさをひねります。このとき、指でひねるときと同様に扇形を意識しながら往復させます

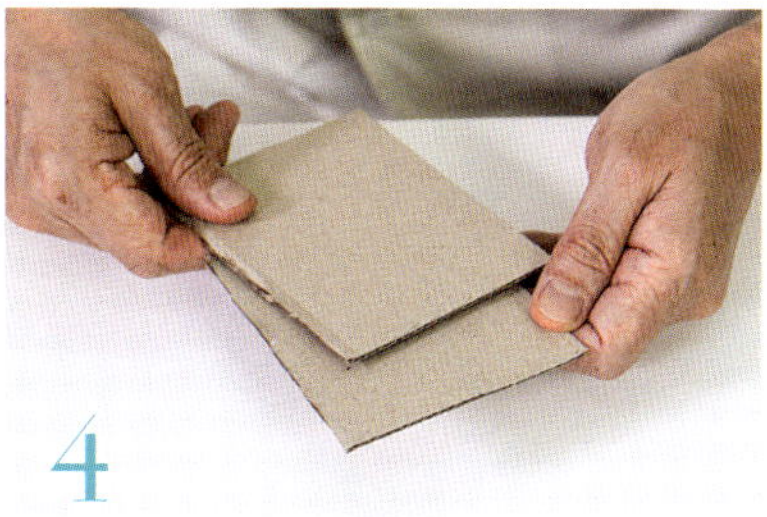

4 強い力を入れすぎず、小刻みに上下の段ボールを扇型に動かすことでふんわりとした艾炷にしあがります

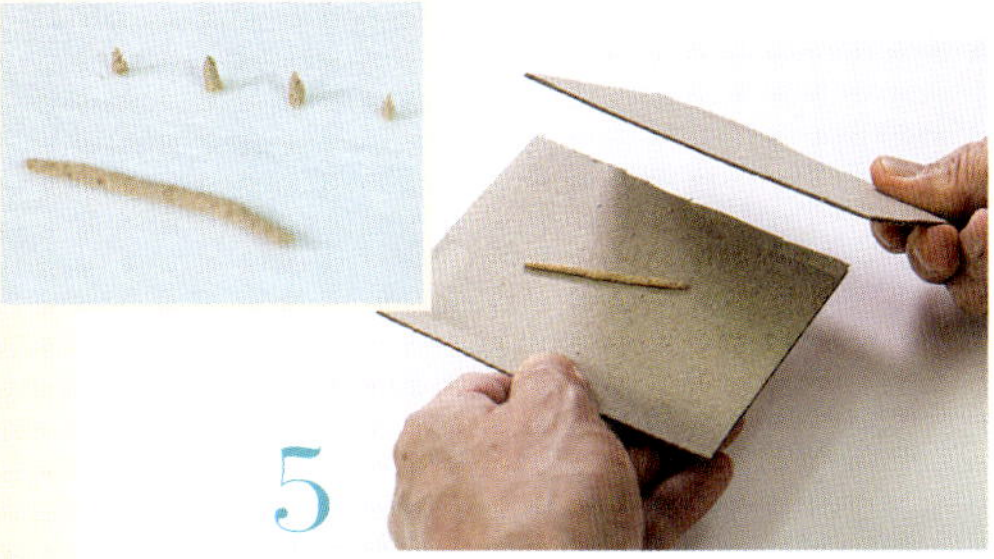

5 太さが均一なもぐさができたら、できたもぐさを手にのせて、必要量を切り、円錐形に艾炷の先を整えて、完成します

線香を使って艾炷に点火をする

灸点に艾炷を置いたらいよいよ点火です。一般的に、透熱灸は無臭の線香を使って、艾炷の先に火をつけます。本書では2種類の線香の持ち方を紹介します。やりやすい方法で点火してみてください。

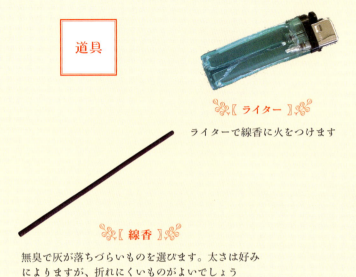

道具

【ライター】

ライターで線香に火をつけます

【線香】

無臭で灰が落ちづらいものを選びます。太さは好みによりますが、折れにくいものがよいでしょう

パターン1

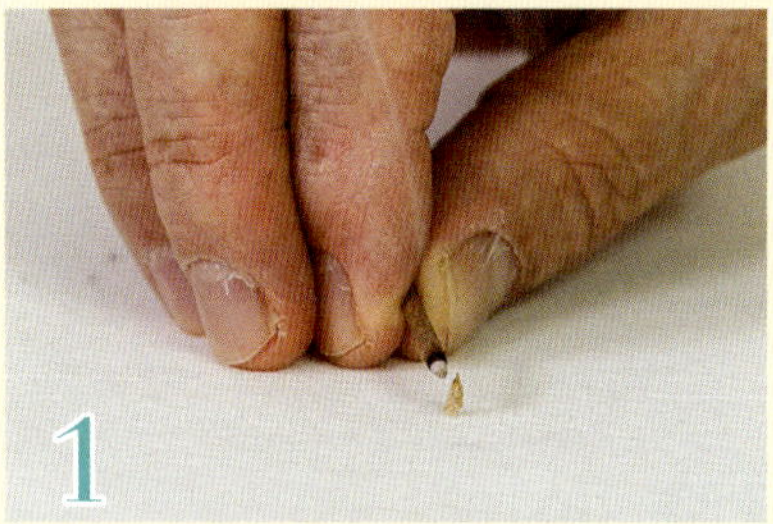

1

点火した線香を母指と示指で持ち、艾炷の先端に近づけます

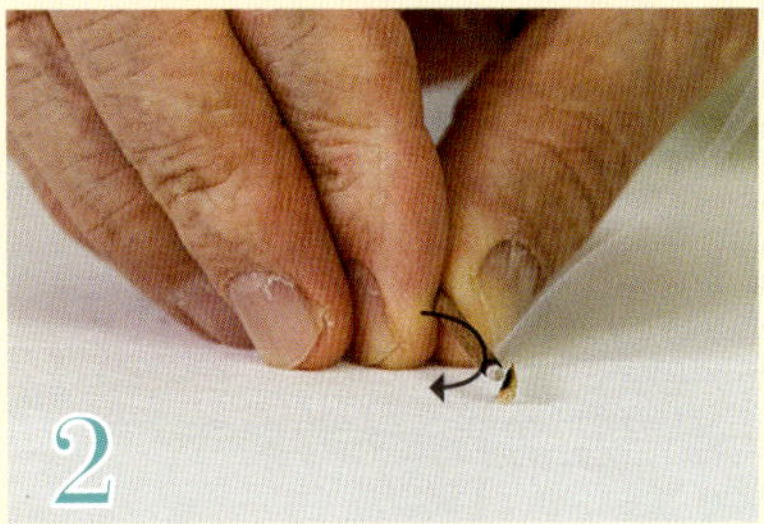

2

患者さんが線香を熱いと感じないために、素早く点火する必要があるため、少し線香の先を回して点火しやすくします

パターン2

連続して施灸するときには、こちらの持ち方がおすすめ。母指が使えるので、施灸が素早くスムーズに行えます

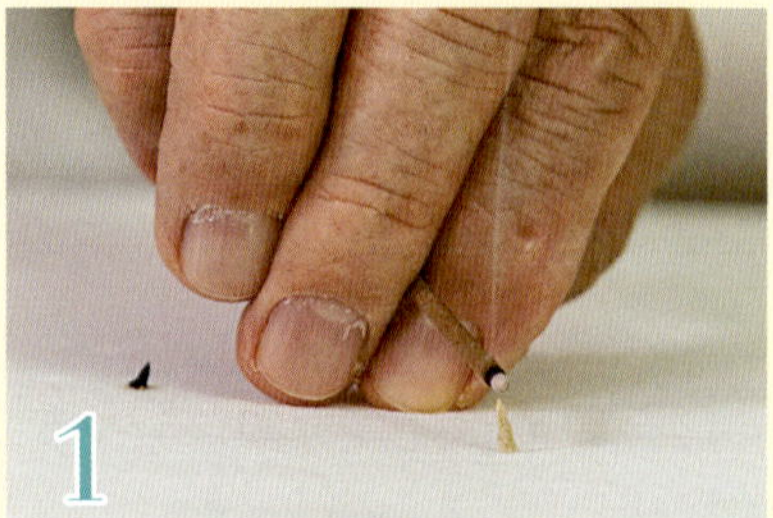

1

点火した線香を示指と中指で持ち、艾炷の先端に近づけます

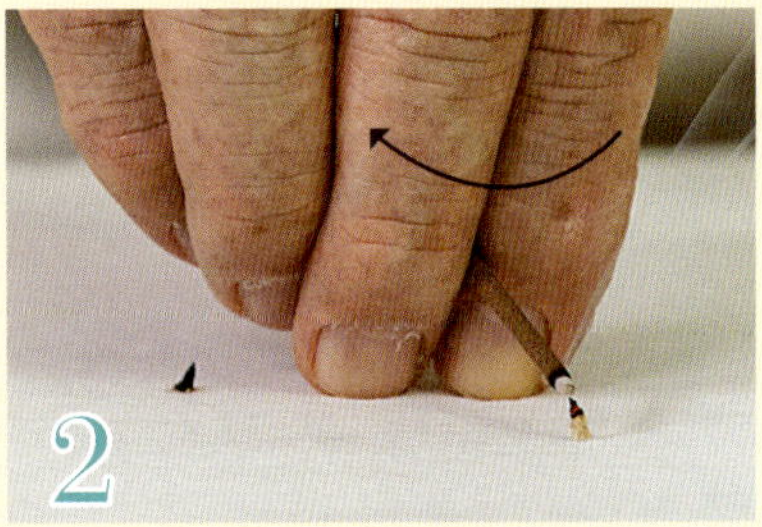

2

素早く点火するため、示指と中指に線香を挟んだまま、ひねるように指の角度を変えて艾炷の先に点火します

燃えきった艾炷の灰は指で取り除く

良質もぐさは、燃えきった灰が黒くなります。艾炷が燃えきって、艾炷の火が消えたら取り除く方法と、燃えきった灰をつぶして火を消す方法があります。

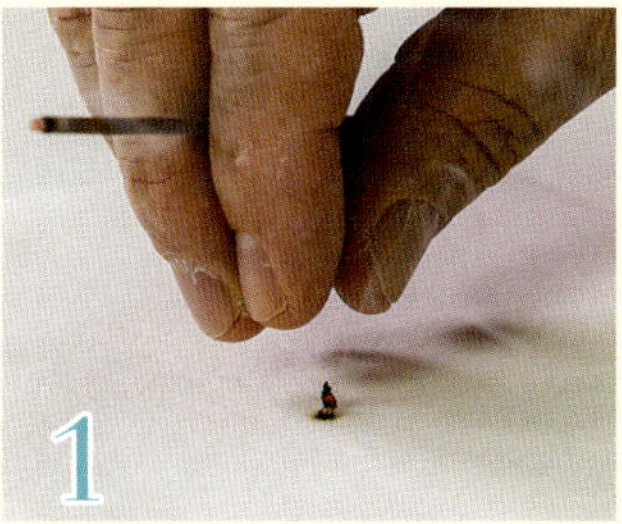

燃焼しきるときに上からまっすぐ指を下して取り除くようにします（このとき、線香の灰が落ちないように注意します）

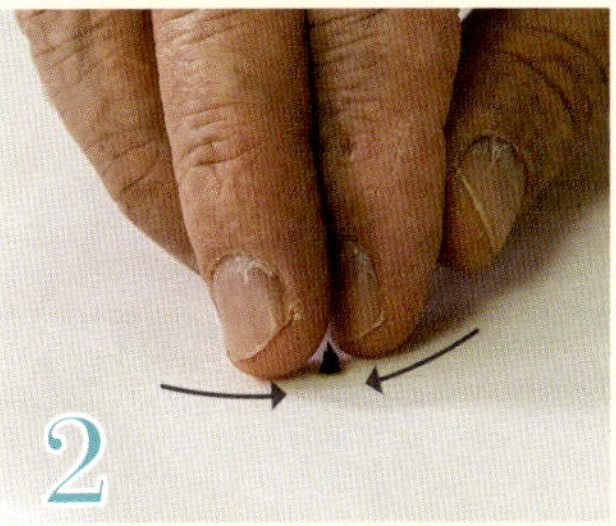

燃えきるときに灸熱の熱感を軽減する方法として、艾炷が燃焼しきる直前に、示指と中指で周辺の皮膚に対して強く圧を加える方法もあります

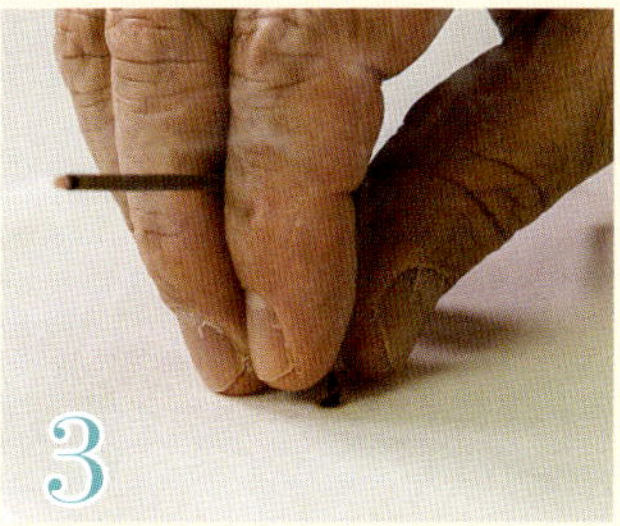

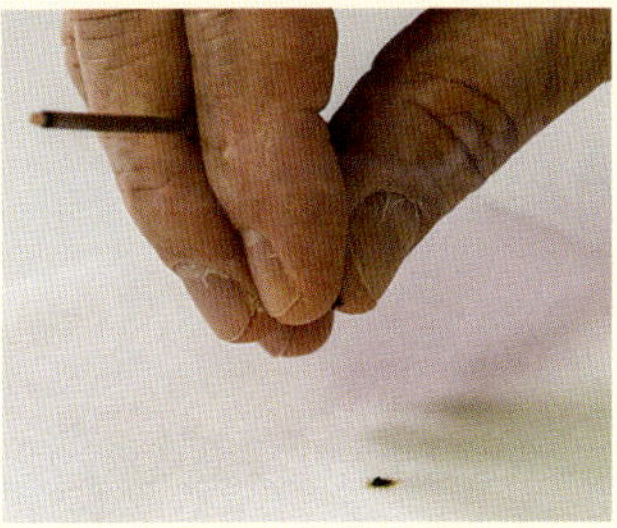

つまみ取るときには消毒用の綿花を用いて行ってもよいです。多壮する場合は灰の上に艾炷をのせます

散もぐさと、切もぐさ

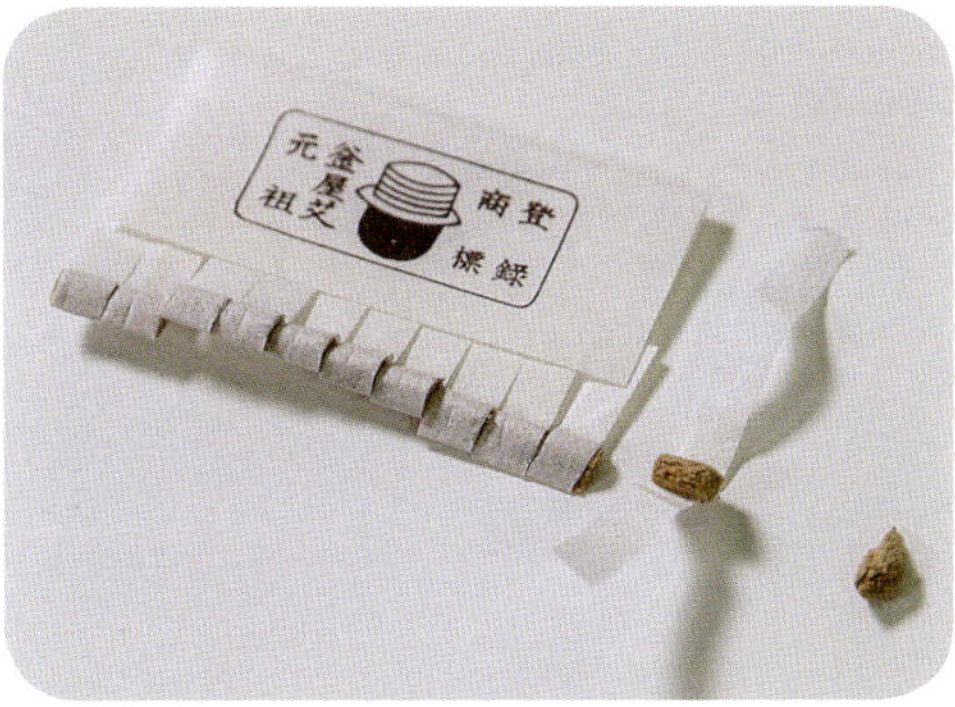

切もぐさは和紙で巻かれています。使用するときは切れ目からちぎり取って、和紙からもぐさを取り出して、円錐形に整えてから使います

p.20～21では、基本的な方法として何も加工していない精製もぐさである「散もぐさ」を使用したもぐさのひねり方を紹介しました。それに対し、和紙で細長く巻いた円柱状のもぐさに、施灸しやすいよう一定の大きさで切れ目が入っている「切もぐさ」もあります。

切もぐさは大きさ別に販売されていて、大・中・小の3種類があります。切もぐさは江戸時代から販売されていて、関東を中心に、京都や九州でも使用されていたそうです。

切もぐさは家庭用として使用することが多いです。持ち歩きにも便利です。

セルフケアとしてのお灸

患者さんが自分で灸をすることも

民衆の間で自分でお灸を行う風習が広まって以降、家庭でお灸を据えることが一般的でした。現在は、台座灸を使った「お灸によるセルフケア」も広がりを見せています。ここでは、患者さんが自分で行うセルフケアお灸の安全な施灸手順を紹介します。

道具

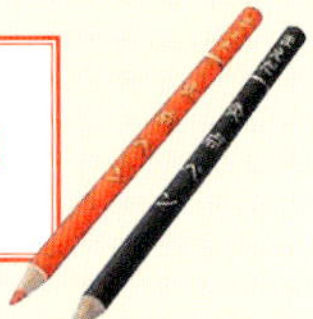

〖 灸点ペン 〗

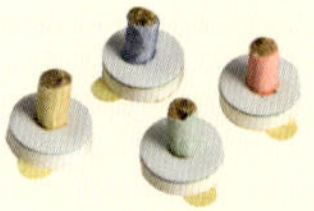

〖 台座灸 〗

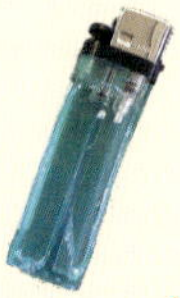

〖 ライター 〗

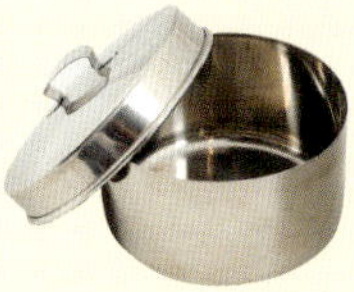

〖 水をはった容器 〗

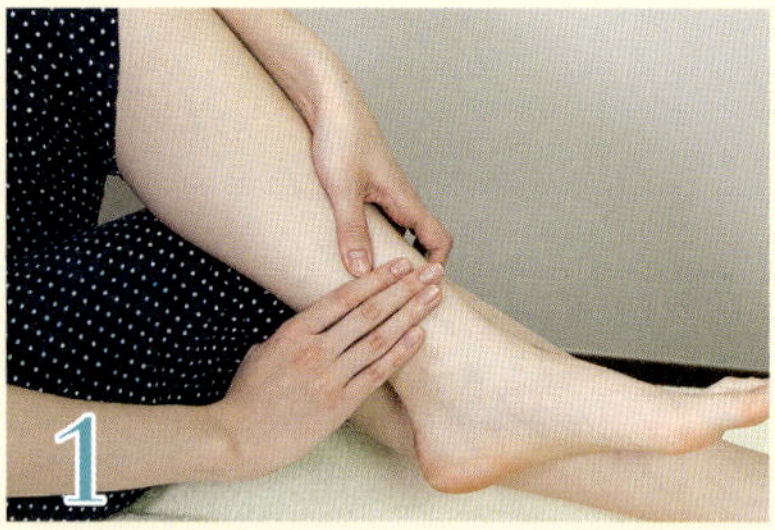

指で触りながら、ツボを取ります。「圧痛があるところ」などを目安にします

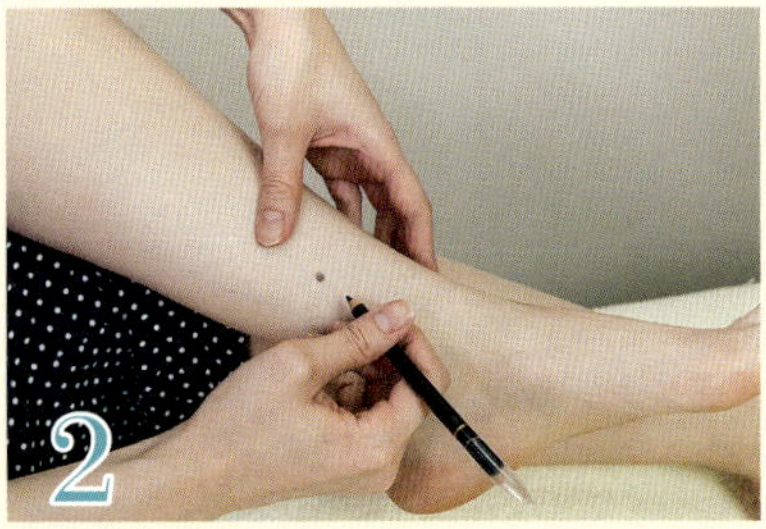

灸点ペンでツボに印をつけます。ここまでを鍼灸師が行ってあげてもよいです

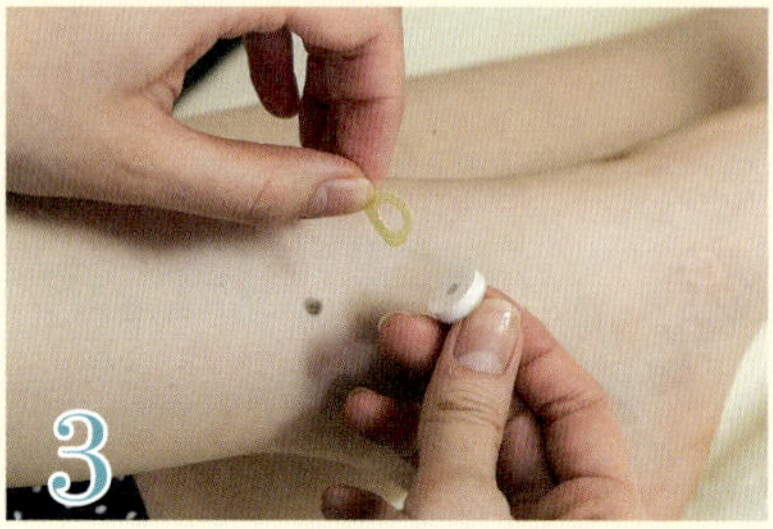

シールがある台座灸の場合は、ここでシールをゆっくりとはがします

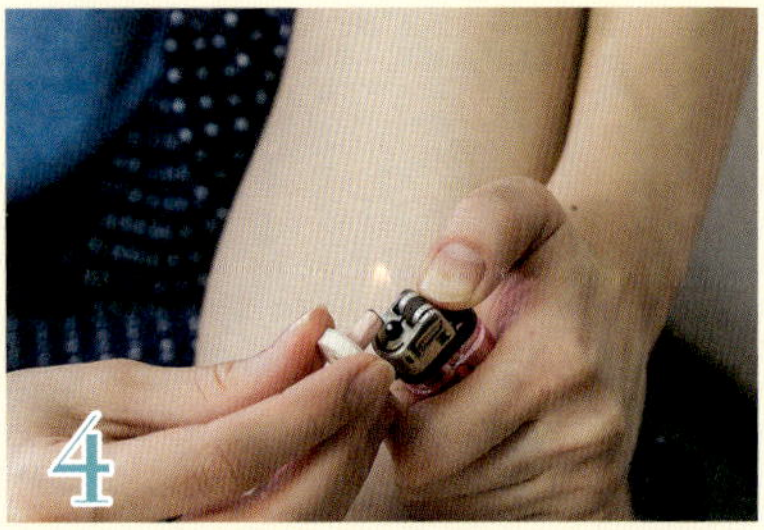

ライターに火をつけ、台座灸を近づけてしっかりともぐさに着火します

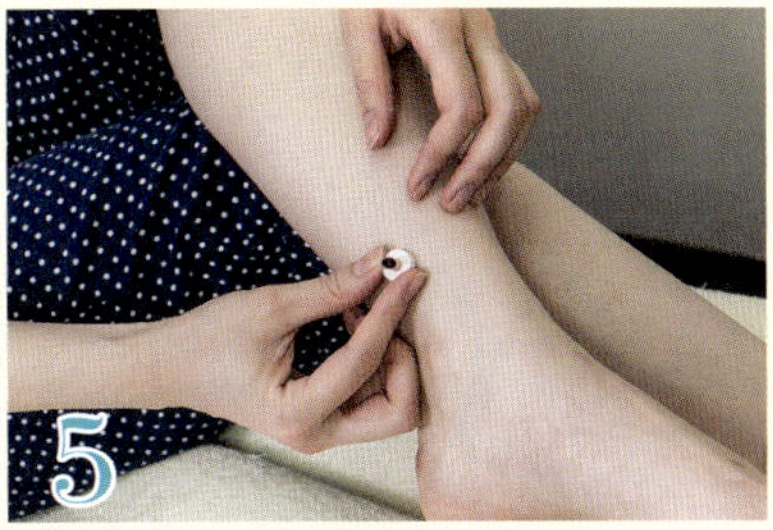

着火できたことを確認したら、灸点ペンでつけた印の上にのせます

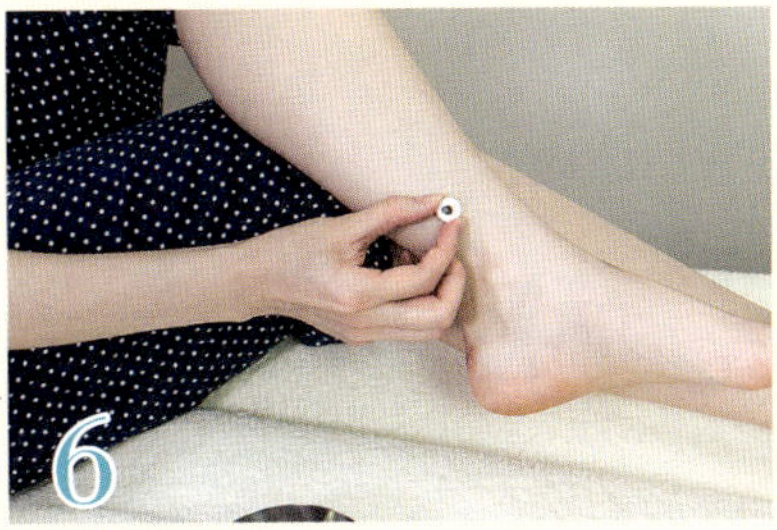

台座まで温かさが伝わったらそのままにします。もしくは熱くなったら取ります

Point

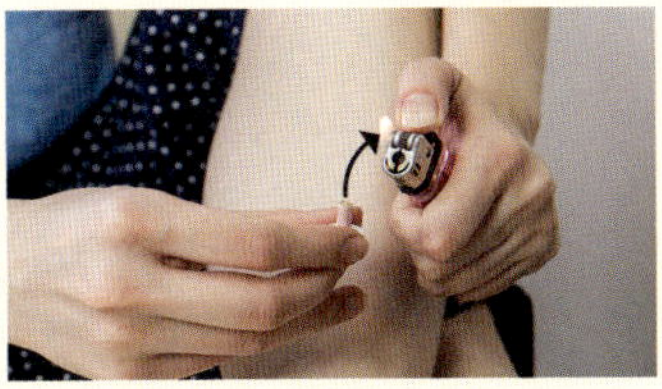

先にライターに火を点けてから、横から台座灸の先を火に近づけると、安全に、うまく着火できます

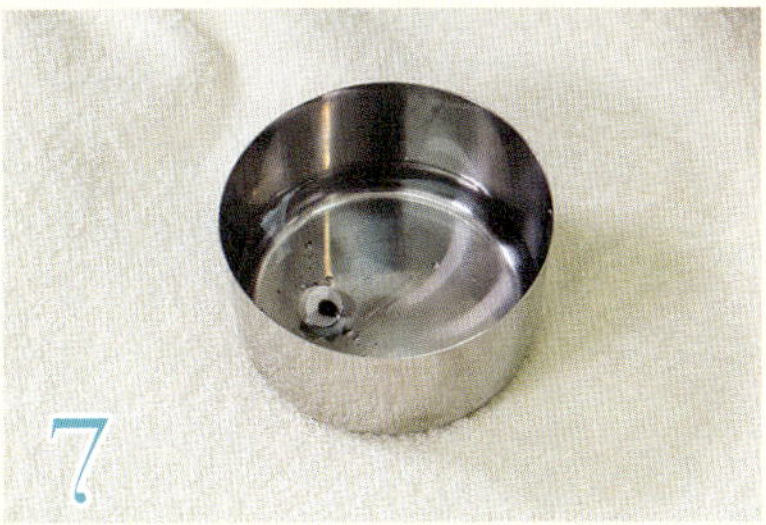

台座灸を取ったら、用意していた水をはった容器に入れて消火します

台座灸では難しい部位

セルフケアを行う場合で、背部など自分では届かない場所に施灸したいときは、棒灸と棒灸ホルダーを使って施灸してもよいです。また、広い面積を温めたい場合や、足底部や頭頂部などの弯曲していて不安定な場所は、竹筒のなかにもぐさを入れて着火したり、箱灸で施灸すると、安全に行うことができます。

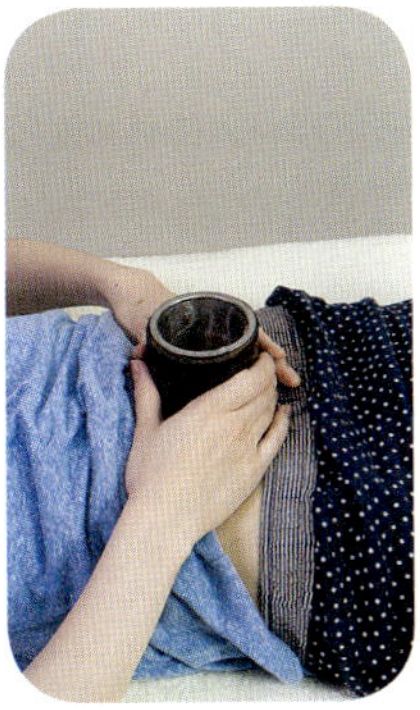

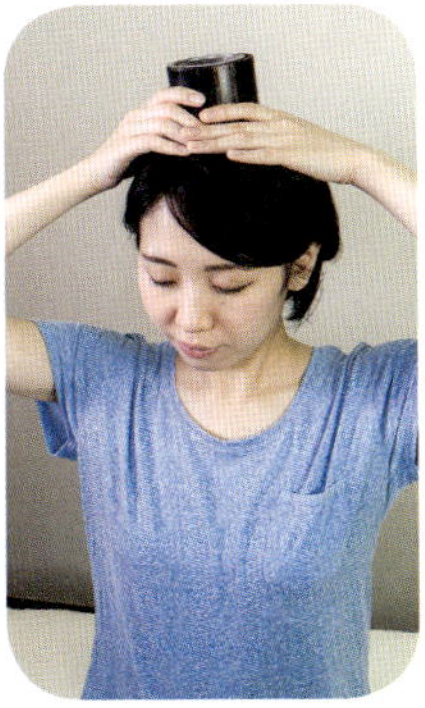

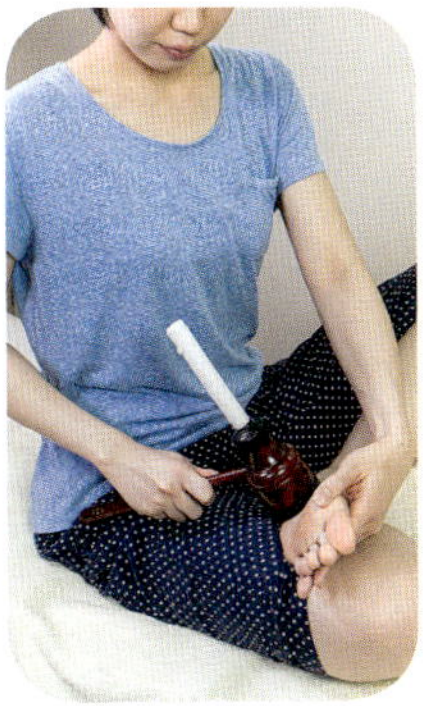

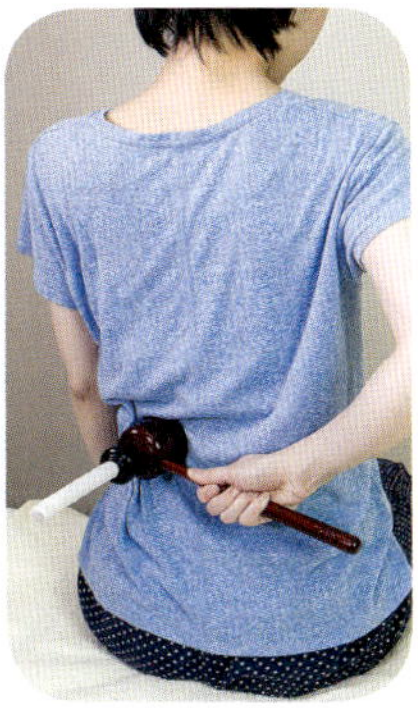

Column 1

まだまだある！

お灸にまつわるお話

江戸時代、お灸が庶民の間で浸透していたことがわかるエピソードが多数あります。第1章で紹介しきれなかったこぼれ話をお届けします。

Episode 1

団十郎もぐさ

元禄期、江戸神田鍛冶町の箱根屋庄兵衛という人物が「温泉晒」というブランドの切もぐさをつくりました。「さらしもぐさ」とは、よく精製されたもぐさのことなので、何かに「晒された」というものではありませんが、灸の効果に温泉のイメージをプラスして、イメージアップを図ったようです。さらにこの商品を当時大人気だった歌舞伎役者、団十郎にあやかって「団十郎もぐさ」と名づけたところ大ヒットしたそうです。

また、市川団十郎が歌舞伎で「もぐさ売り」を演じて大当たりすると、他にも「団十郎もぐさ」を販売する店が乱立したそうです。

Episode 2

強情灸

古典落語で有名な演目「強情灸」はタイトルの通り、お灸の話です。

ある日、道を歩いていた男がうずくまって唸っている友人の男を見つけて家に招きます。うずくまっていた男は、この日、身体がだるくて「峰」という灸点所で施灸をしてもらったそう。峰のお灸は熱いけれどよく効くと評判で、この日も峰の前には長蛇の列が。男が最後尾に並ぶと、列の前に並んでいた女性が、熱さで悲鳴を上げる先客の姿を見て怖気づき、「あなた、先に灸をやって」との申し出をして、男は引きうけます。女のおかげで早めに自分の番が回ってきた男は、面倒だからまとめて据えてくれと頼み、30か所以上に一気に透熱灸を施灸してもらいます。あまりの熱さに逃げ出したくなるが、順番を譲ってくれた女が見ていることもあって最後まで我慢し続けた……という自慢話を始めます。

その話を聞いていた側の男も、負けじと家の奥からもぐさを持ってきて腕に山盛りのせて点火し始める……といった、江戸っ子独特の無意味な我慢比べを、面白おかしく表現している作品です。

第2章　お灸アラカルト

お灸の種類

お灸を据える方法は数多くある！
古今東西の灸法を紹介

ひとくちに「お灸」と言っても、その据え方はさまざまです。日本では主に、皮膚組織に温熱性の侵害刺激を加え、疾病の治癒をはかることを目的にした有痕灸と、温熱刺激を目的にする無痕灸に大別して灸法を解説することが多いです。透熱灸、焦灼灸、打膿灸などは有痕灸に分類することができます。隔物灸、棒灸などは無痕灸に分類でき、さらに隔物灸にも、さまざまな種類が存在します。また地域単位で伝承されてきた灸法や、ある一家や流派に代々伝わる灸法といった分類方法もあります。ちなみに、中国では、火熱を用いるかどうかで分類することが多く、火熱灸法は、艾火灸法とその他の火熱灸法に分類され、非火熱灸法には天灸などの薬物灸があります。

さらに近年は、専用の器械や日用品を用いて温熱刺激をする新しい方法も創案されています。どこまでを、何を、「お灸」と捉えるかどうかの見解はさまざまですが、いずれにしても「お灸」には多くの種類があり、今なおさらなる広がりを見せています。本章では、よく知られている灸法の特徴を紹介していきます。

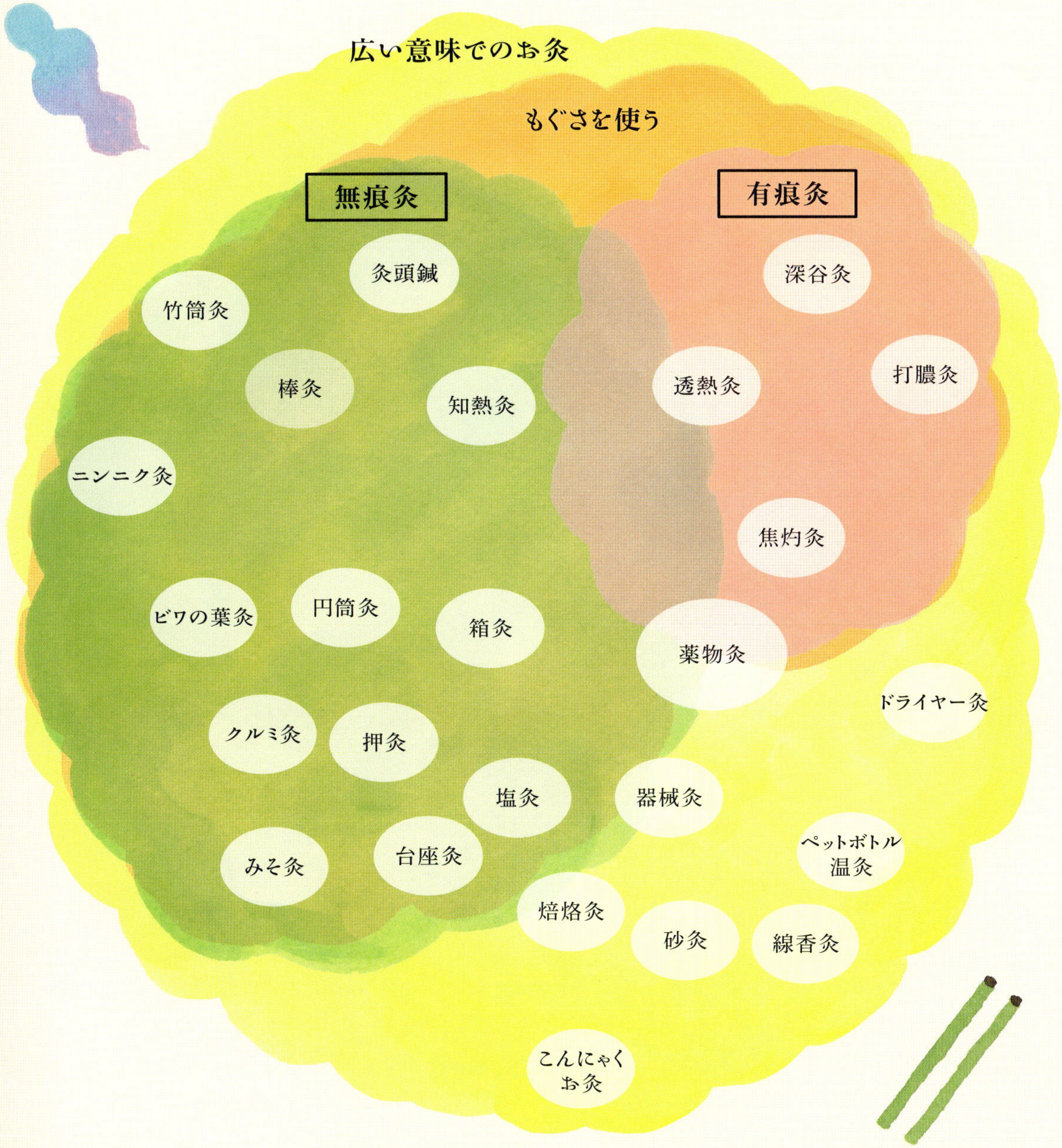

有痕灸と無痕灸のお灸の分類

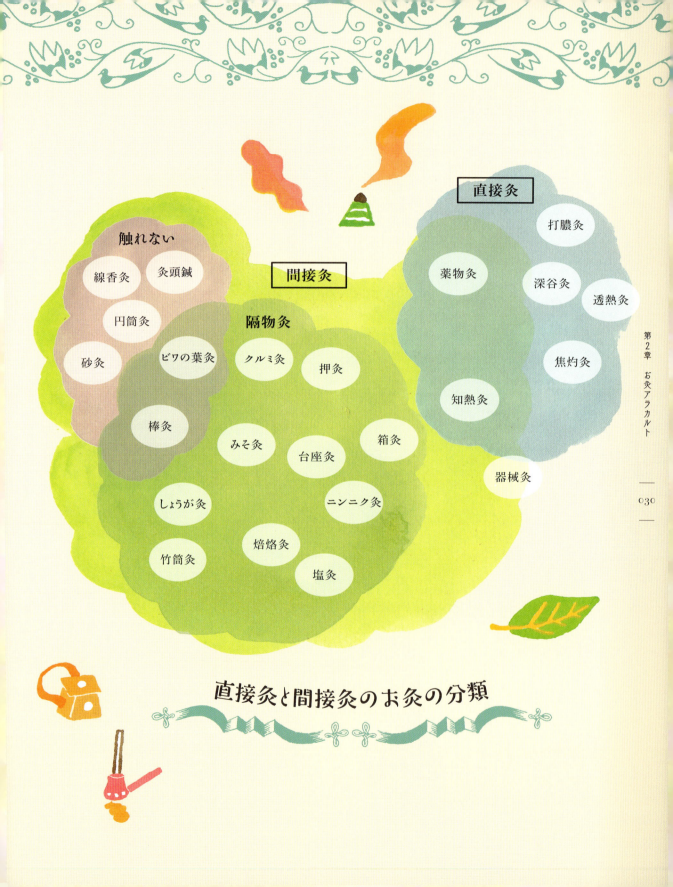

直接灸と間接灸のお灸の分類

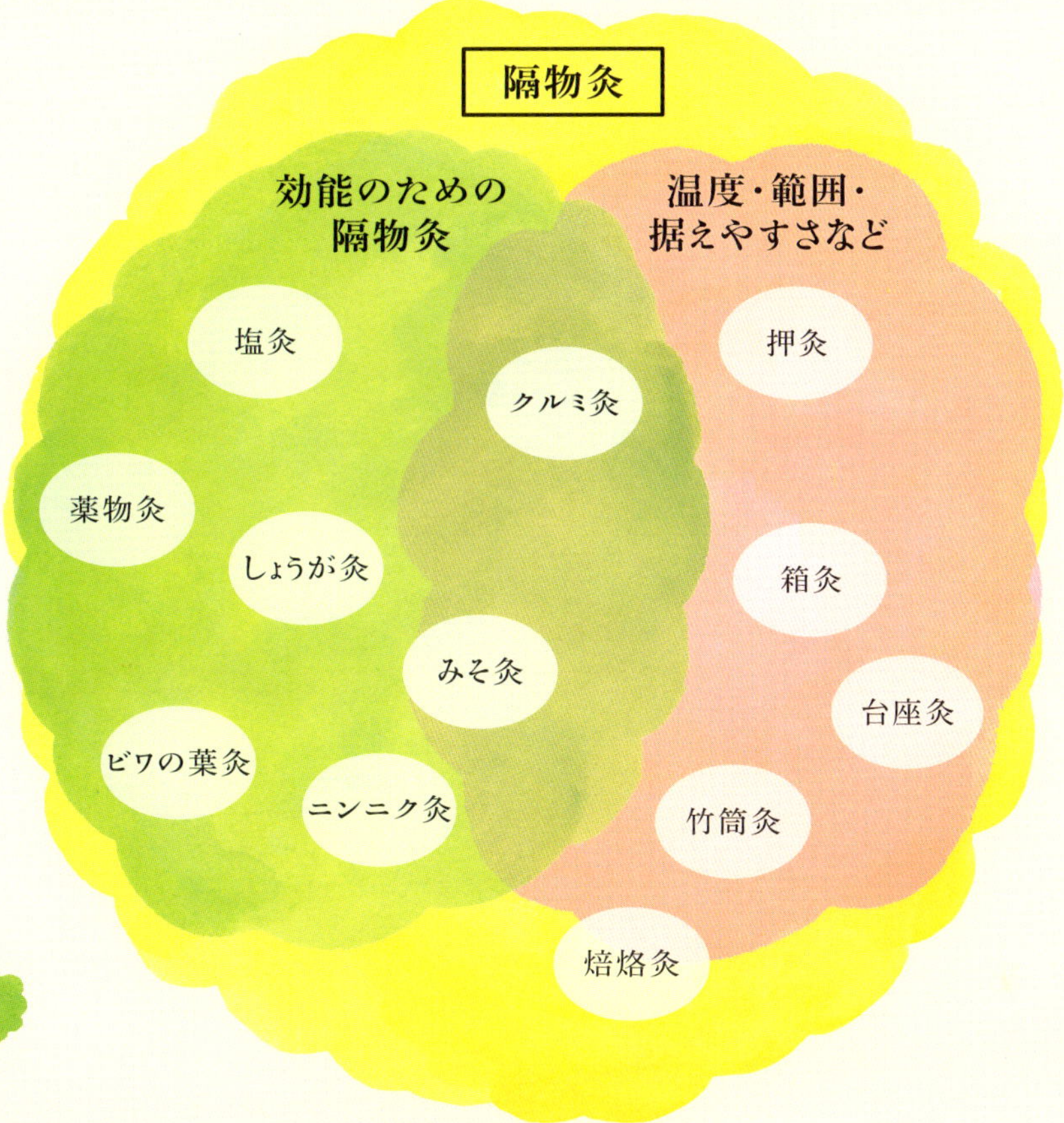

隔物灸の分類

- 透熱灸≠直灸
- 透熱灸＝点灸
- 間接灸≠隔物灸
- 艾条灸＝棒灸
- 無痕灸≠隔物灸
- 上質もぐさ≒点灸用もぐさ
- 粗もぐさ＝粗悪もぐさ

【MEMO お灸用語】

お灸にまつわる言葉はさまざまあり、なかには同じものを表現しているのにもかかわらず、文献やメーカーごとで表現方法が異なるものも多数存在します。例えば、透熱灸は別名点灸と呼ばれていたり、透熱灸用もぐさが高級もぐさや、直灸用もぐさとなっていることがあります。逆に、必ずしも同じ意味にはならない似た言葉も存在しています。

灸といえばコレ！ 鍼灸院で行う最もベーシックな灸法

TOUNETSUKYUU

透熱灸

TOUNETSUKYUU

主な疾患

すべての疾患。主に神経系疾患、運動器疾患、婦人科疾患など。

直接　有痕

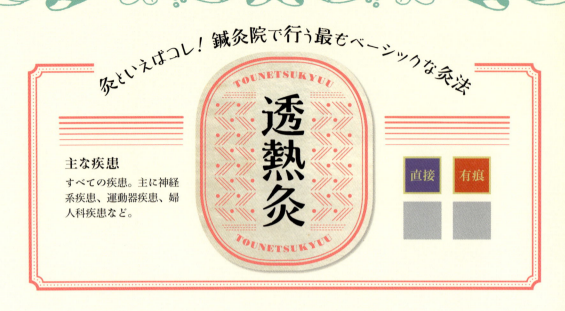

透熱灸は最もスタンダードな灸法で、多くの鍼灸院で実施されています。別名「点灸」とも呼ばれています。目的に合わせた大きさの艾炷を、直接皮膚上の経穴や圧痛点に立てて点火します。透熱灸は灸の痕を残す「有痕灸」で、艾炷がすべて灰になるまで焼ききります。身体にわざと炎症をつくったり強い温熱刺激を与えることで、血流量を増やしたり、自然治癒力を高めるという治療法です。

江戸時代よりも前は、中国・日本ともに大きなサイズの艾炷が用いられていましたが、次第に夾雑物の少ない良質もぐさが製造されるようになり、小さい艾炷が普及していきました。透熱灸には手触りがよく柔かい良質なもぐさを使います。母指（または中指）と示指の先で施灸部周囲の皮膚を圧迫し、熱感、熱痛を軽減させる手法が臨床でよく使われます。この手法は古くからあり、歌川豊国作の浮世絵にも、熱感を軽減させるために足の皮膚を引っ張りながらセルフケアで灸をする町娘が描かれています。

使う道具

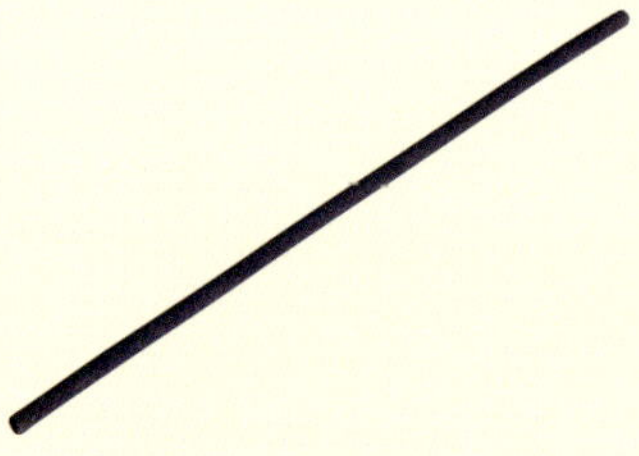

〘 着火用線香 〙

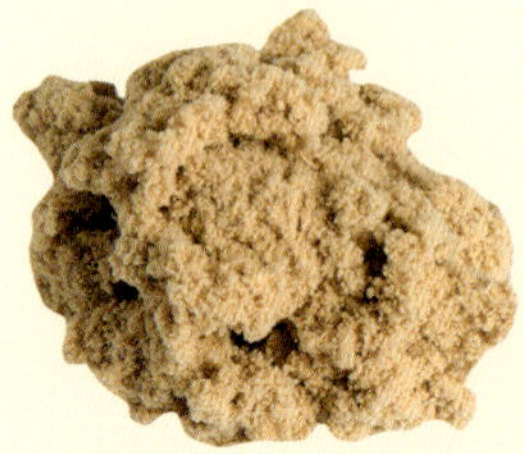

〘 良質もぐさ 〙

方法

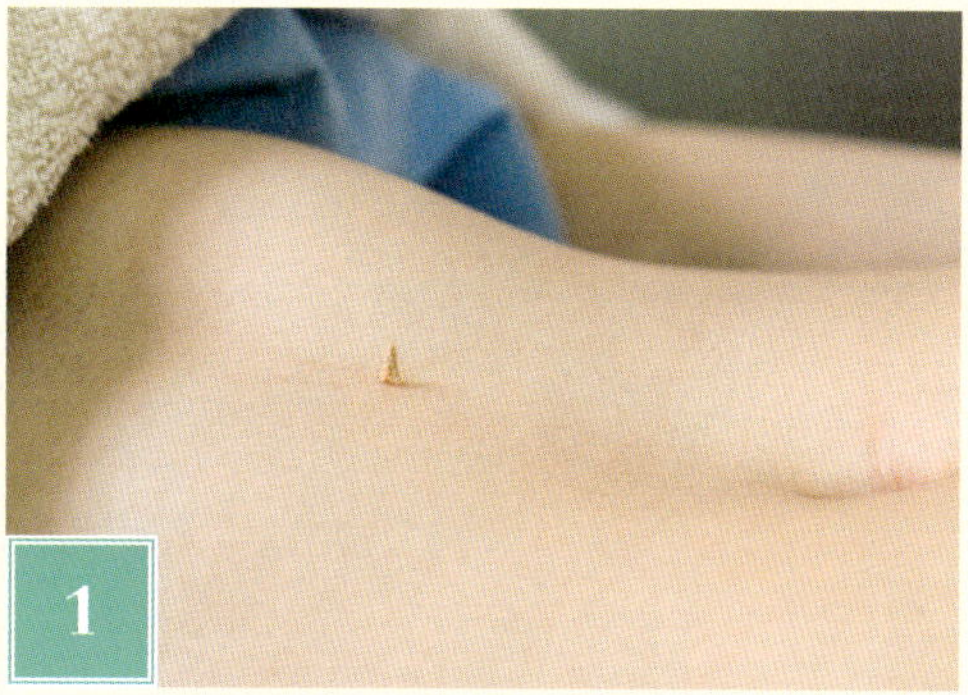
1

艾炷を施灸点に立てます

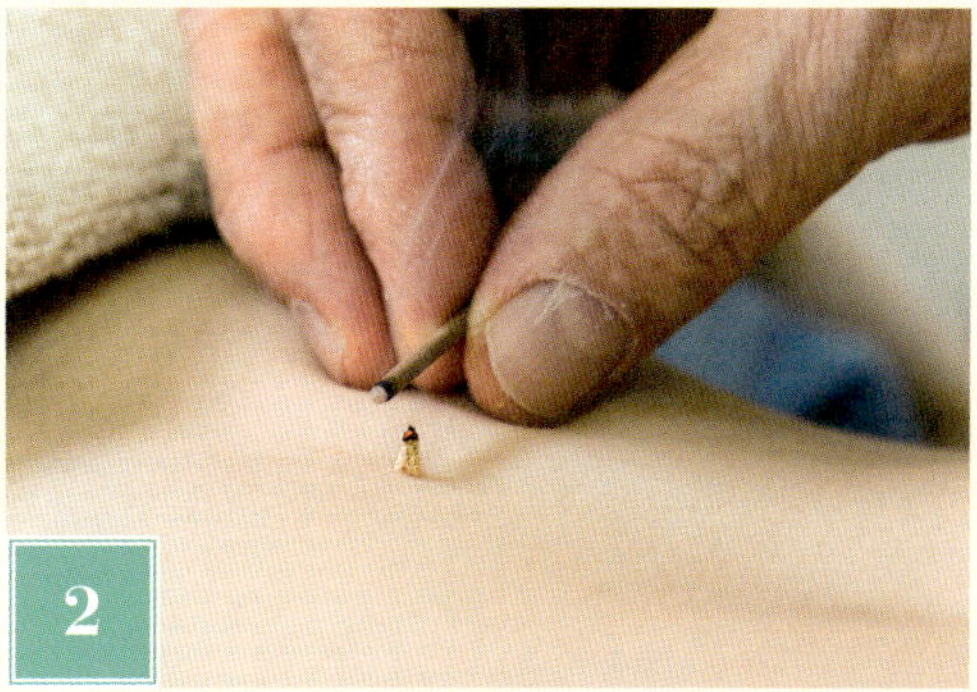
2

線香を使って着火します

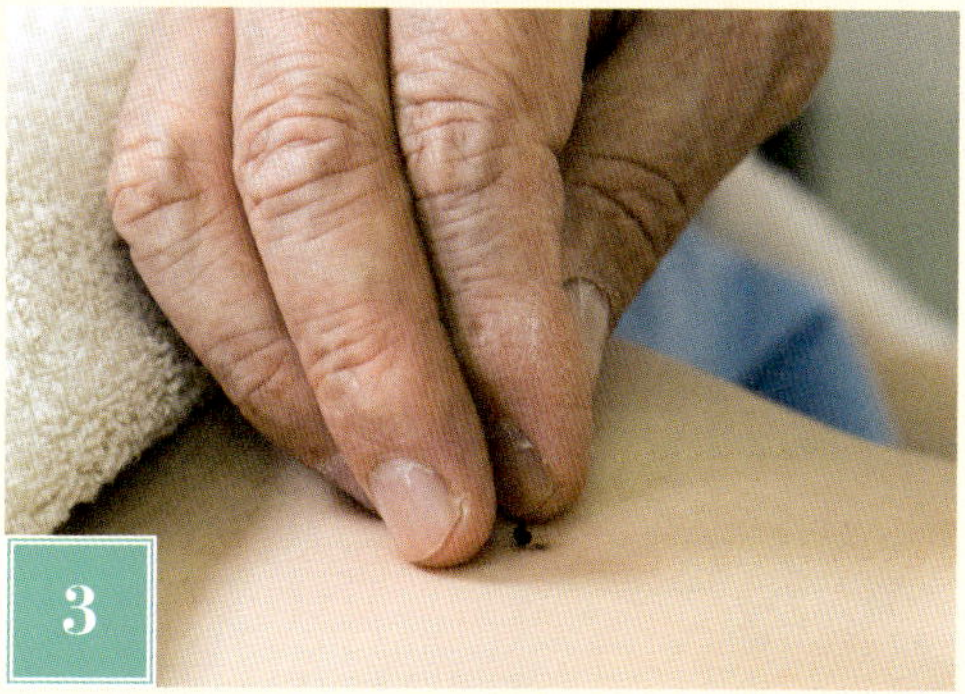
3

艾炷が燃えきる直前に、熱を緩和させるために示指と中指で皮膚を圧迫します

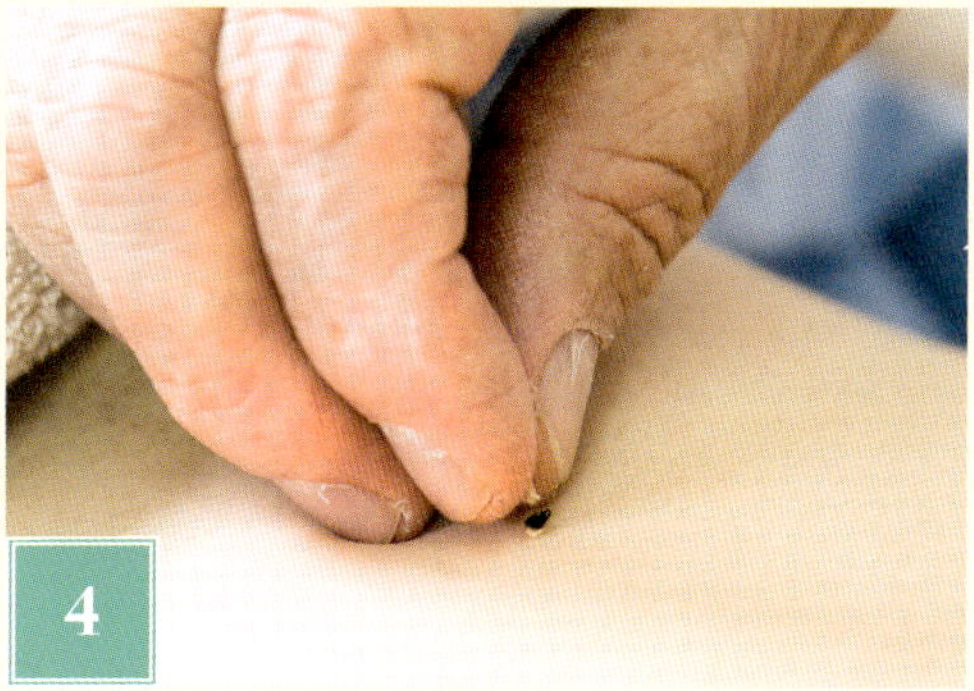
4

焼ききったら灰を取り除きます

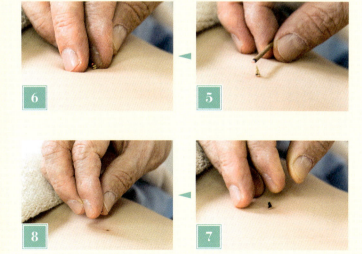

5

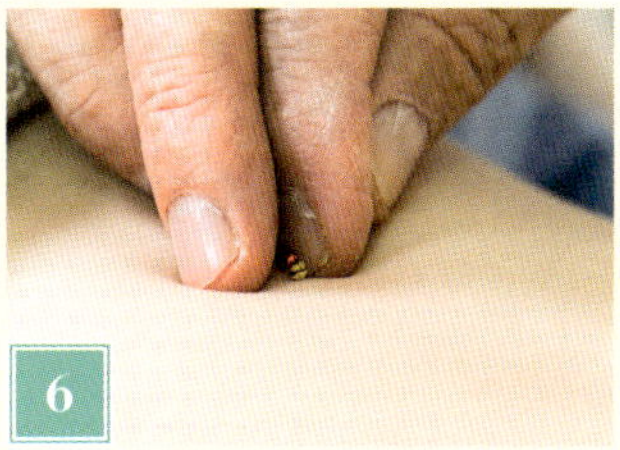
6

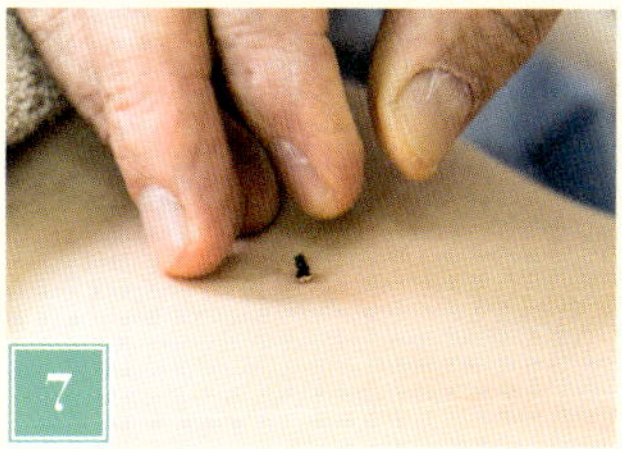
7

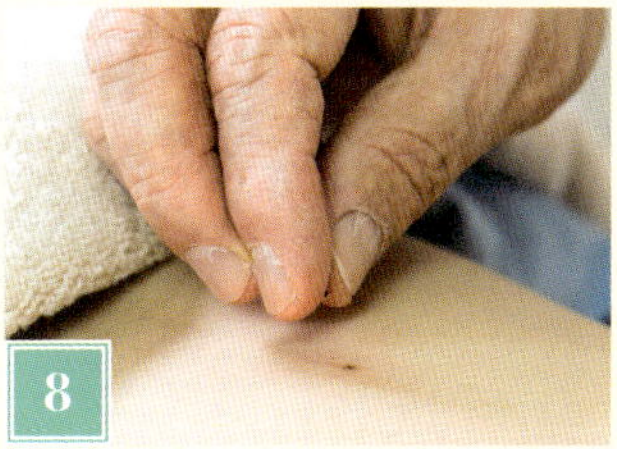
8

壮を重ねる

透熱灸には単壮と、壮を重ねて施灸する多壮があります。壮数は、患者の体質、病状、施灸経験の有無などにより決定し、伝統的に1か所3、5、7壮程度の施灸が行われることが多いです。取穴数が少ないときは1穴に多壮したり、一度に数多く取穴したときは壮数を少なくしたりすることもあります。壮を重ねるときは、艾灰の上からさらに艾炷を立てて再び線香で着火し、示指と中指で周辺皮膚を押して熱を緩和させます。

【透熱灸の艾炷の大きさ】

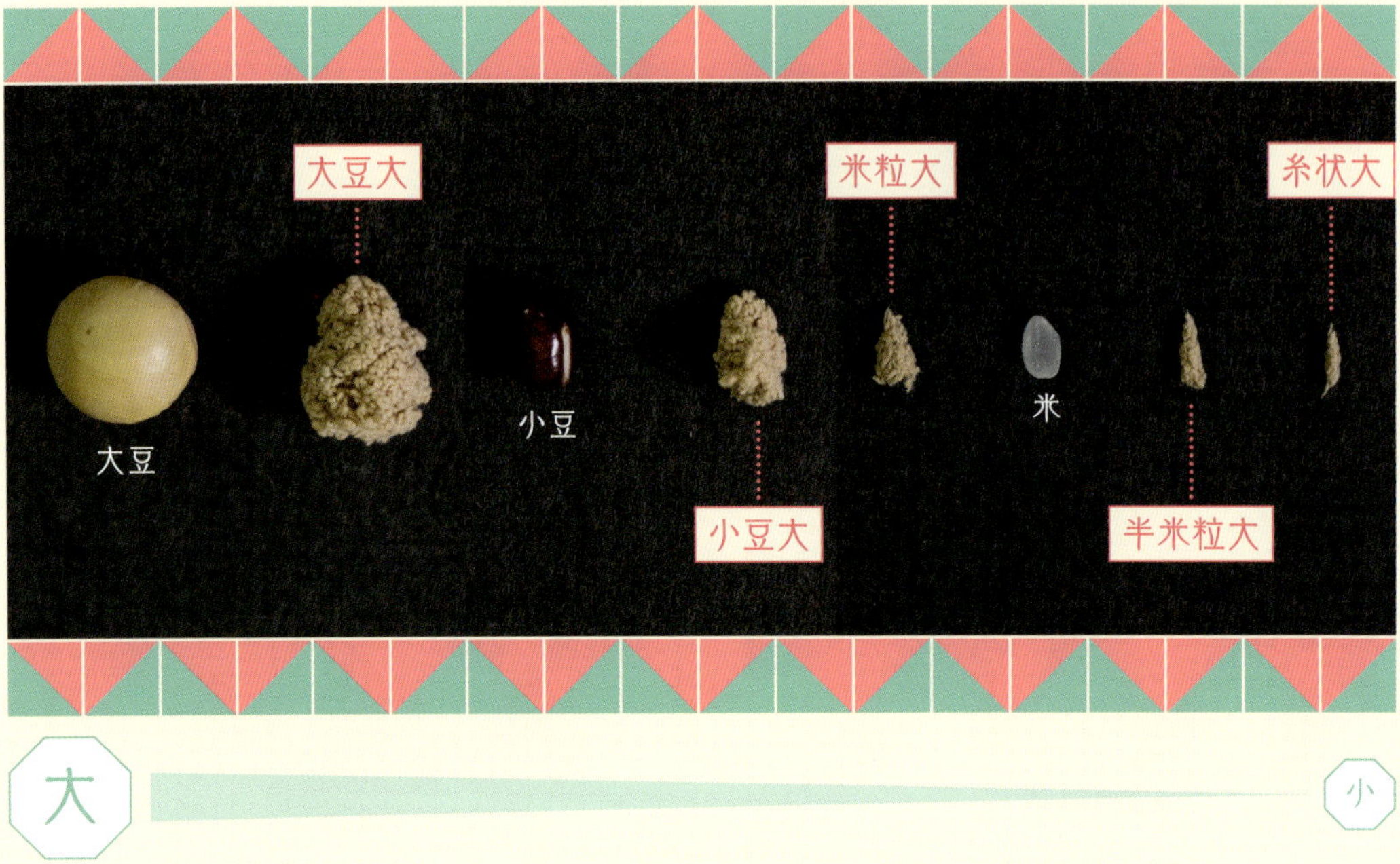

大豆
大豆大
小豆
小豆大
米粒大
米
半米粒大
糸状大
大
小

古くから伝わる4つの大きさの基準

透熱灸は良質な散もぐさを用いて、指でさまざまな大きさの円錐型の艾炷をつくります。艾炷の大きさは古くから糸、米、小豆、大豆が基準とされていて、糸状大、半米粒大、米粒大、小豆大、大豆大などがあります。

糸状大は木綿糸程度の太さで、細長く、円柱形に近い形状です。糸だからといって底の部分を細くし過ぎると上手く立ちません。施灸点に水をつけても立たない場合は、艾炷の底面を少しだけ広げて立たせます。

半米粒大、米粒大は、文字通りお米の大きさを基準にしています。半米粒大はお米の半分、米粒大は1粒のお米の大きさを基準に円錐をつくります。

小豆大は、市販品に多く見られる小豆のサイズである高さ約7～8㎜、底幅5～6㎜がひとつの基準となっています。また、大豆大は高さ10～12㎜、底幅9～10㎜前後が目安です。

痕がつかない、心地よい温かさのお灸

CHINETSUKYUU

知熱灸

CHINETSUKYUU

主な疾患

虚寒症状に用いられることが多い。その他、膝関節炎、冷え性など。

直接 間接　無痕

知

熱灸とは皮膚に火傷を起こさず、灸痕を残さない施灸法です。「知熱」は、文字通り「熱を知る・感じる」という意味で、現在一般的に広く普及している知熱灸の方法は昭和の名鍼灸師の一人、井上恵理が開発したといわれている井上式知熱灸法です。井上式知熱灸法は、精製度の低い粗悪もぐさを用いて、小指頭～母指頭大の艾炷をつくり、皮膚上のツボで燃やして温感・熱感を感じたら、すみやかに取り除きます。とても心地よい治療法ですが、温度が高くなる粗悪もぐさで大きな艾炷をつくるため、取り除くタイミングが遅れてしまうとやけどに繋がったり、思わぬ事故をまねくこともあるので、注意が必要です。

　そのほか、透熱灸と同様に米粒大や半米粒大の艾炷をつくり、7～8分程度燃焼させてから艾炷を指頭で押し消したり、母指と示指の指先でつまんで消したりする施灸法もあります。これは「七分灸」「八分灸」などと呼ばれ、小型版の知熱灸として知られています。

使う道具

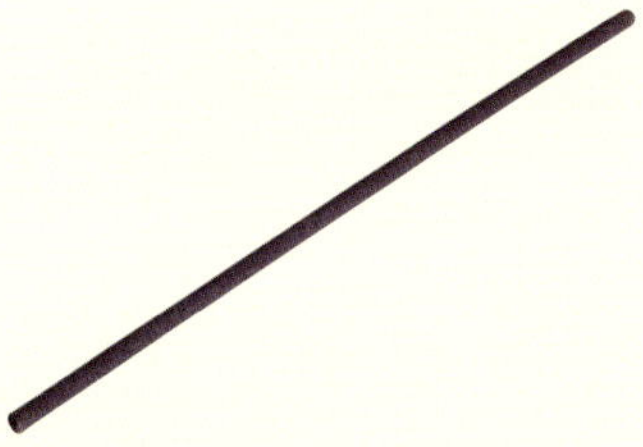

〖 着火用線香 〗

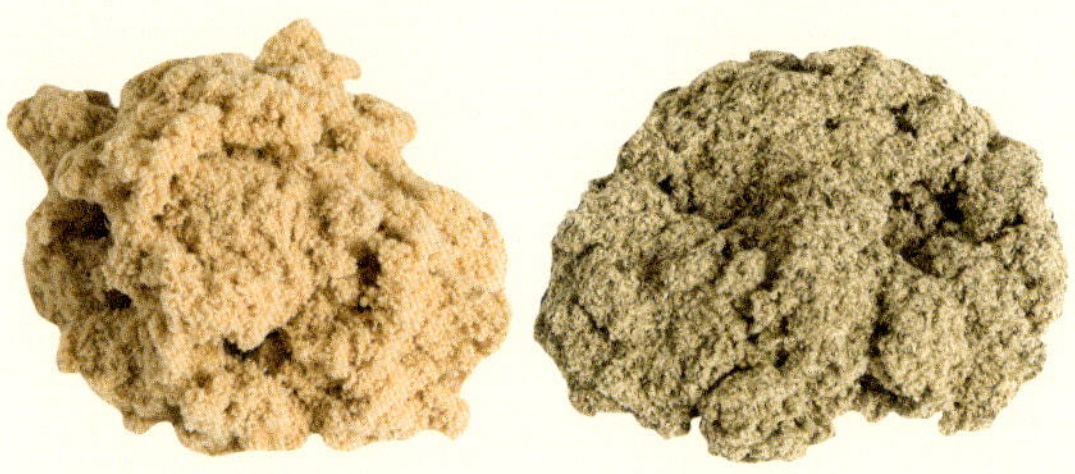

〖 もぐさ（良質～粗悪） 〗

方法

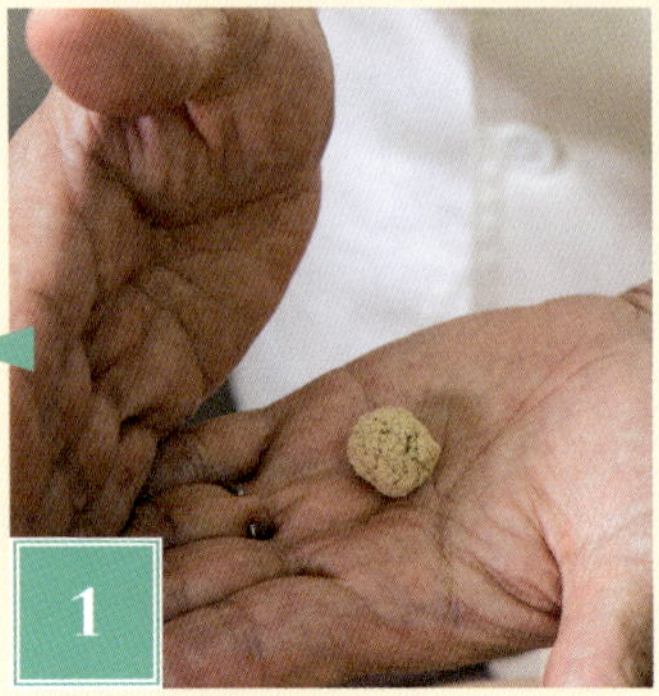

1

適量のもぐさを手に取って、両手のくぼみを使ってふんわりと丸めます

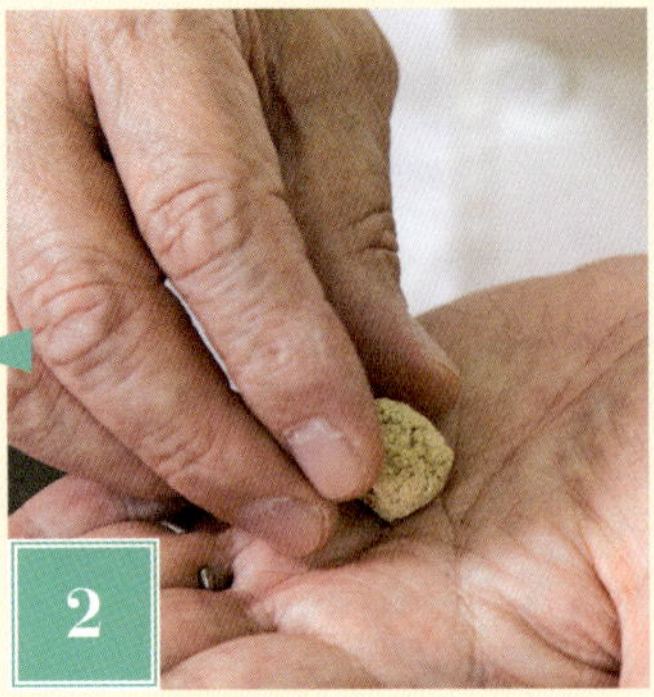

2

母指頭大の円錐になるように底面をつくり、形を整えます

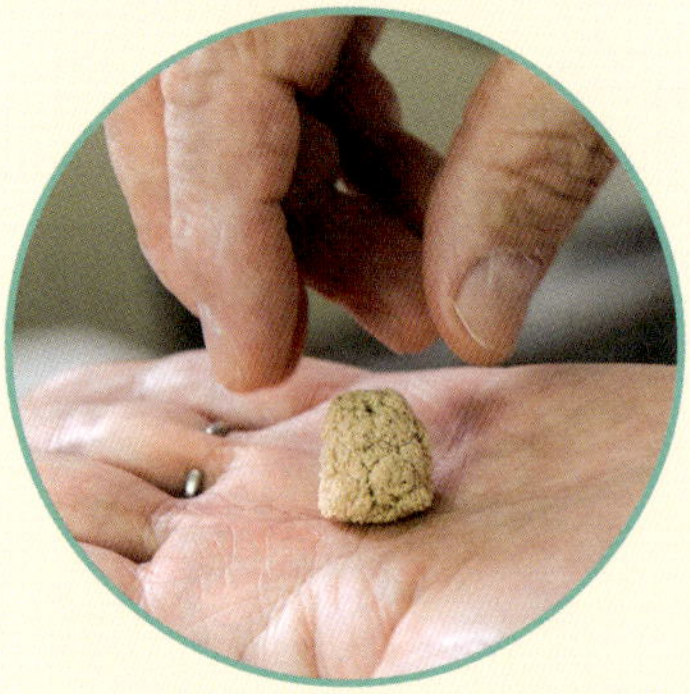

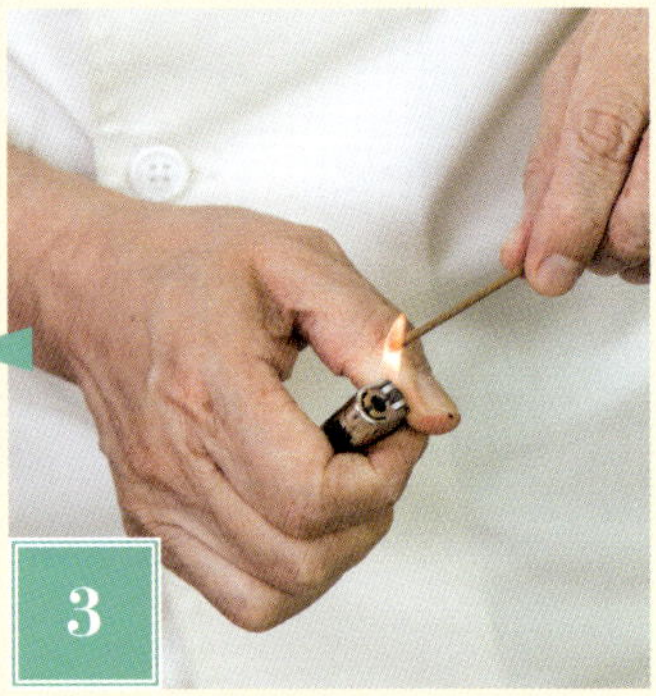

3

線香に着火します

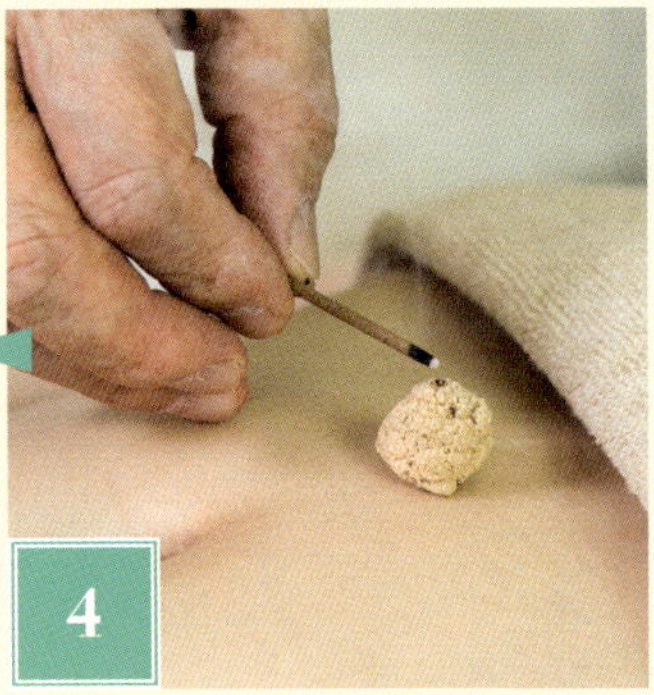

4

円錐の上部から着火します

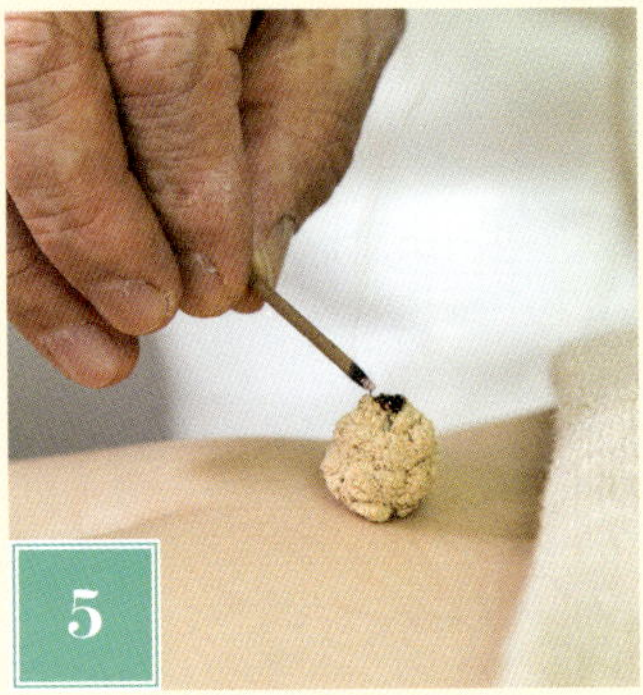

5

良質もぐさを使う場合はすぐに燃焼しないので、線香で周囲にも着火していきます

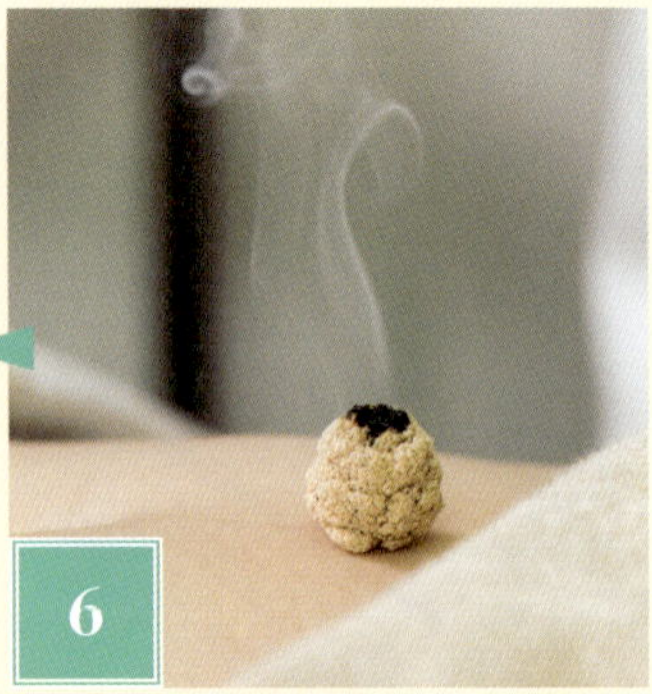

6

患者さんに温感があったらすぐに合図してくださいと伝えて、温感が生じるまで待ちます

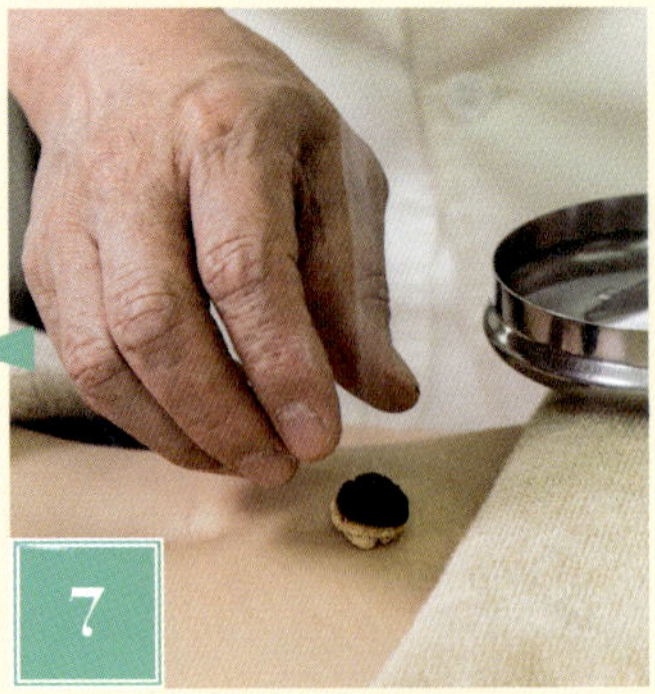

7

合図が遅れて大きな熱傷の発生に繋がらないように、艾炷の近くに手を待機させておきます

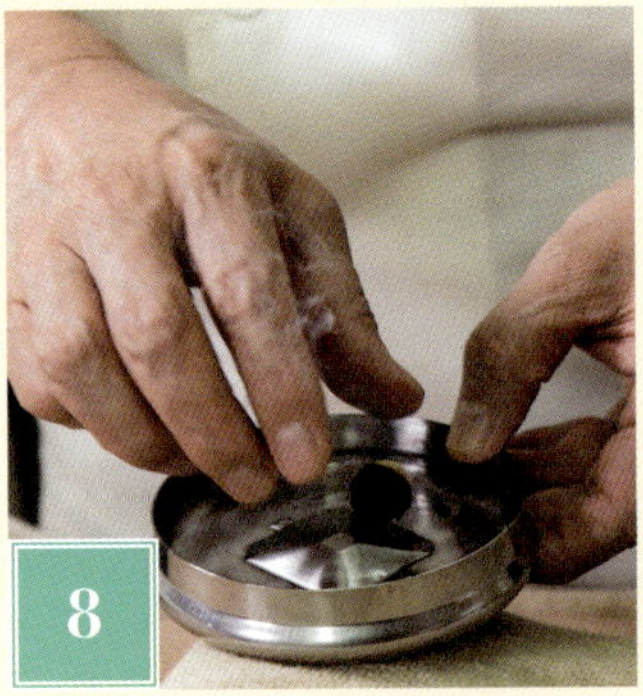

8

温感の合図があったら母指と示指・中指で艾炷の燃えていない部分をつかみ、水をはった容器に入れて消火します

消火のタイミングは練習あるのみ

知熱灸は患者さんが温感を感じたら合図をしてもらって取り除き、局所に紅斑ができた時点で終了します。同じ手法でも七分灸、八分灸、九分灸とする場合は、文字通り70～90％まで燃焼したら取り除きます。小さい艾炷の場合は、つまみ取る以外に艾炷を指で押しつぶして消火する方法もあります。

消火のタイミングが遅れるととても危険なので、練習する必要があります。自分の足を使って確認したり、他の人に「気持ちがよい」「ほんのり温かい」「チクッとする」など評価をしてもらって、タイミングを覚えます。

小さい艾炷で知熱灸を行うときは、透熱灸と同じ良質もぐさを使った方がよいです。使うもぐさによっても火力や燃焼しきるまでの時間が変わります。練習を繰り返してコツをつかみましょう。

また、極端に温度感覚が低下している患者さんの場合は、他の治療法を選択したほうがよいこともあります。

【母指頭大の艾炷が燃焼しきるまで】

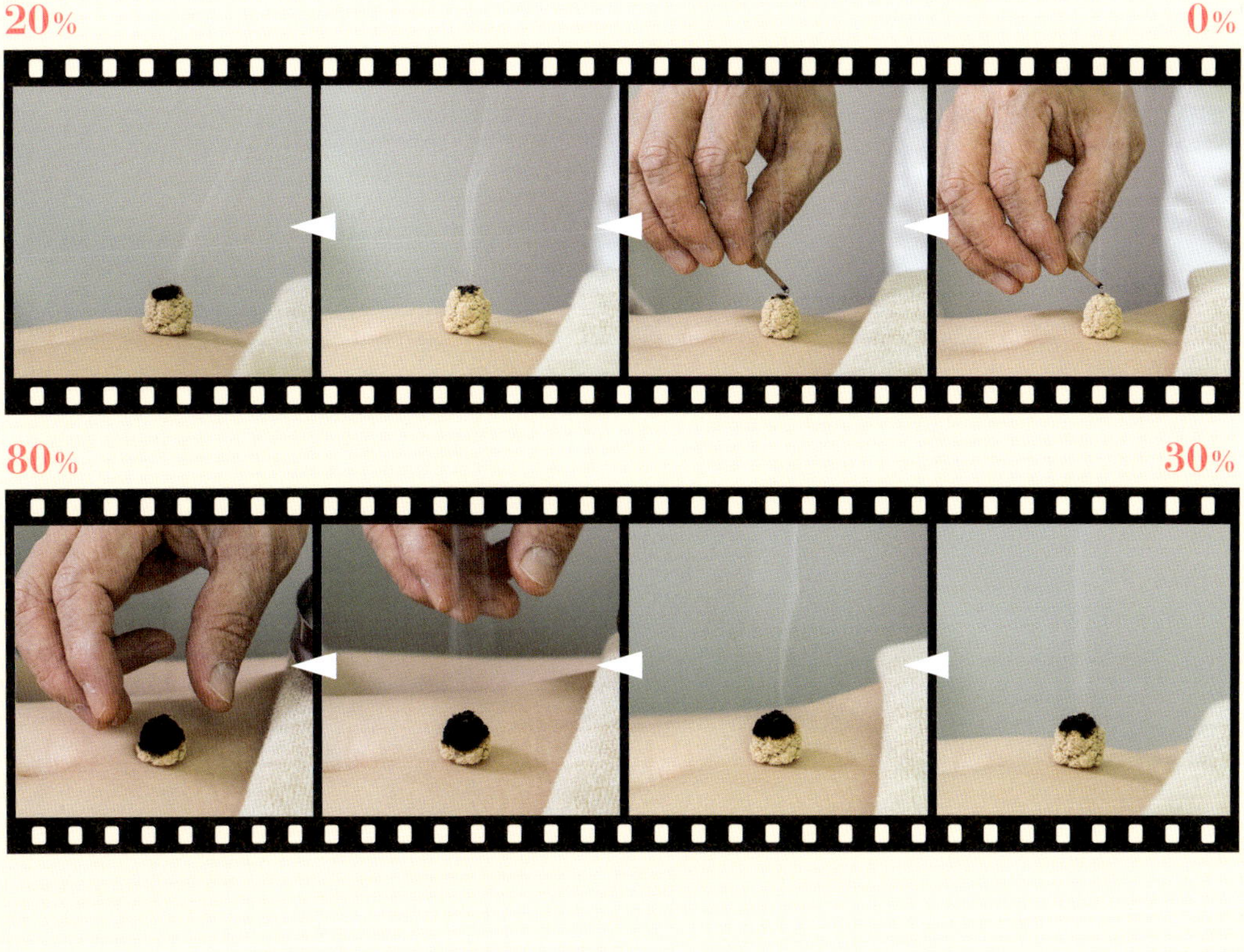

鍼とお灸のいいとこどりの、相乗効果！

KYUUTOUSHIN

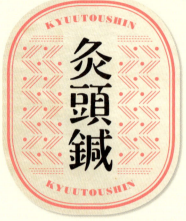

灸頭鍼

KYUUTOUSHIN

間接　無痕

主な疾患

神経痛、五十肩、腰痛、鞭打ち症、虚弱体質、胃下垂、食欲不振、弛緩性便秘など。

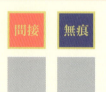

灸頭鍼とは、置鍼した鍼の鍼柄に、小指頭～母指頭大の艾球をのせて燃やすという灸法で「温灸鍼」とも呼ばれています。鍼治療に灸の輻射熱が加わることによってさらなる効果が与えられます。

灸頭鍼は昭和初期に笹川智興が開発したともいわれていますが、中国・明代に刊行された李梴による『医学入門』にも、既に刺入した鍼の鍼柄にもぐさをつけて焼くという治療法の記載があります。

もぐさは通常灸頭鍼用もぐさや、中級程度のもぐさを使用します。火力を強くしたければ、粗悪もぐさを使いますが、まとまりが悪いのでベテラン向きです。

灸頭鍼は直刺した鍼に、皮膚面との距離をおよそ3～5㎝程度とって艾球をつけます。艾球は分割したものを再び鍼柄をはさんでつけるタイプと、鍼柄に上から差し込むタイプがあります。落下防止のために灸頭鍼用キャップを使うときは、重量が増えて鍼がしならないよう注意が必要です。

使う道具

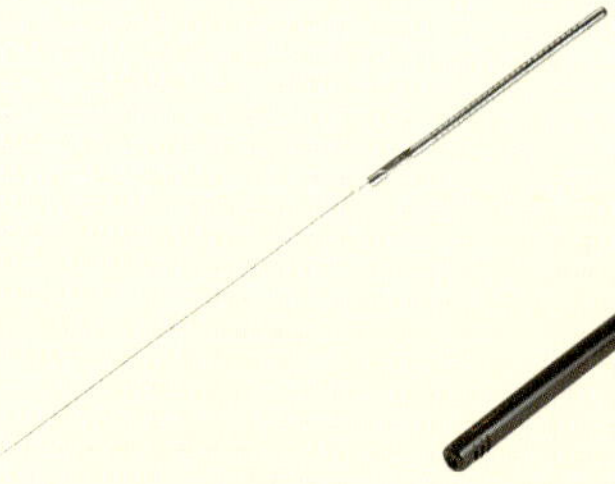

〖 鍼 〗

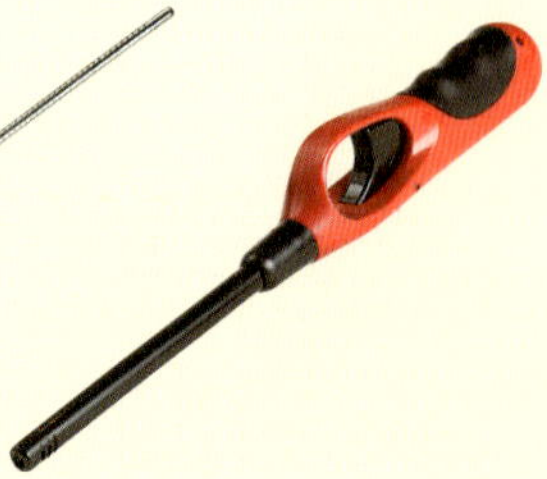

〖 着火ライター 〗

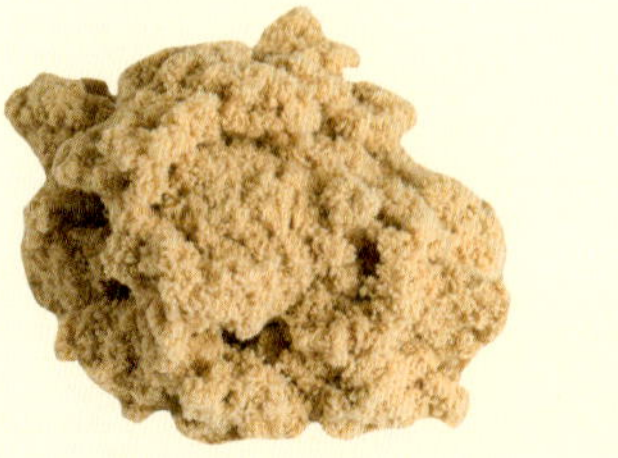

〖 もぐさ（良質・中級～粗悪） 〗

方法

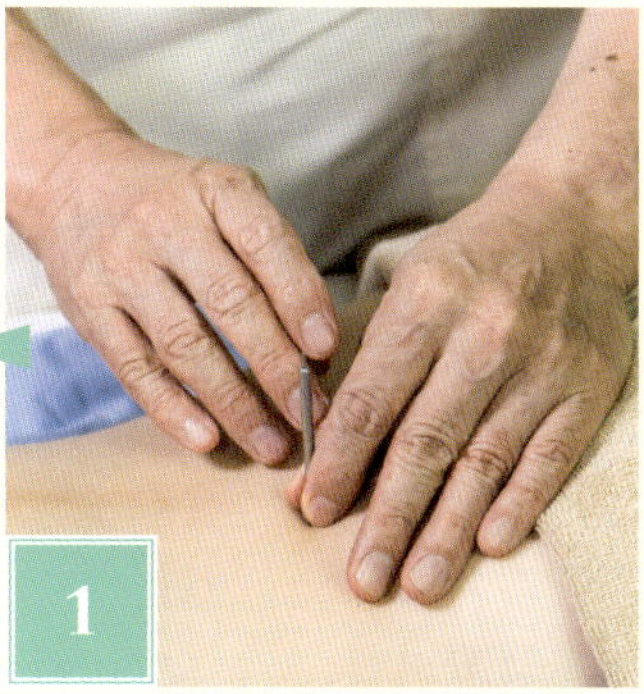

ツボに刺鍼します。艾球をのせるので、倒れないように最低でも1cm程度の深度で刺します

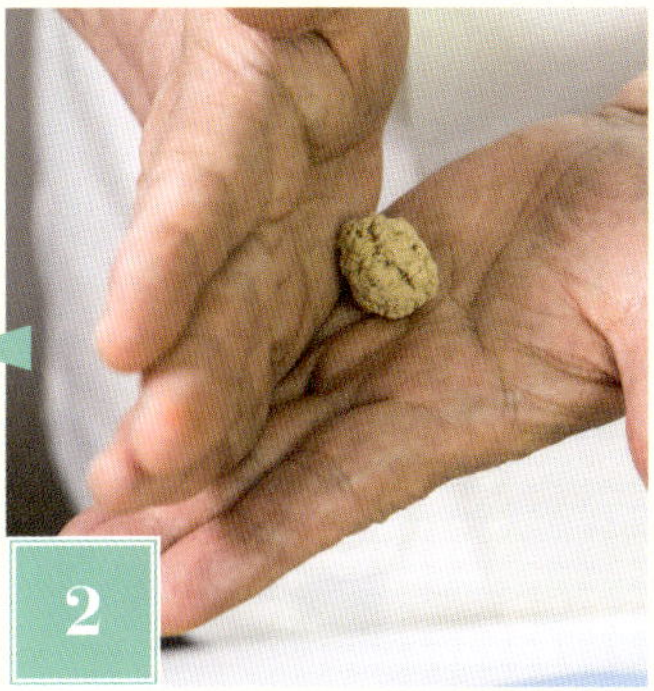

適量のもぐさを手に取って、両手のくぼみを使ってふんわり丸めます

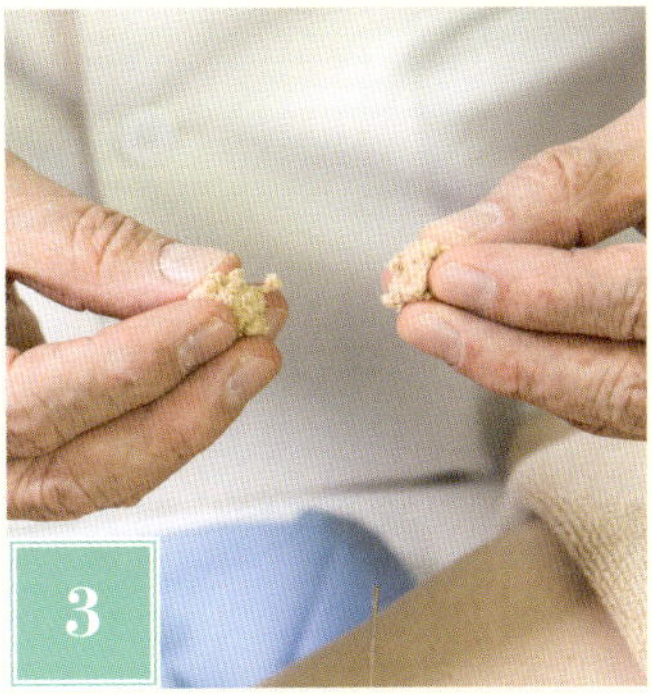

丸めた艾球を左右に分割します。指先に力を入れすぎると艾球がつぶれるので注意します

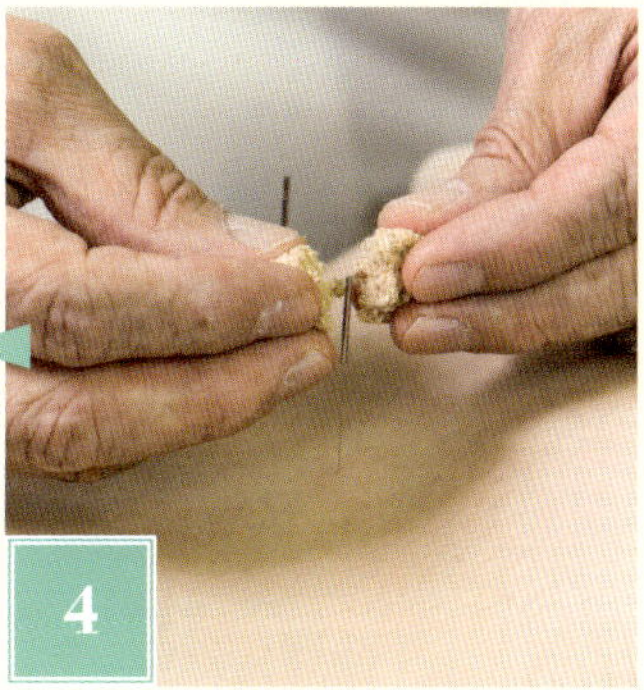

鍼柄をはさんで艾球を接着させます。あまり強くつけようとしすぎないのがコツです

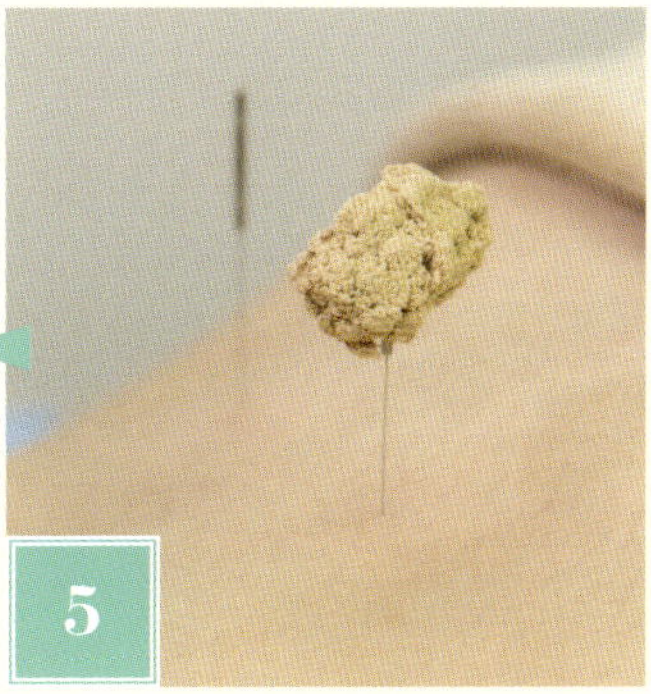

艾球が鍼柄についた状態。艾球を分割する方法のほかに、上から差し込む方法もあります

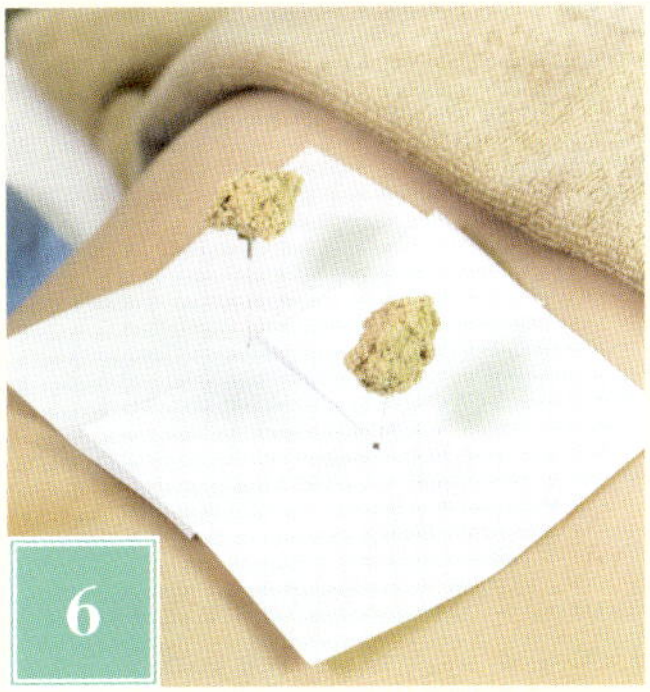

灰が落ちるのを防ぐため、皮膚に紙を敷きます（紙の作り方はp.40）

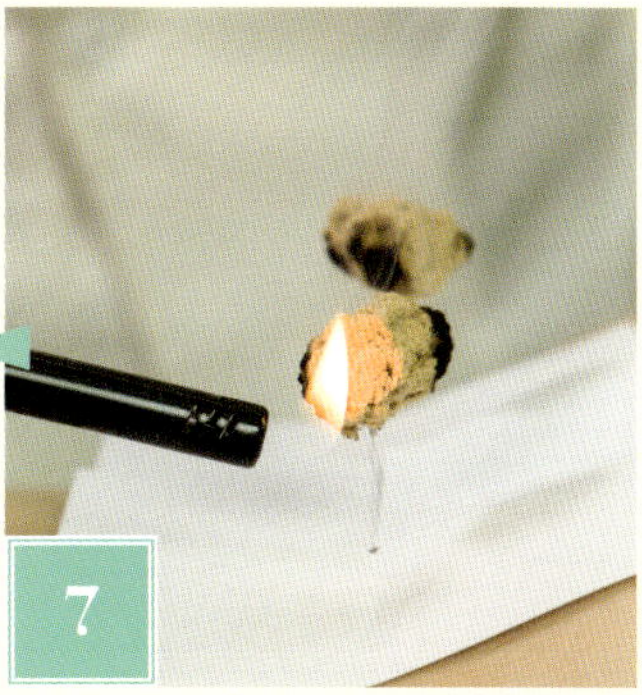

着火ライターや線香で、艾球の下から着火します。下から着火すると、最初から温かさを感じられます

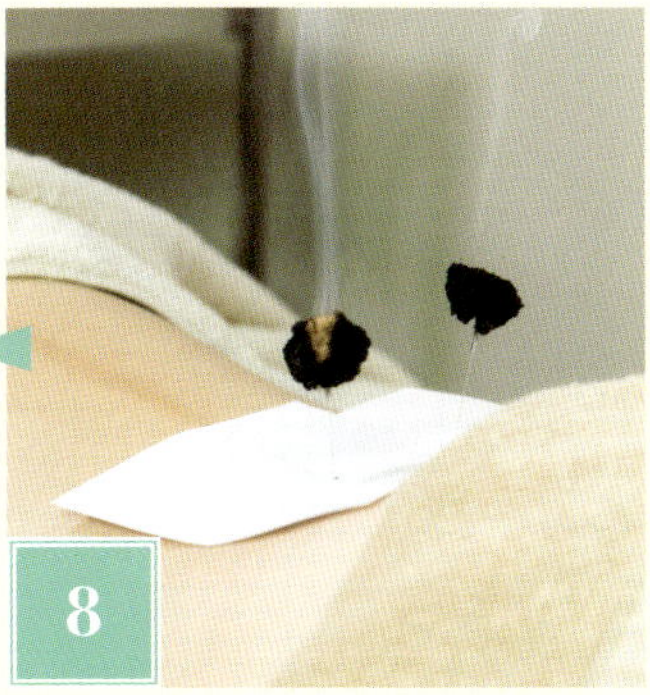

適度に燃焼するまで、または艾球が燃焼しきるまで待ちます

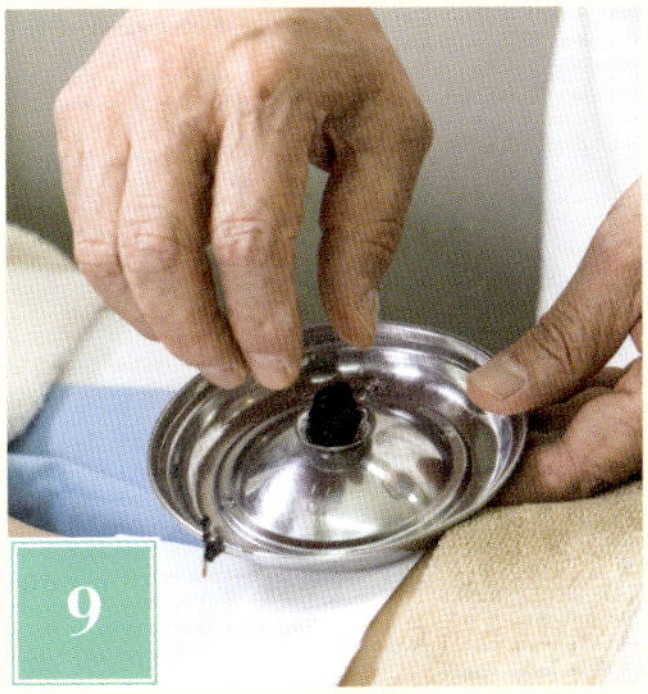

艾球は指ですくいあげたり、灰取りスプーンで取り除き、熱が冷めたら抜鍼します

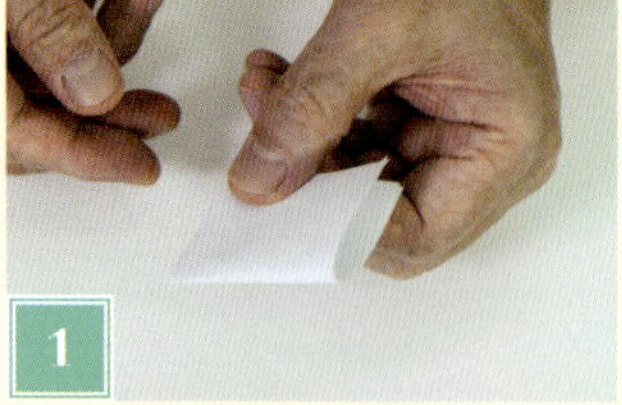

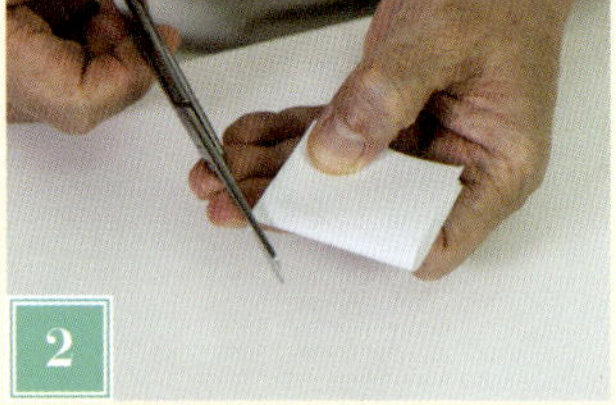

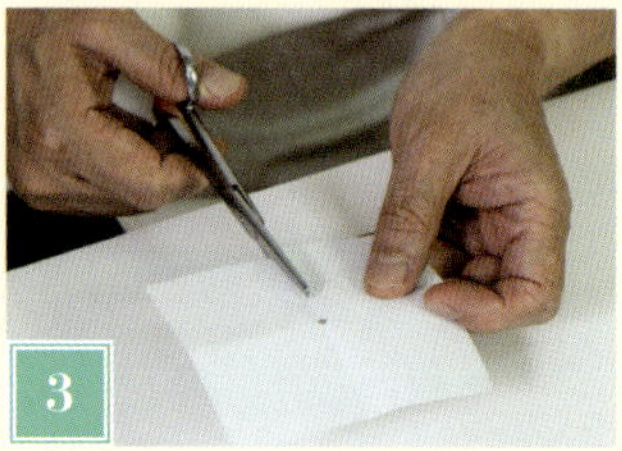

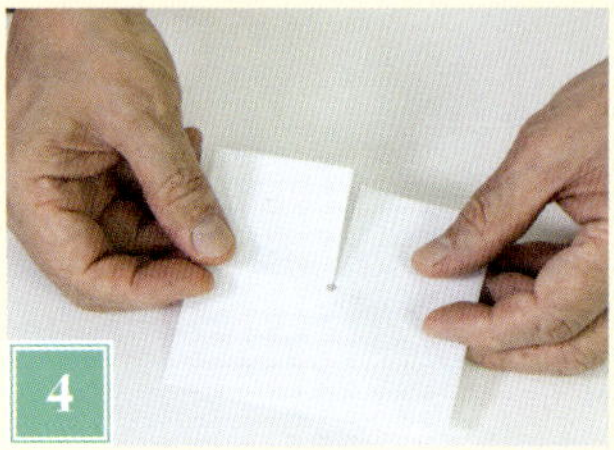

灰を落とさないために

灸頭鍼では、艾球が鍼から外れてしまったり、灰が皮膚に落ちてしまうと危険です。艾球が皮膚に直接落ちないようにするために、紙で簡単なカバーをつくってみましょう。

まず、正方形の紙を四つ折りにします。折り重なった中央に対して、斜めにはさみを入れて角を落として小さな穴をつくります。紙を開いたら、どこかの1辺の折り目に沿って中央の穴に向かってはさみを入れて完成です。この切れ目から鍼を通します。

【 灸頭鍼は道具が選べる 】

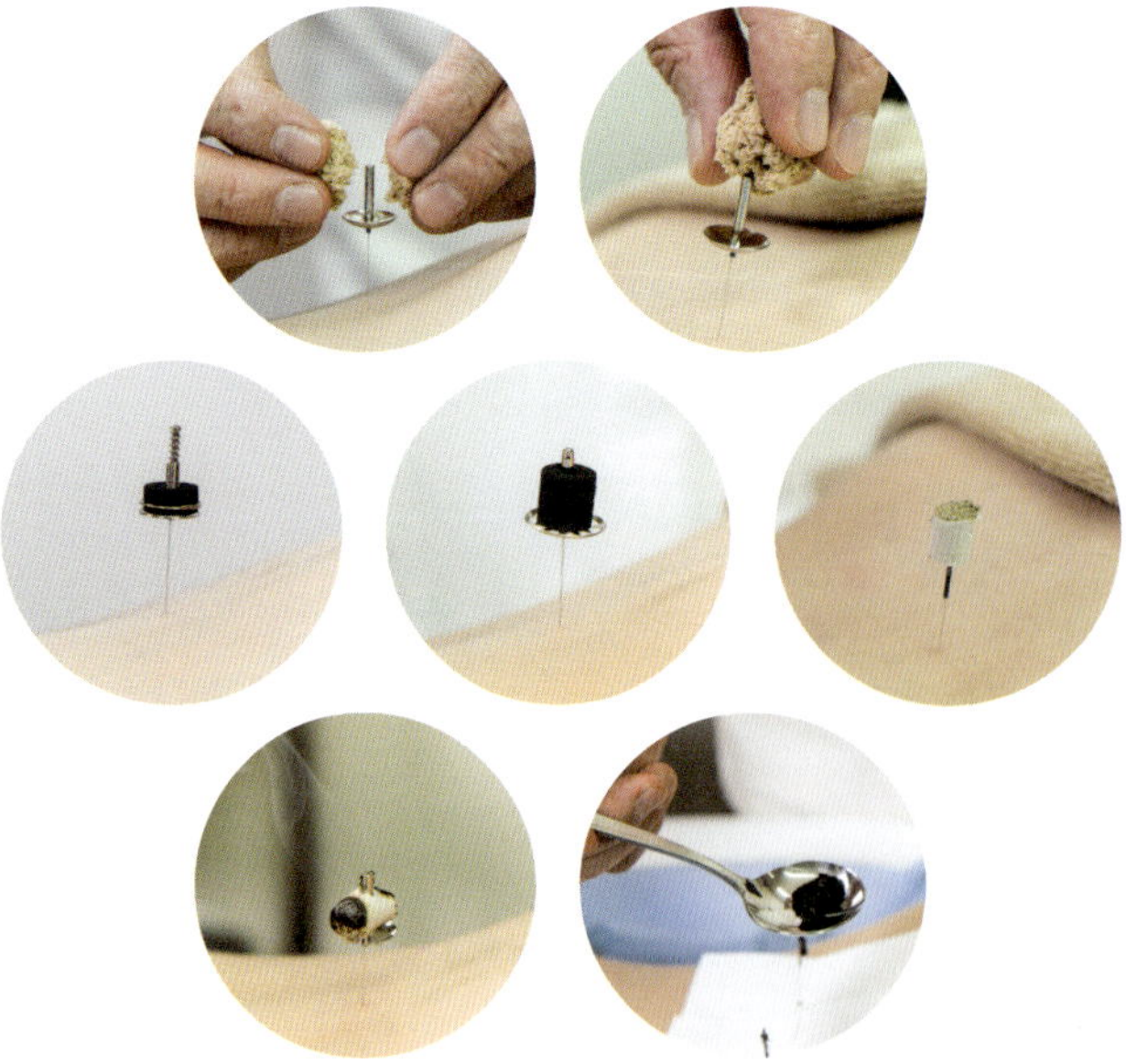

灸頭鍼用のもぐさは、透熱灸と同じく良質で夾雑物が少ないものを選んでもよいですし、専用のもぐさを用意してもよいです。夾雑物が混ざっている粗悪もぐさは火力が強く十分温めることができますが、まとめるのが難しく割れやすいので上級者向けです。散もぐさ以外にも、灸頭鍼用としての鍼に刺すだけのロール状になっているもぐさや、穴が開いている切もぐさなどもあります。

また、鍼に取りつけて艾球を支えるラックやキャップ、灰を取り除くスプーンなども販売されています。灸頭鍼用の道具は多数ありますので、いろいろと試して研究をして、自分の治療スタイルに合わせた道具、もぐさをチョイスしましょう。

⇦ 灸頭鍼用のグッズはp.86-87で紹介しています

化膿を促し、生体の防衛機能を高める！

DANOUKYUU

打膿灸

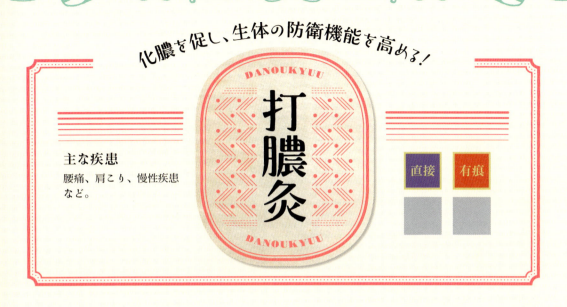

DANOUKYUU

直接　有痕

主な疾患

腰痛、肩こり、慢性疾患など。

打膿灸は、地域によっては「弘法の灸」、「富士の灸」という名称でも呼ばれています。今では一部の治療院や灸点所で行われる以外、めっきり少なくなりましたが、昭和30年代までは全国各地で広く行われていたようです。打膿灸は大きな直接灸を据え、皮膚に火傷を起こします。直径1・5～2・5cm程度、高さ2・5～3・5cm程度の艾炷を、皮膚上のツボに直接のせて点火し、皮膚表層を焼灼・破壊します。神経機能の調整や、菌の排泄、ヒスタミンの生産などを促します。

施灸後は火傷が起こり、膿や水が出てくるので、軟膏を塗ったり、吸出膏などを貼ったりする処置をします。この膿を出す工程が打膿灸最大の特徴で、同じく皮膚を焼ききる透熱灸・焦灼灸と大きく異なる点です。排膿期間は個人差がありますが、膿が出なくなるまで大概4～6週間ほど要し、施灸部位には大きな灸痕が残ります。

数日間連続で、灸痕が炭化している部分の内側に施灸する方法もあります。

使う道具

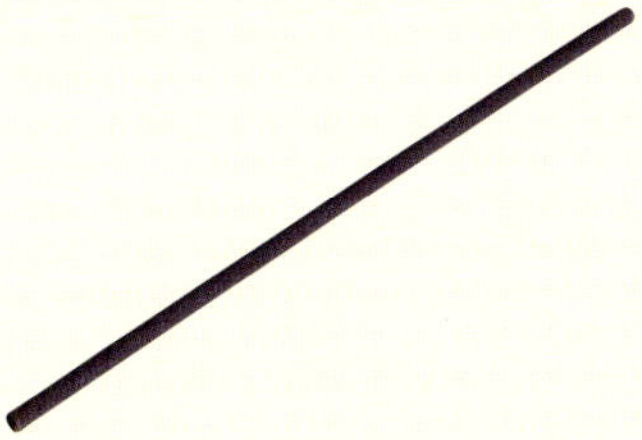

〖 着火用線香 〗

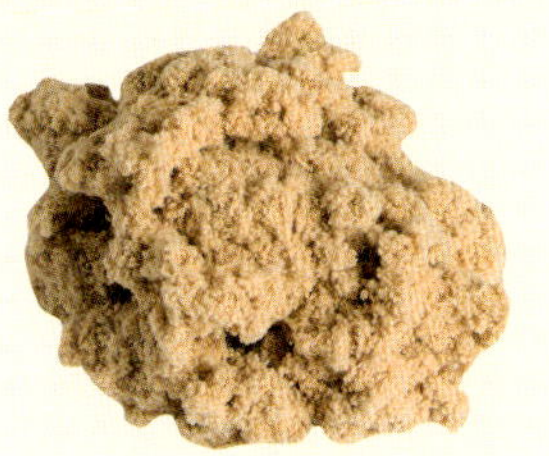

〖 良質もぐさ 〗

※その他必要なものは、各治療院・地域によって異なる

打膿灸は一例によると3日間据えることによって、治療効果が急速に高まるとされています。3日の施灸後、早い人では5日後、遅い人では10日後に炭化した周辺の水泡部分から少しずつ水液が出始め、その後に膿になります。毎日軟膏を塗り、水液が出始めたら傷口周囲を消毒します。治る期間は体調や疾病の状態によって異なりますが、傷口が外側から少しずつ治っていき、次第に膿が出る量が減ります。ここでは打膿灸の施灸手順の一例を紹介します。

方法
（1日目）

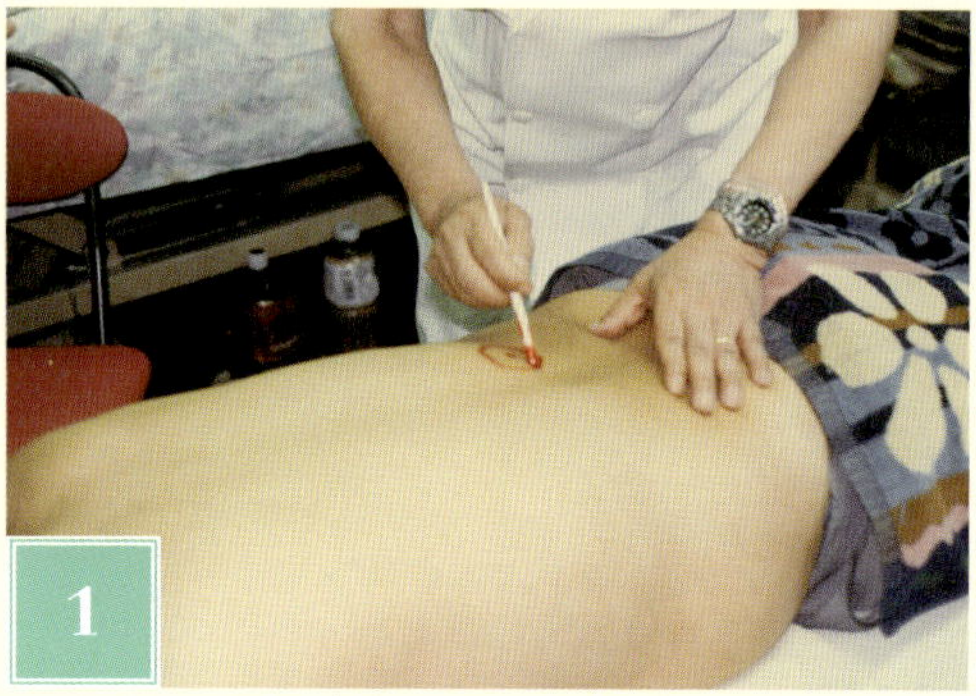

良質（特上・最高級）のもぐさを手のひらで丸めて硬い円錐形をつくります。艾炷はできるだけ硬くします。直径は2～3cm程度です。消炎のために、施灸点に艾炷の直径より5mm程度大きい紅の印をつけます

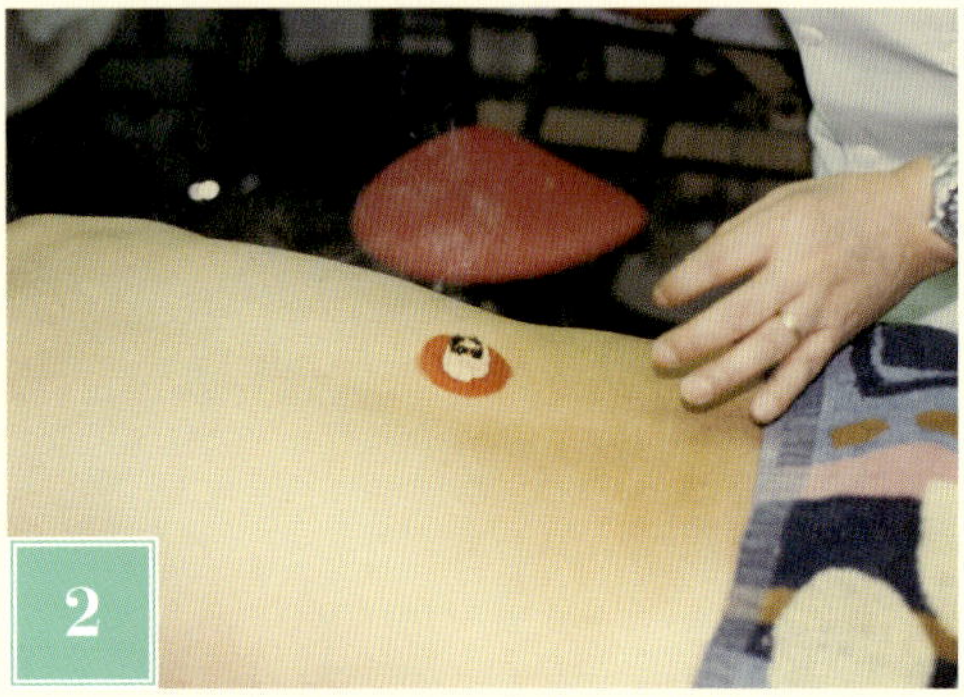

紅の印の上に艾炷をのせ、箸状の棒で皮膚に艾炷を押しつけて安定させます。艾炷の上部一面に同時に火がつくように線香で点火します

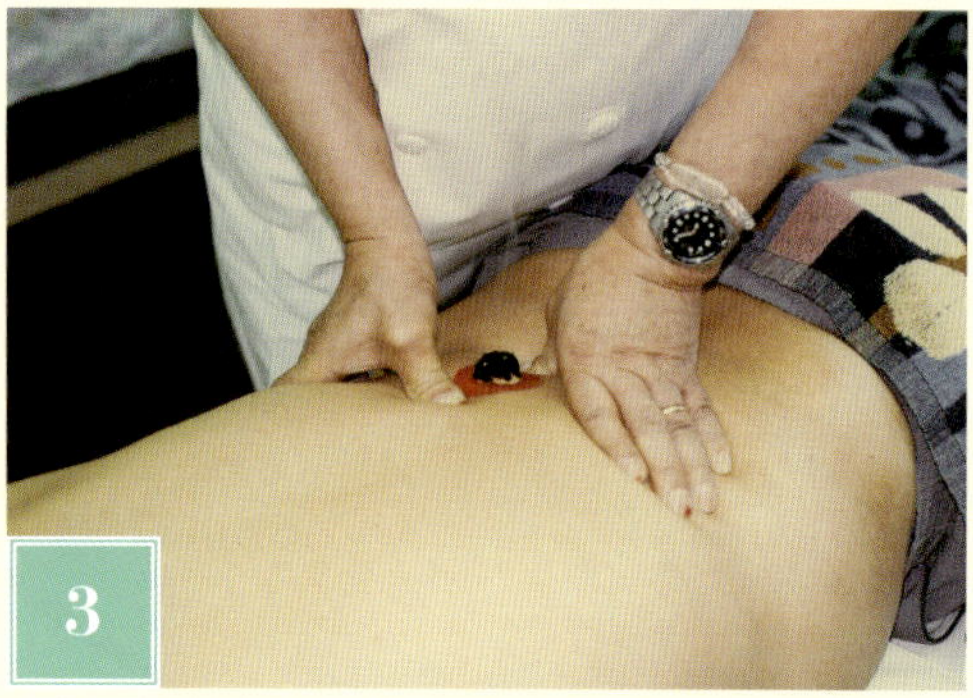

火の熱さを感じる前に艾炷の上下左右を母指と四指で圧迫します。圧迫の加減は灸の痛みより強くなるようにして、患者には口を開けて力を抜くように伝え、「息をゆっくり大きく吸って、大きく吐いて……」と、声をかけて呼吸を誘導します

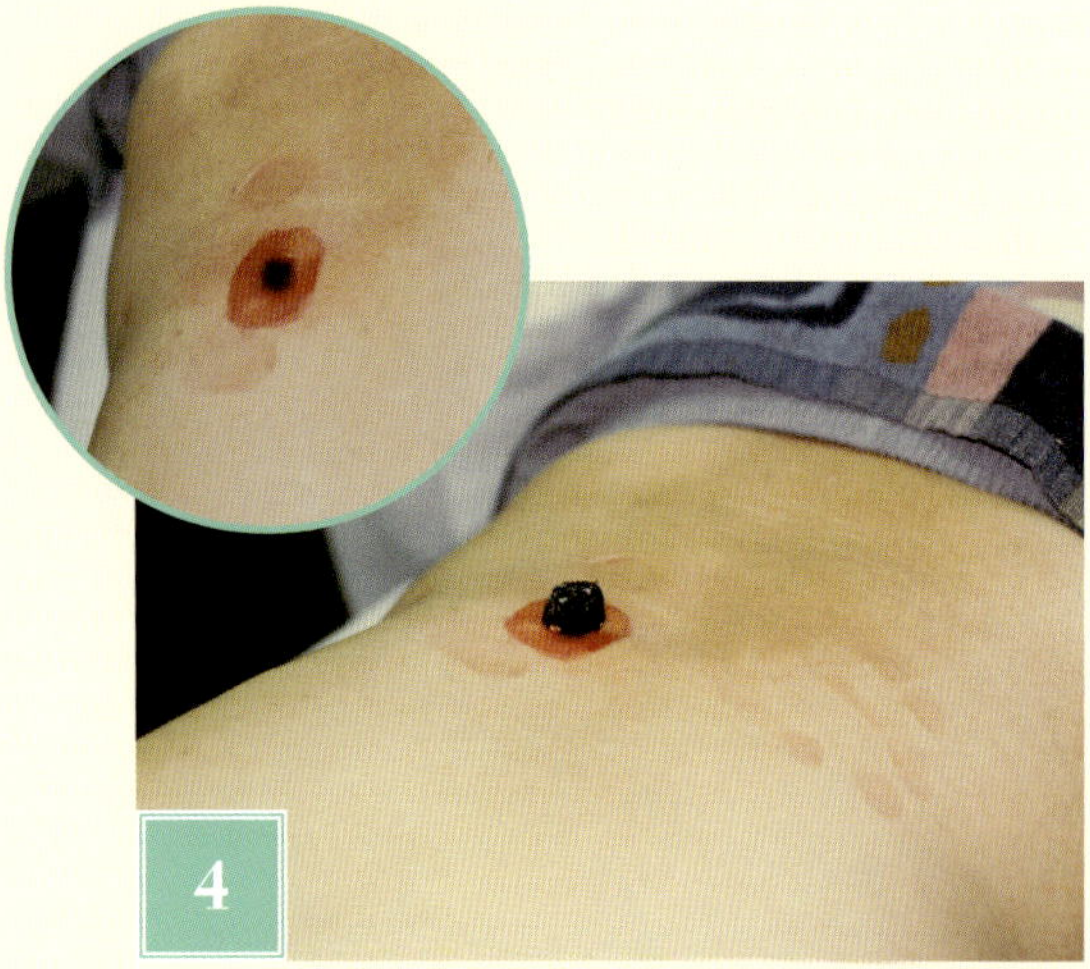

火が完全に消えたら指圧を止めて灰を取り除きます。さらに2壮目の紅をつけて、前の灸痕が炭化している内側になるように少し小さめの艾炷をのせます。また、別の箇所にも施灸する場合もあります。施灸後すぐに少し熱いお風呂に入ると、灸のひりひりした感じがなくなります

お灸でほくろやイボを取る、昔ながらの灸法

SYOUSYAKUKYUU

焦灼灸

SYOUSYAKUKYUU

主な疾患

イボ、ウオノメ、ほくろ、咬傷など。

直接　有痕

焦灼灸は、細胞組織の焦灼破壊を目的とした灸法で、局所が破壊されるまで数十壮の多量の施灸をし続ける灸法です。「灼熱灸」「焼灼灸」と称されることもあります。焦灼灸は古くからある灸法ですが、症状によっては患者の負担が大きくなったり、熟練したテクニックが必要となるため、現在ではほとんど行われていません。

焦灼灸はイボやウオノメ、タコ、しもやけ、創傷部の止血と消毒などに用いられてきました。患部に硬くつくった艾炷を多壮することでかさぶたができ、それが剝がれ落ちて徐々に皮膚が正常な状態に戻っていきます。これは皮膚にあるタンパク質の熱変性による作用だと考えられています。

患部が皮膚から突き出している場合、根元を綿糸で縛った後に、透熱灸と同様の方法・大きさでひねった艾炷を多壮していきます。患部が突出していない場合は、ピンセットなどを用いて、患部を持ち上げたところに多壮するという方法もあります。

使う道具

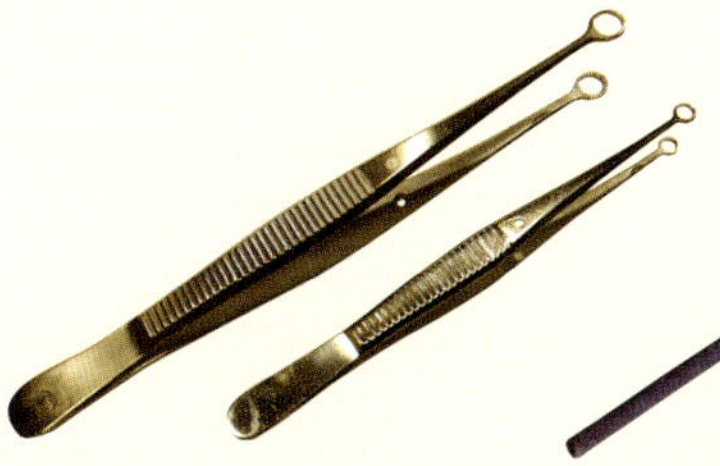

〘 ピンセットなど 〙

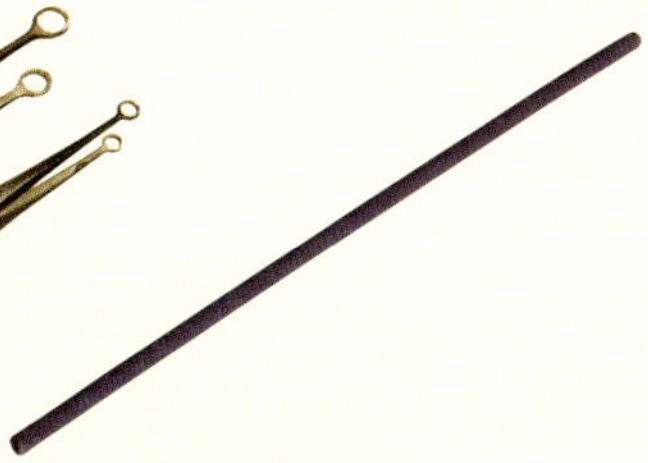

〘 着火用線香 〙

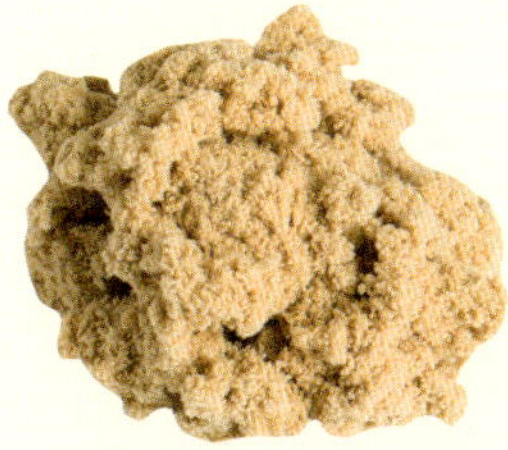

〘 良質もぐさ 〙

方法

出っ張っているイボやほくろは、綿糸で根元を縛り、その上から施灸して焼ききります。縛るときはあらかじめ綿糸で輪をつくっておいてからイボやほくろをピンセットでつまみ、周りに糸をかけて引っ張ります。

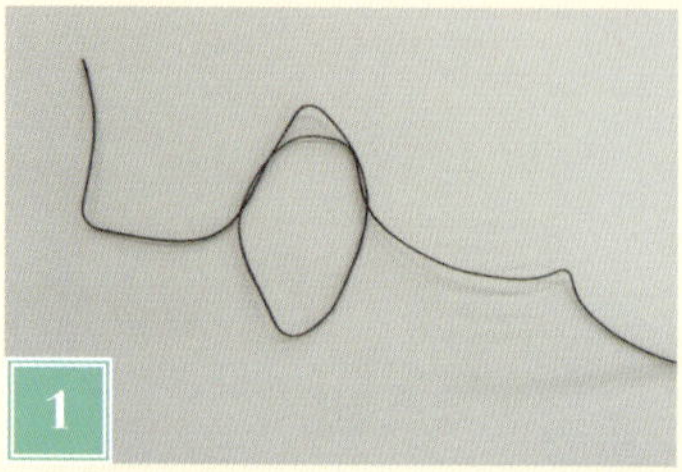

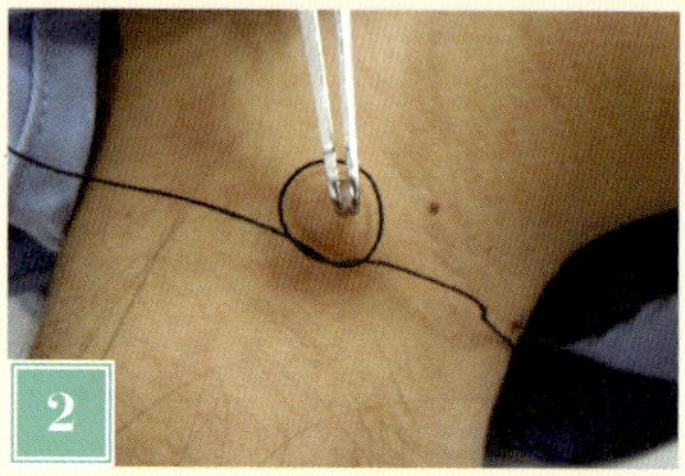

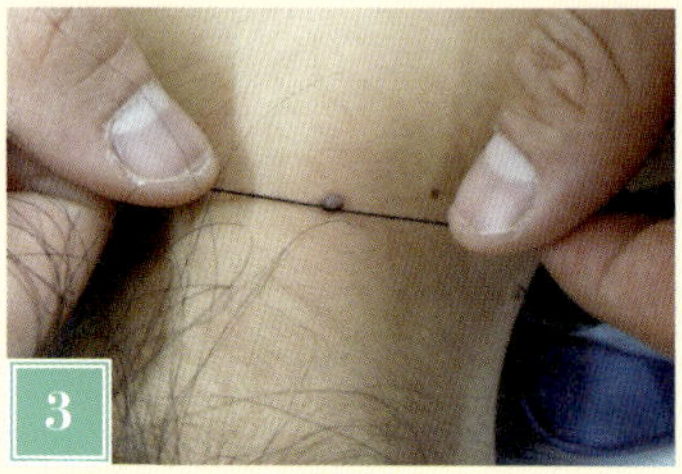

ポイント

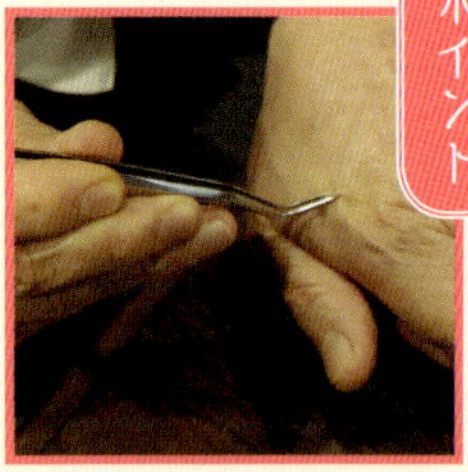

出っ張っていないほくろなどを焼ききる場合は、ピンセットで全体をつまんで、必要な壮数を据えます。ピンセットを上下反対に持って、皮膚のしわを寄せながら行うと上手くつまめます

耳の後ろのイボ

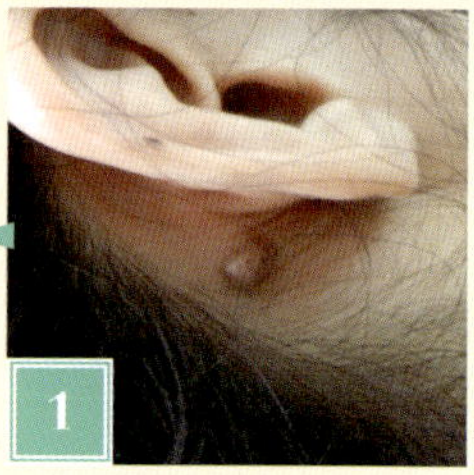

耳の後ろのイボをピンセットでつまんで、綿糸でイボの根本を縛ります

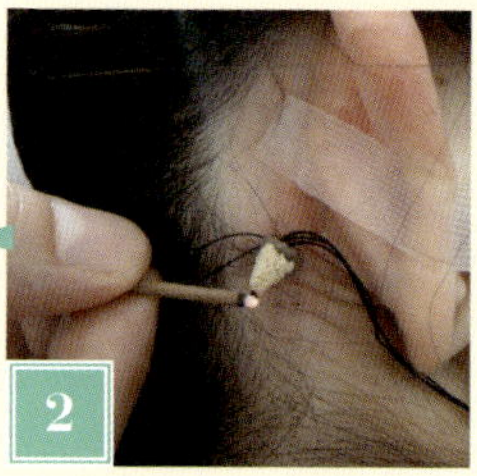

耳に灸が当たらないようにテープでとめてから、イボの上に約30壮施灸します

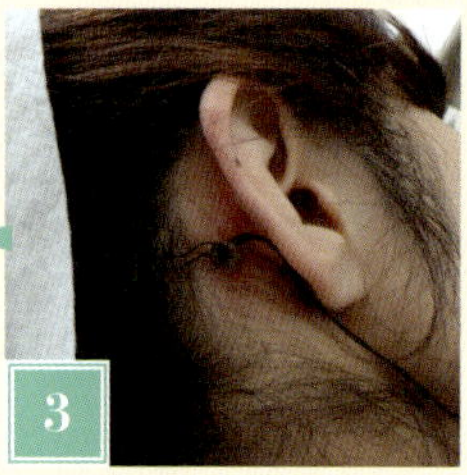

約10分でイボが焼ききられます

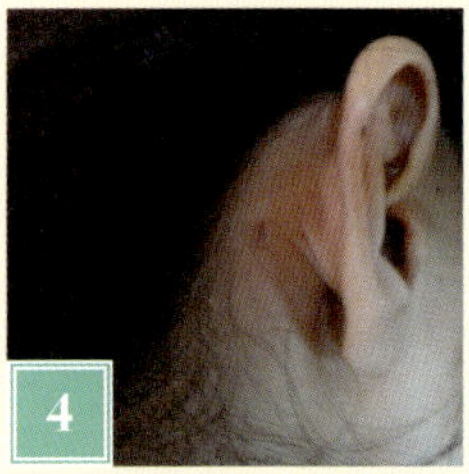

治療直後は灸痕が残りますが、約2か月で灸痕が消えます

小児の肘のイボ

肘にイボができた症例です。上記のイボと同じく綿糸で根元を縛り、約100壮施灸します

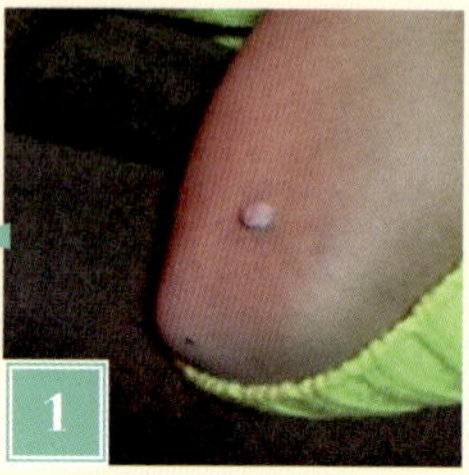

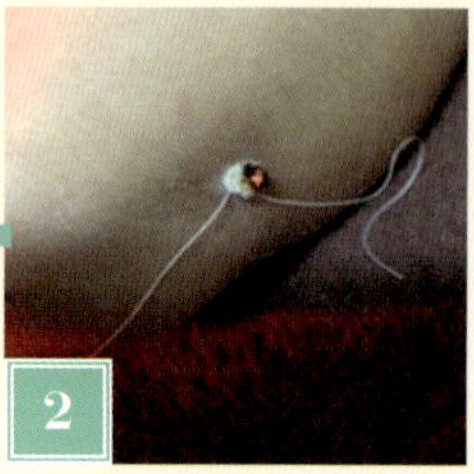

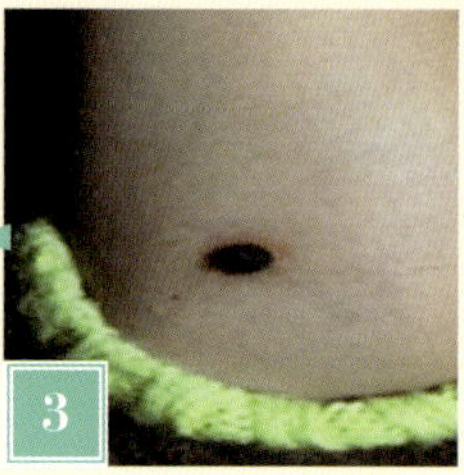

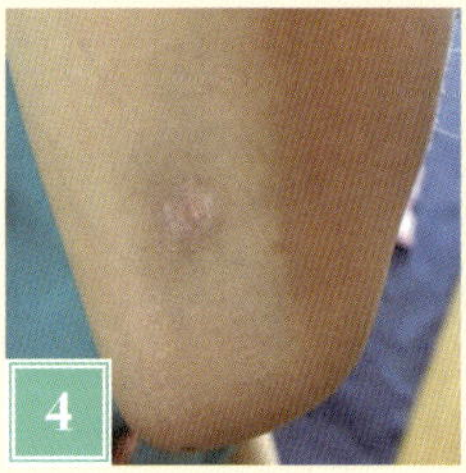

※焦灼灸はそれぞれのイボやほくろ、火傷の形状に適した艾炷の大きさや硬さにする必要があるため、より豊富な経験が必要な治療法です

じんわりぽかぽか！温さが優しく広がる

SYOUGAKYUU

しょうが灸

SYOUGAKYUU

隔物　無痕

主な疾患

腹痛、下痢、手足の冷え、関節の鈍痛、胃腸疾患、不妊症。

しょうが灸は皮膚に直接しょうがをのせて、その上に艾炷を置くという方法です。

温熱刺激としょうがの薬理作用を期待した灸法であり、一般的には粗悪もぐさを使用して施灸します。しょうが灸は、中国の明代に張介賓が記した『類経図翼』で最初に登場したという説があります。日本では、江戸時代に民間療法として庶民の間で浸透していた灸法です。

しょうがは熱伝導が高いのが特徴です。また、湿っているため、熱を加えると水蒸気で細胞膜が潤い、ゆっくりと徐々に深部の細胞組織に熱が伝わるため、温かさが続き、治療効果が高いとされています。

施灸は3mm～1cmの厚さに平らに切ったしょうがをツボに置き、その上で大豆～母指頭大の艾炷を燃焼させます。継続した温感を与える場合は、燃えきるのを待たずにもぐさを上から置き足して燃焼時間を持続させます。皮膚への刺激が強すぎると、火傷を起こしやすいので注意が必要です。

使う道具

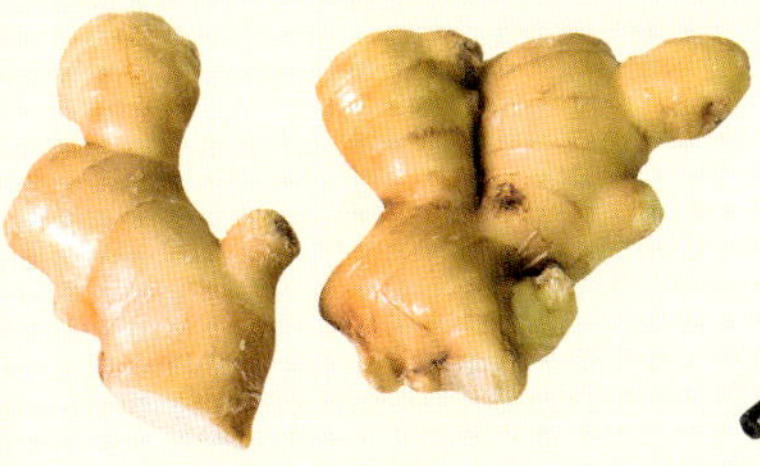

〖しょうが〗

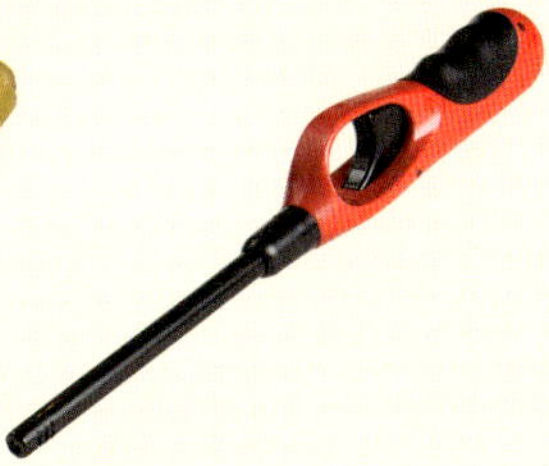

〖着火ライター〗

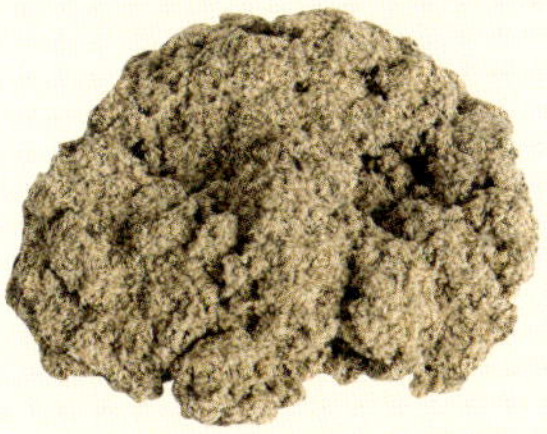

〖粗悪もぐさ〗

方法

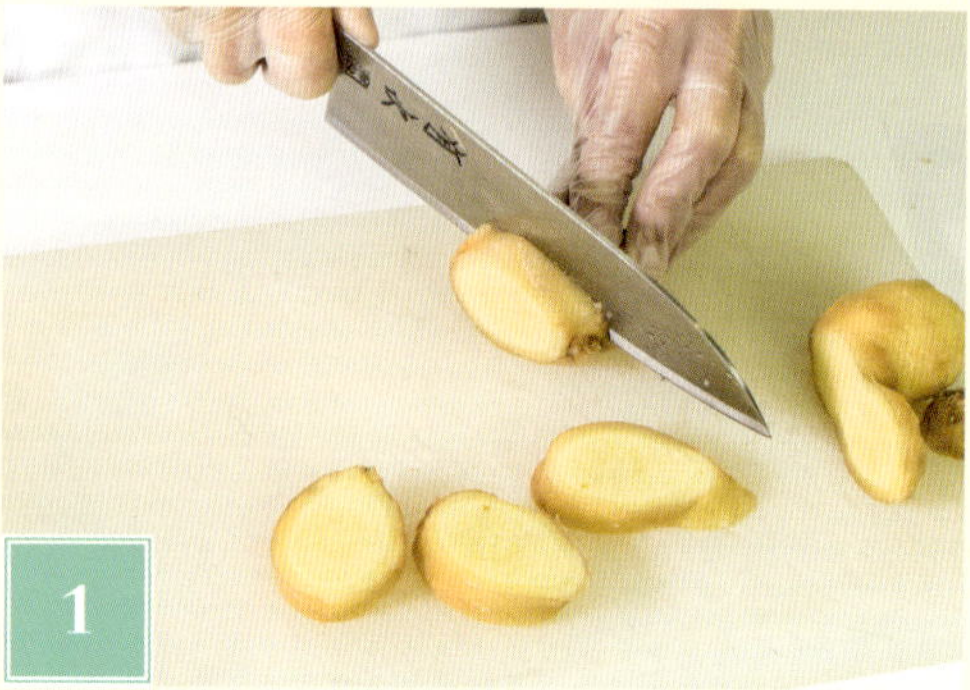

中国産のしょうがを、厚さ1cm程度に輪切りにします。できるだけ断面が広くなるように、工夫します

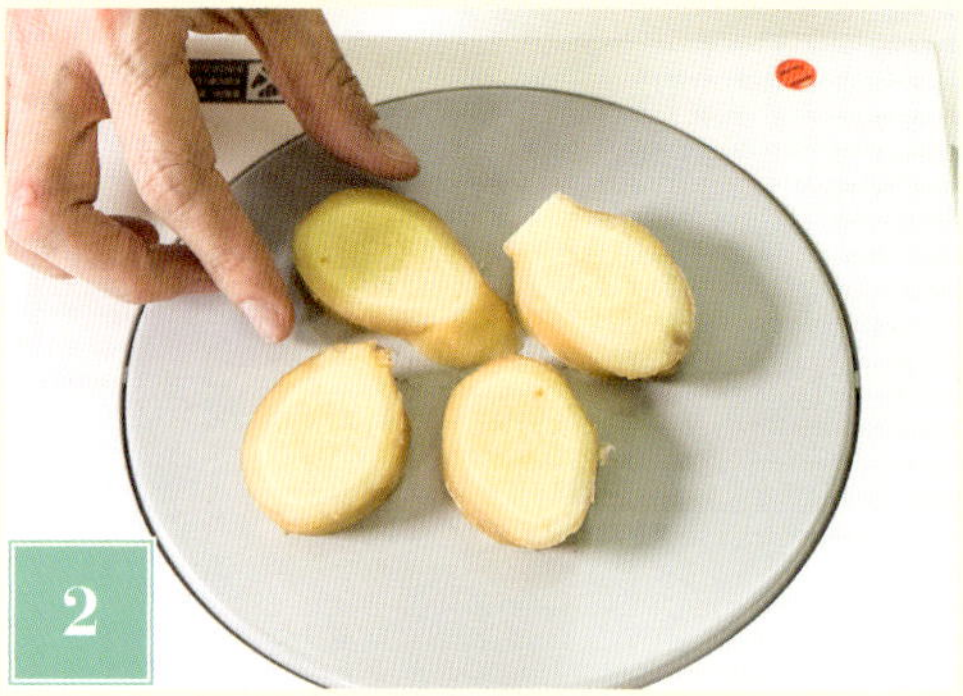

卓上電磁調理器にしょうがの断面を並べて温めます

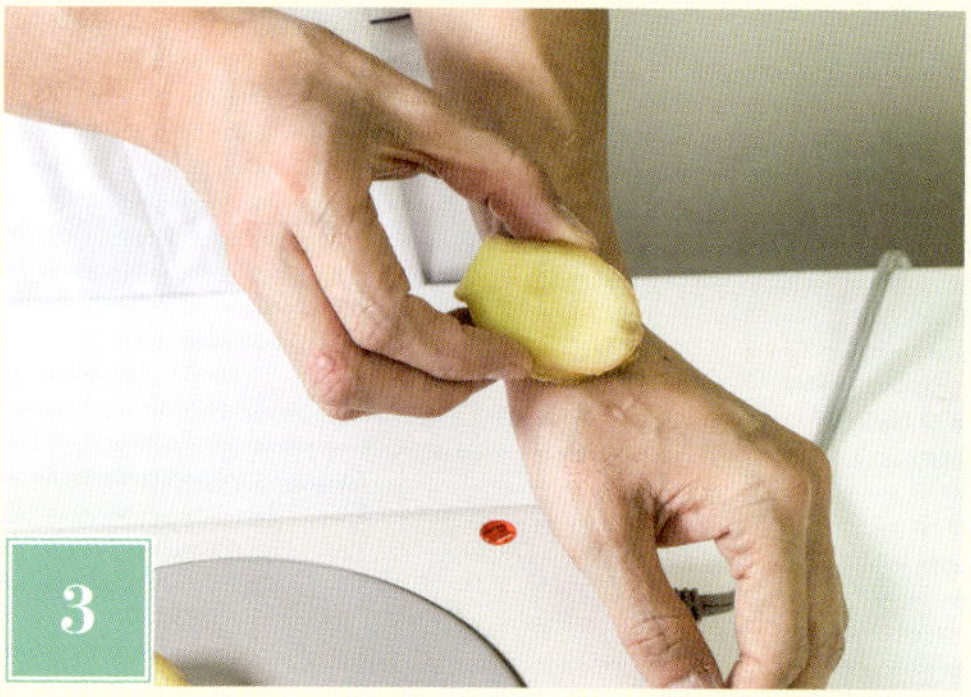

温度を自分の手で随時確認し、人肌程度の温かさになったら取り外します

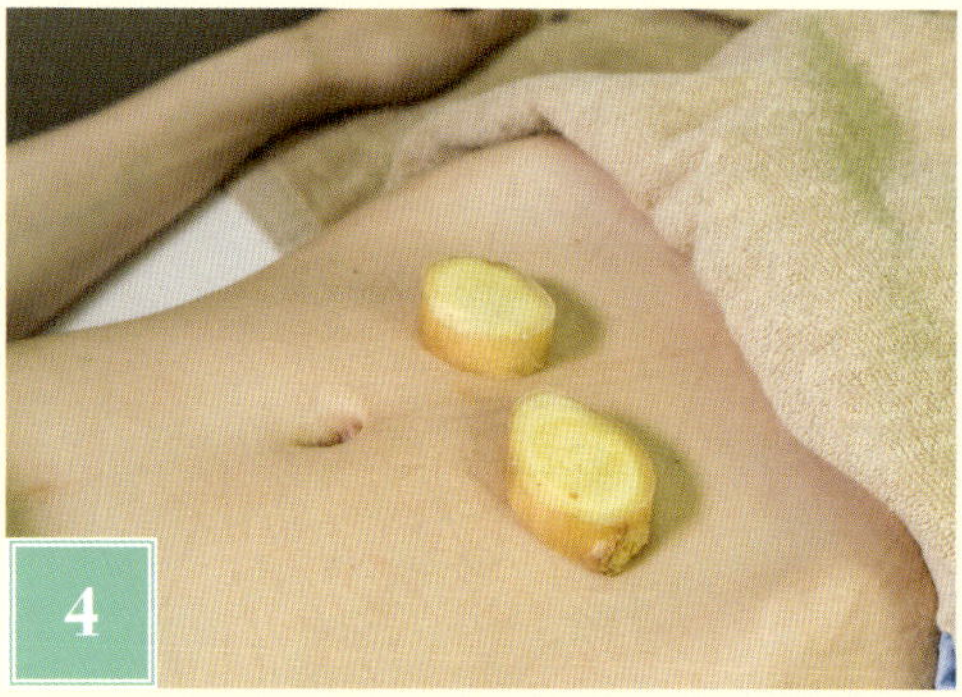

3で温めたしょうがを、施灸点にのせます。温めることでしょうがを肌に置いたときの冷感を防ぎ、もぐさの煙害も少なくなります

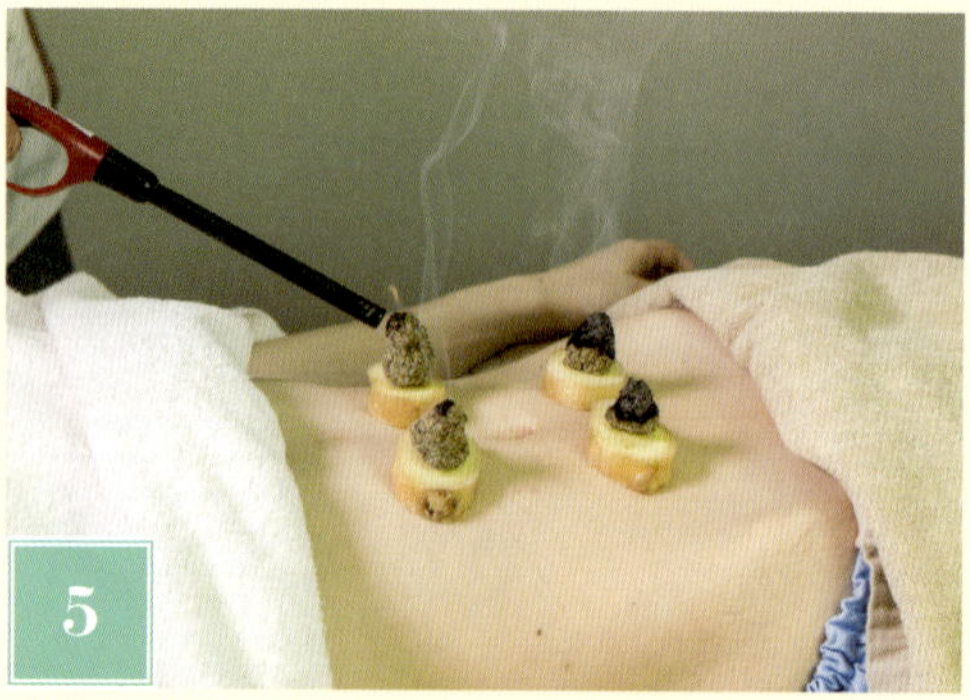

粗悪もぐさで母指頭大の艾炷をつくり、しょうがの上にのせ、着火ライターや線香で火をつけます

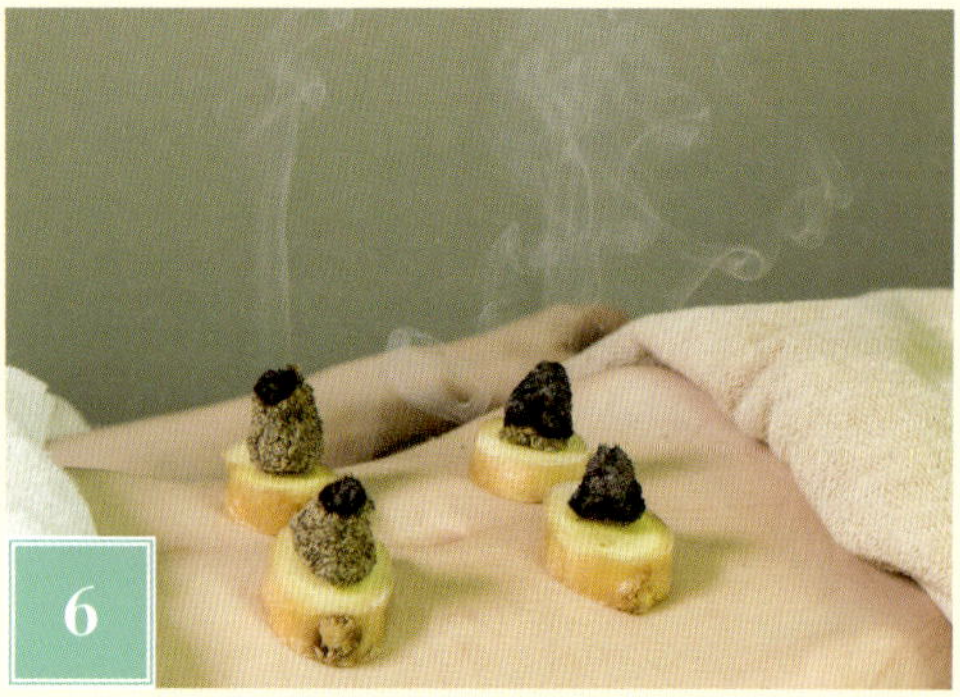

燃焼しきっても、じんわりとしょうがに温かさが伝わるまで待ってから取り除きます

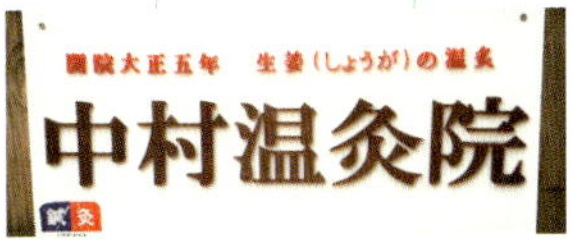

大正5年から100年以上
しょうが灸を行う治療院

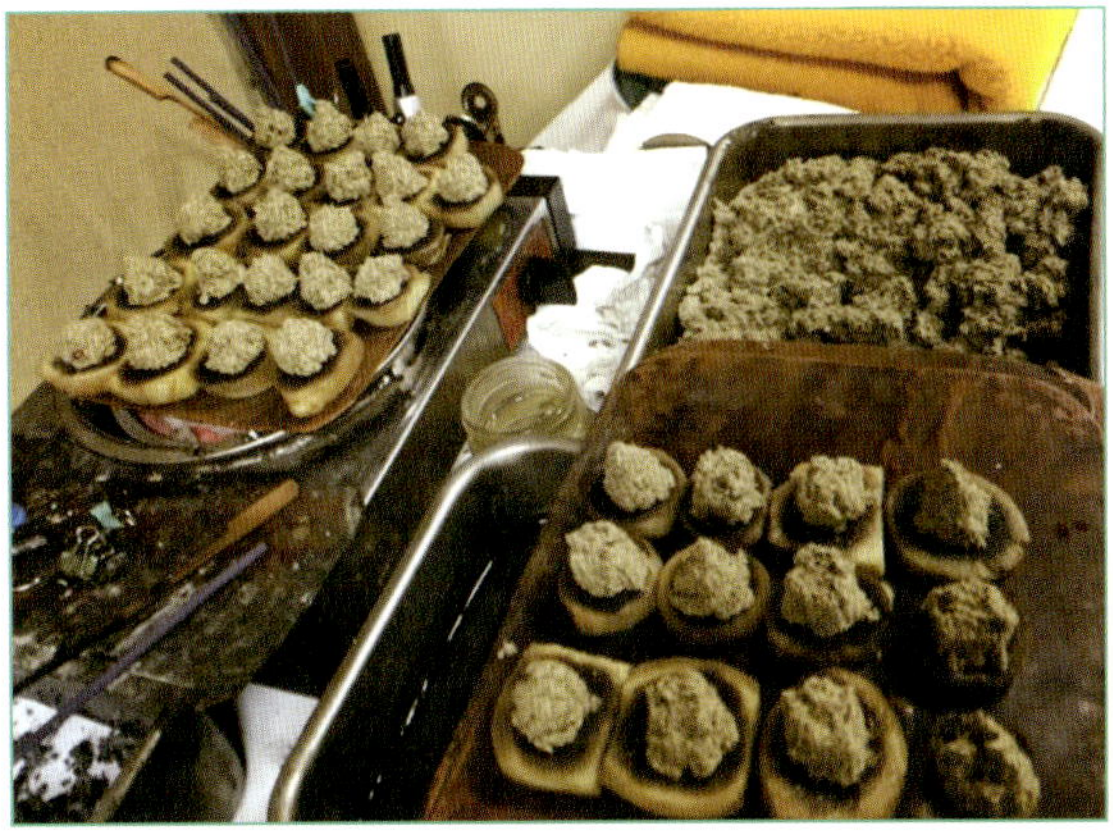

東京都にある中村温灸院では、100年以上しょうがを隔物とした無痕灸治療を行っています。治療は、しょうが灸用の特別なさらしもぐさを用いて、身体の状態に合わせて約70～90か所に施灸します。このさらしもぐさは、通常の温灸用もぐさよりもまとまって扱いやすく、熱い温度が長続きします。このしょうが灸を受けたいと、不妊症の患者さんが多く来院するそうです。

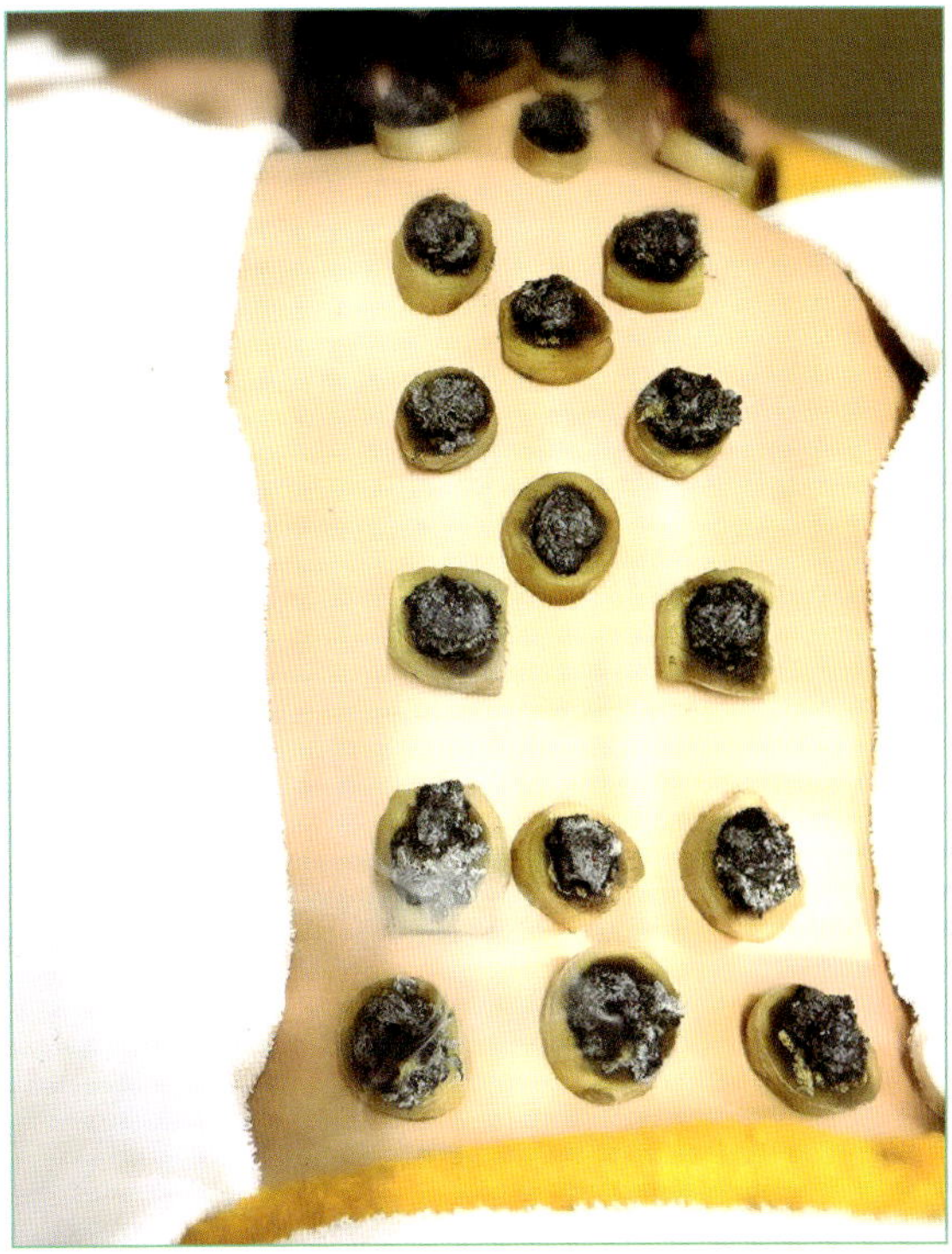

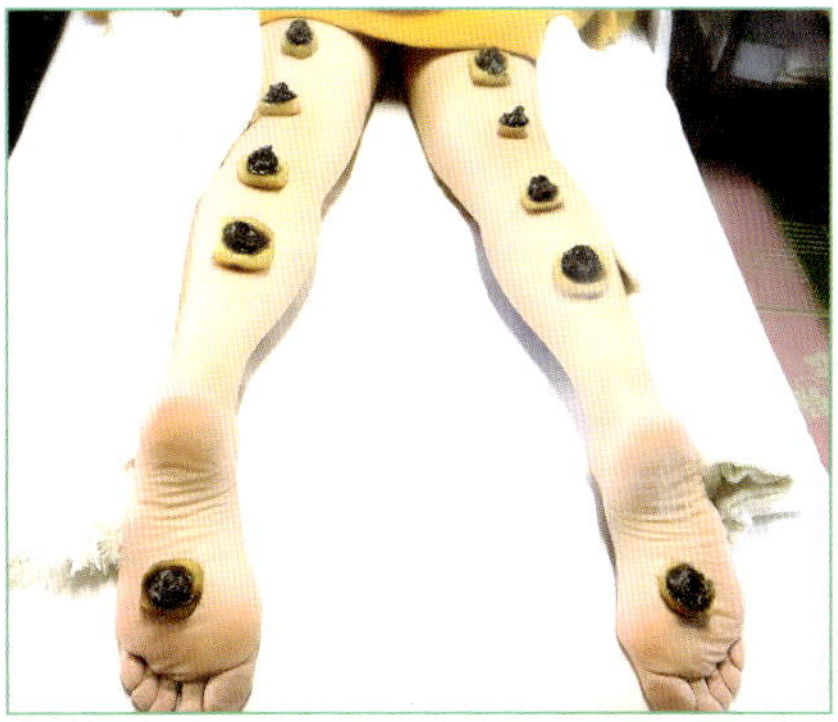

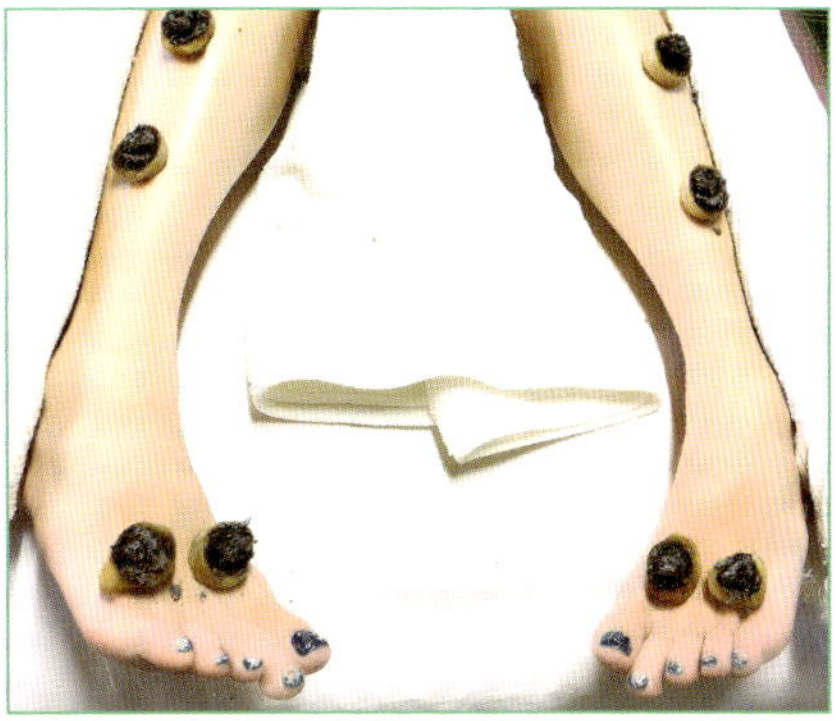

ビワの自然な薬効を感じられる、手軽な灸法

BIWANOHAKYUU

ビワの葉灸

BIWANOHAKYUU

主な疾患

腎臓病、心臓病など。

隔物　無痕

ビワの葉灸は、ビワの薬効を期待し、ビワの葉の上から熱を加える灸法です。中国の明代に書かれた薬学の書籍『本草綱目』のビワの薬の項目には「渇きを止め、気を下し、肺の気を利る、吐逆を止めて上焦の熱を主り、五臓を潤す」と記載されていますが、日本では、主にがんに対する家庭療法として民間に広まっています。

ビワの葉灸の発祥はいくつかルーツがあるようで、栃木県・長蓮寺のビワの葉温灸は、江戸時代の元禄期から行われているとされています。当初ビワの葉の上にもぐさを置いて施灸していたものが、大正から昭和初期に棒もぐさを使用するスタイルに移り変わっていきました。

そのほか、もぐさを使わずにビワの葉自体を火で温めて、皮膚に当てて撫でるという方法もあります。これは、大正から昭和にかけて静岡県の金地院(臨済宗)の河野大圭師が行った施灸法だそうです。現在ではビワの葉エキスを用いた温灸器等も発売されています。

使う道具

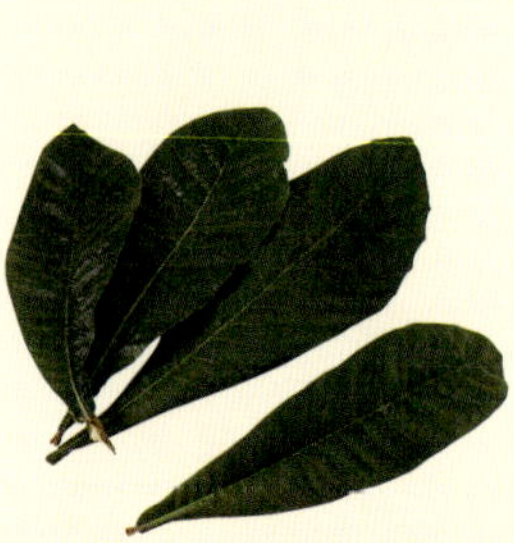

〖 ビワの葉 〗

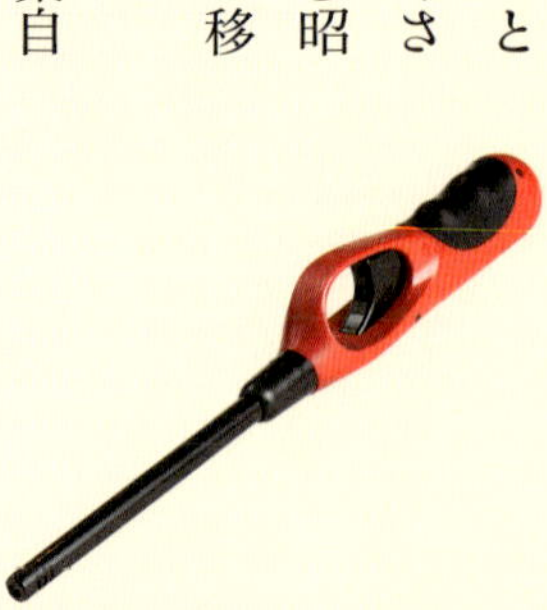

〖 線香や着火ライター 〗

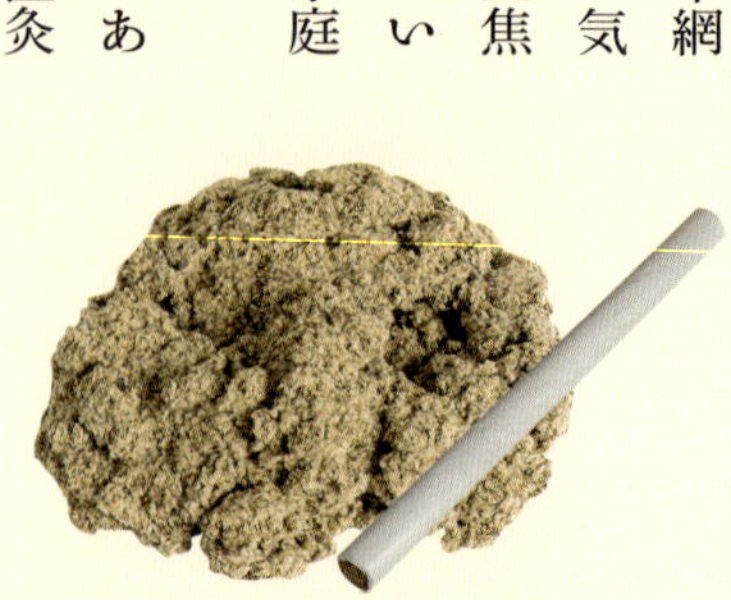

〖 もぐさ、もしくは棒もぐさ 〗

方法

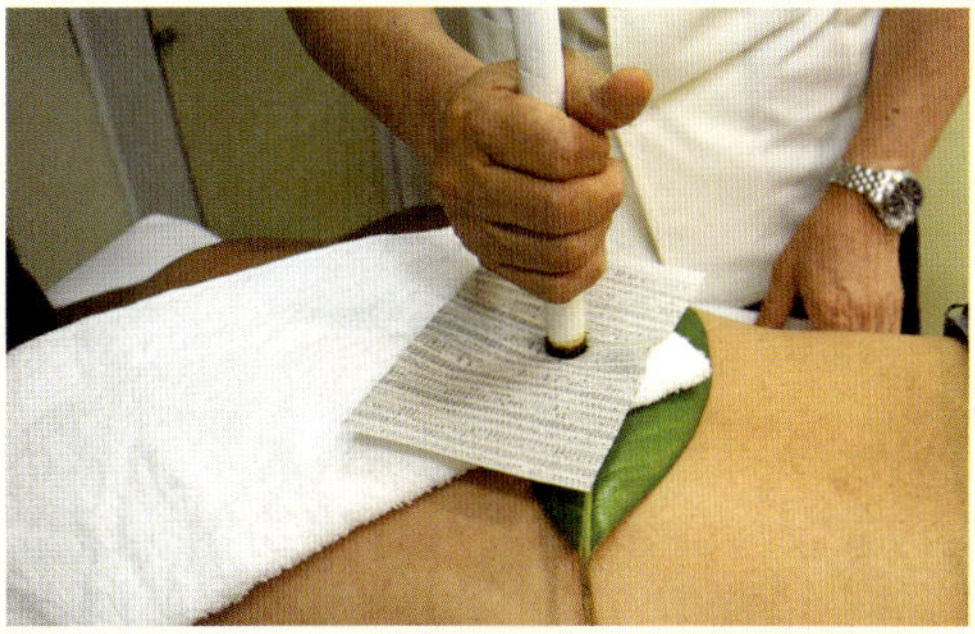

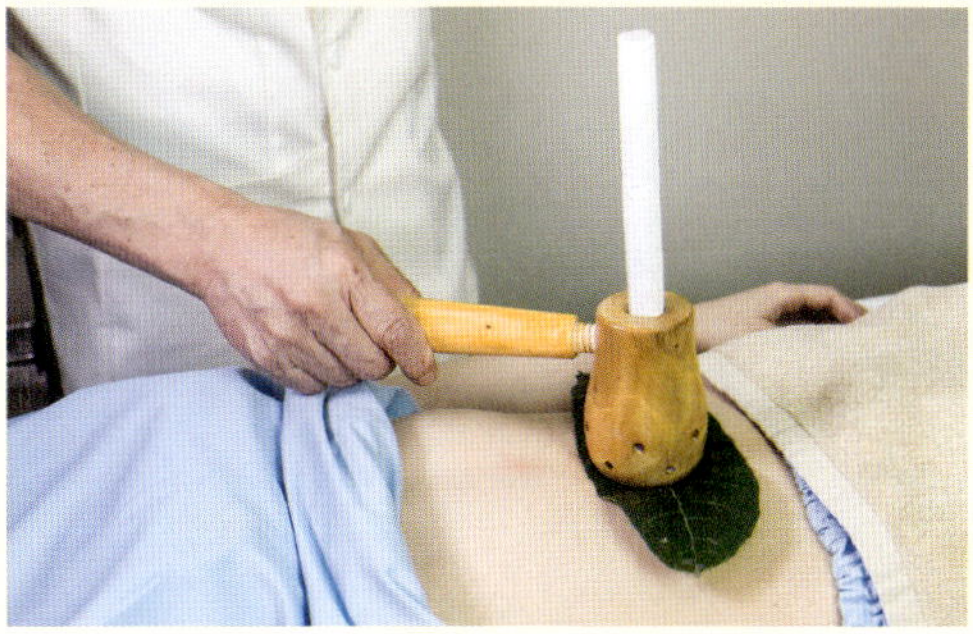

採取した生のビワの葉を施灸部にのせて、その上に木綿の布やタオルを折り重ね、さらに紙を敷きます。棒灸に着火をして、紙に燃焼部を押し当てます。押圧によって燃焼が急速に低下して火力が弱くなるので、2〜3本の棒灸を用意して交互に用いてもよいです。燃焼部の押圧で火の粉が落ちると衣服やシーツを焦がすことになるので注意します。

または、採取した生のビワの葉を施灸部にのせて、棒灸をホルダーにセットして着火します。ビワの葉越しにじんわりとした温感があるまで温めます。

ポイント

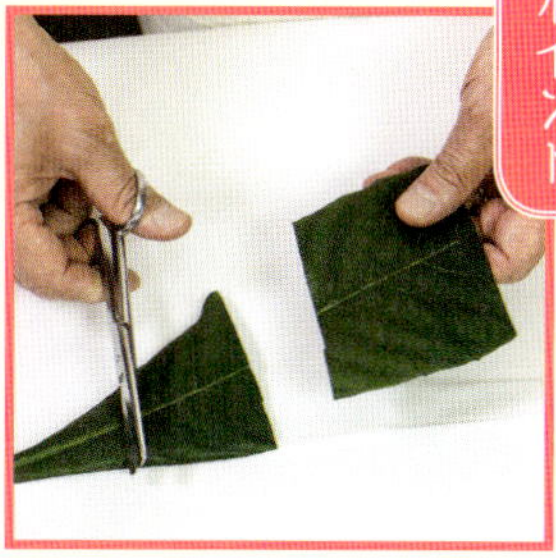

採取した生のビワの葉が大きすぎたり、施灸部からはみ出したりする場合は、カットします

【ほかにもある！ ビワの葉灸の方法】

棒灸を使ったビワの葉灸が誕生する以前は、艾炷をそのままのせて施灸していたようです。また、静岡県の金地院では葉自体を温める温灸も行われていました。

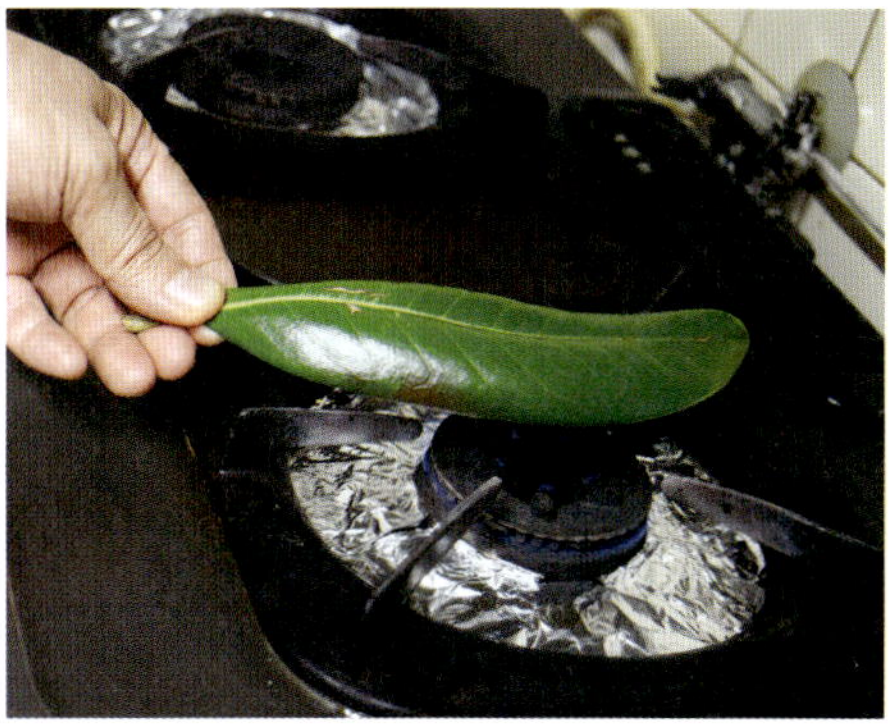

厚手のビワの葉の表面を火であぶり、直接肌に密着させて撫でます

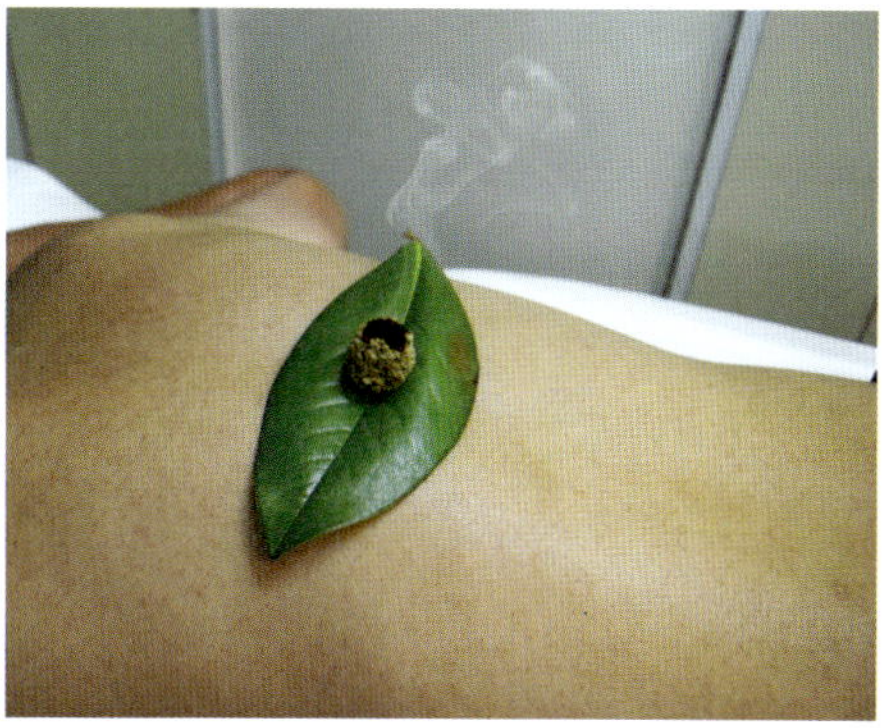

母指頭大の艾炷をつくり、ビワの葉にのせます。知熱灸の要領で、熱くなったら取り除きます

毎日食べる、あの食材が主役！ 庶民に伝わる養生法

MISOKYUU

みそ灸

MISOKYUU

主な疾患

腰痛、神経痛、冷え性など。

隔物　無痕

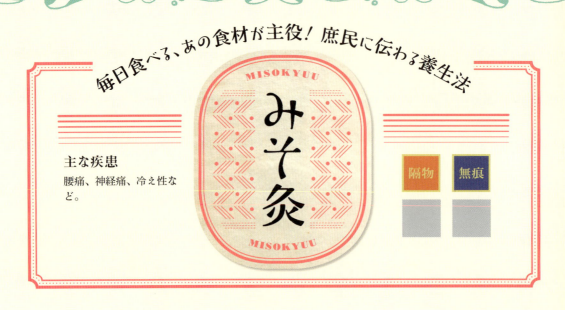

みそ灸は塩灸・しょうが灸と同様に、民間療法・家伝の灸として行われている灸法です。ただみその上に艾炷をのせるだけではなく、「和紙の上にみそをのせ、その上に粗悪もぐさをのせて温める」方法や、「みそを同量の小麦粉と混ぜ合わせて耳たぶくらいの硬さにこねて、円形、または楕円形に盛り、その上に適合な艾炷をおいて燃焼させる」、「みそに生薬や油成分を混ぜ合わせる」、「ガーゼにみそを塗りつけて、その上にもぐさをのせる」などのさまざまな方法があります。

　みその薬理作用は解明されていませんが、もぐさをのせやすくしたり、熱さを緩和させて気持ちがよい程度の温感を与えるために使われていて、一般の調理用のみそを用いることが多いです。

　みそは湿熱であり、艾炷が燃えきる直前から急に熱くなります。そのため、除去が遅れると火傷の原因になるので十分注意をします。

使う道具

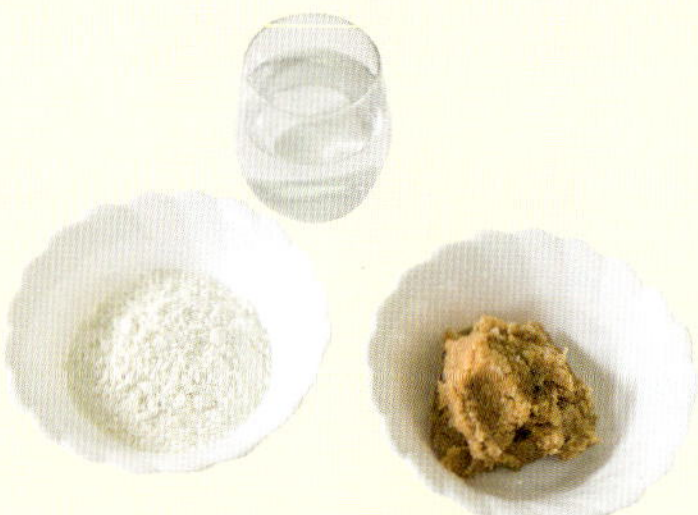

〖 みそ 〗
（小麦粉を混ぜる場合は
1:1の量）

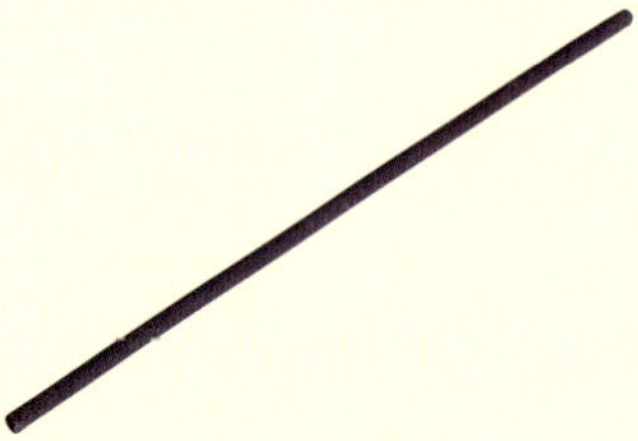

〖 線香や着火ライター 〗

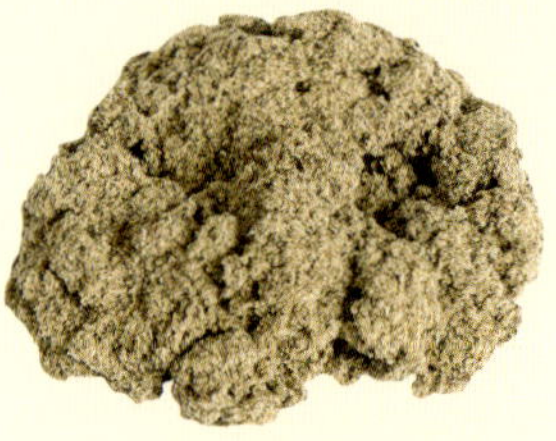

〖 粗悪もぐさ 〗

方法

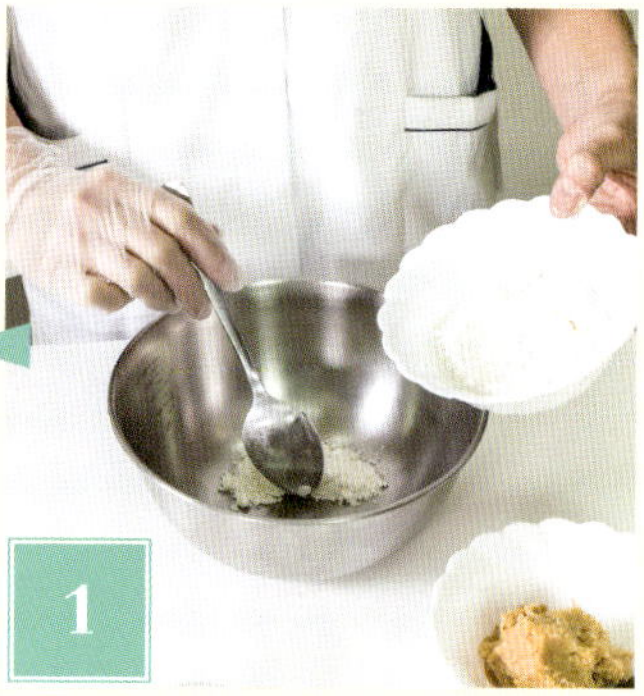

小麦粉と、ダシの入っていない調理用のみそを１：１の割合で用意してボールに入れます

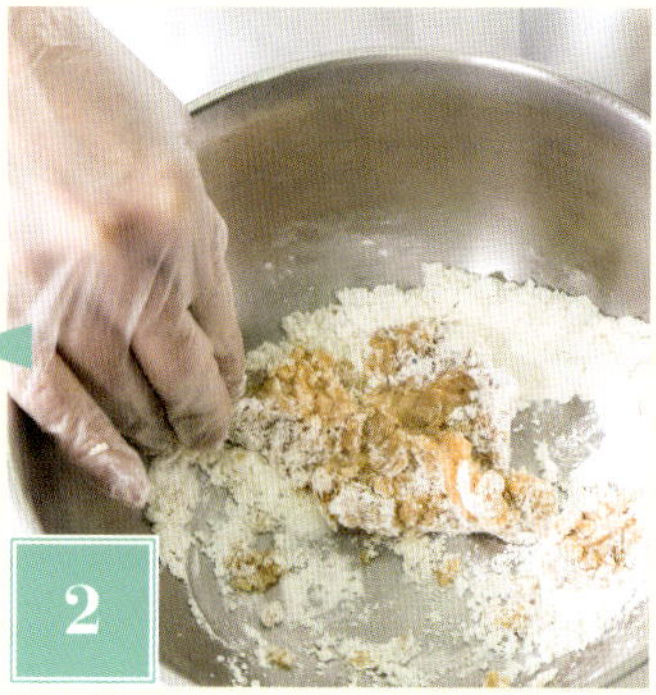

小麦粉とみそを手でこねて混ぜ合わせます

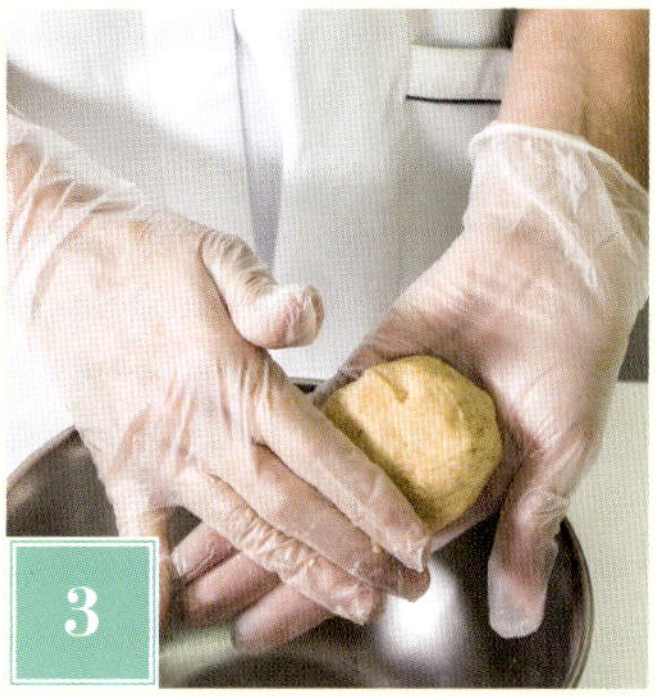

直径５cm、厚さ１cm程度の円形になるよう、成形します

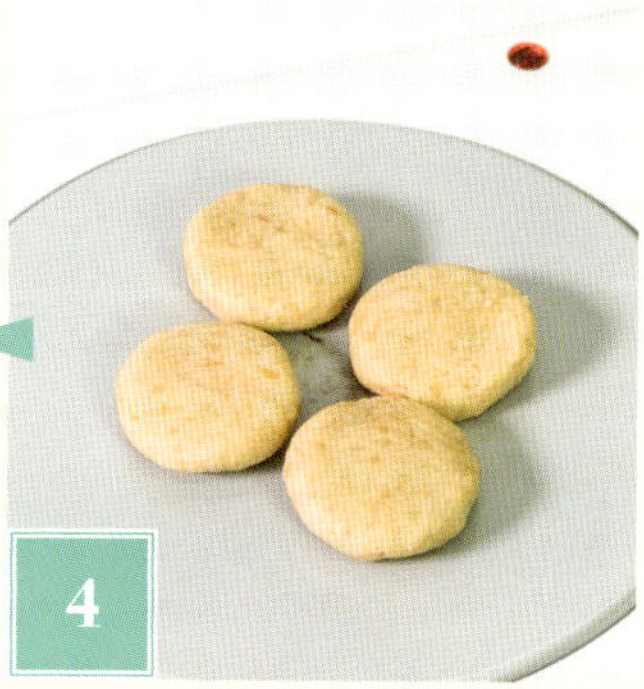

卓上電磁調理器に並べて温めます

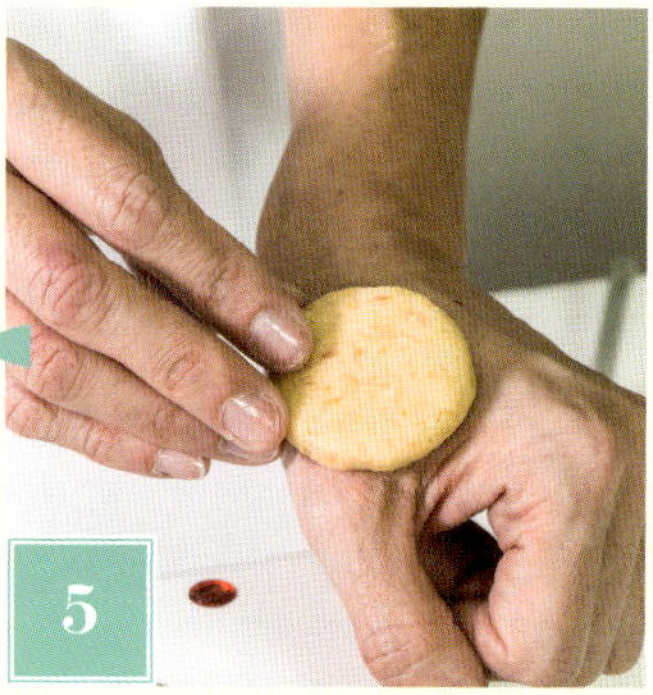

温度を自分の手で随時確認し、人肌程度の温かさになったら取り外します

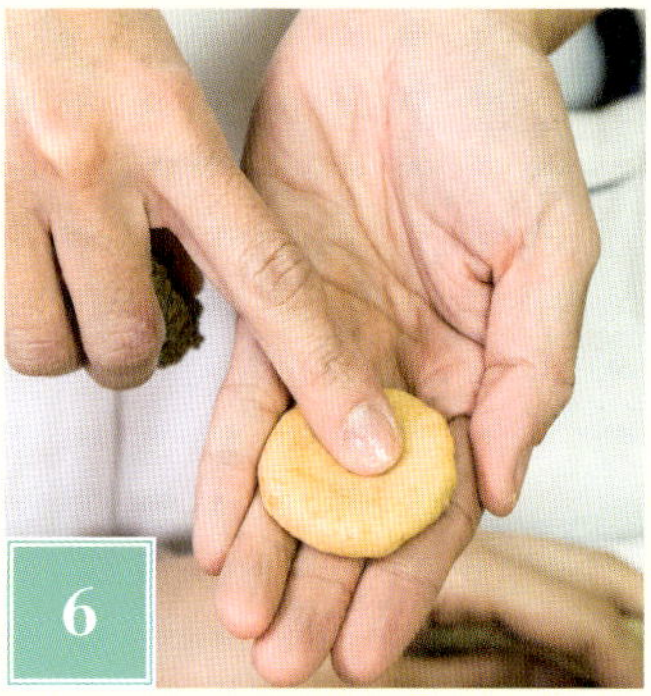

艾炷をのせやすいように、円形の中央を押してへこみをつくります

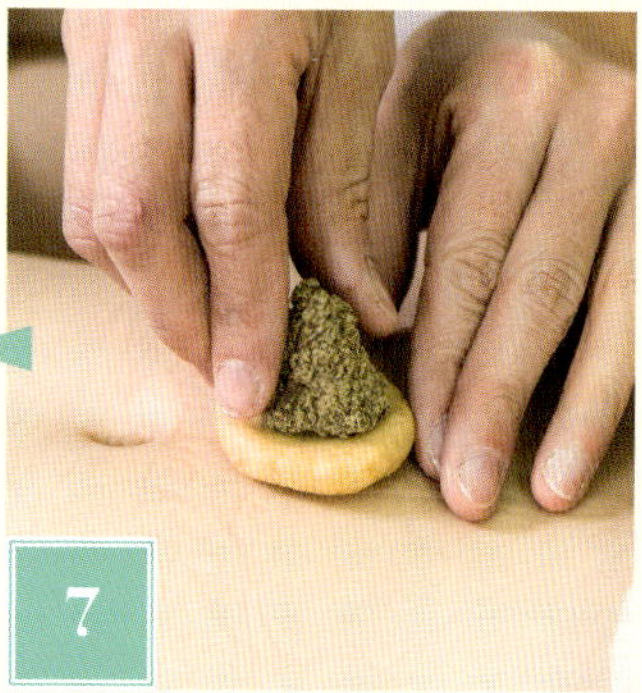

成形した台座を施灸点にのせます。粗悪もぐさで母指頭大の艾炷をつくり、みその上にのせます

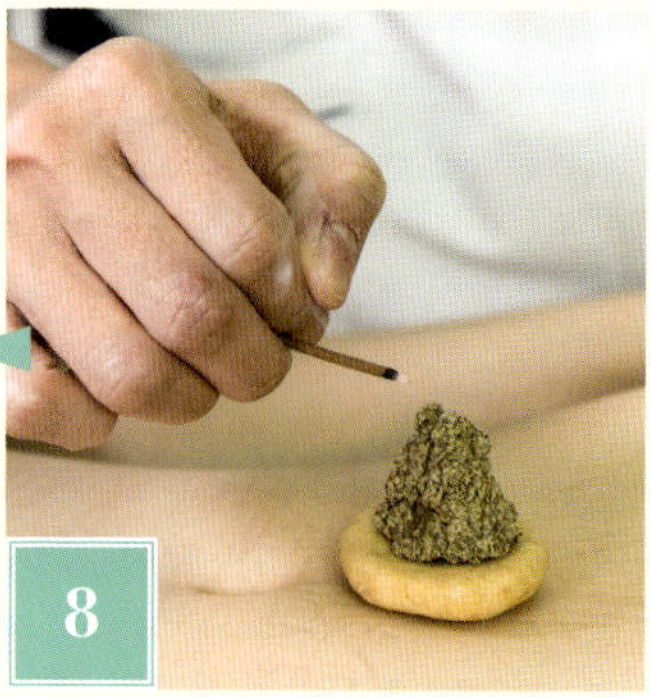

艾炷に、着火ライターや線香で火をつけます

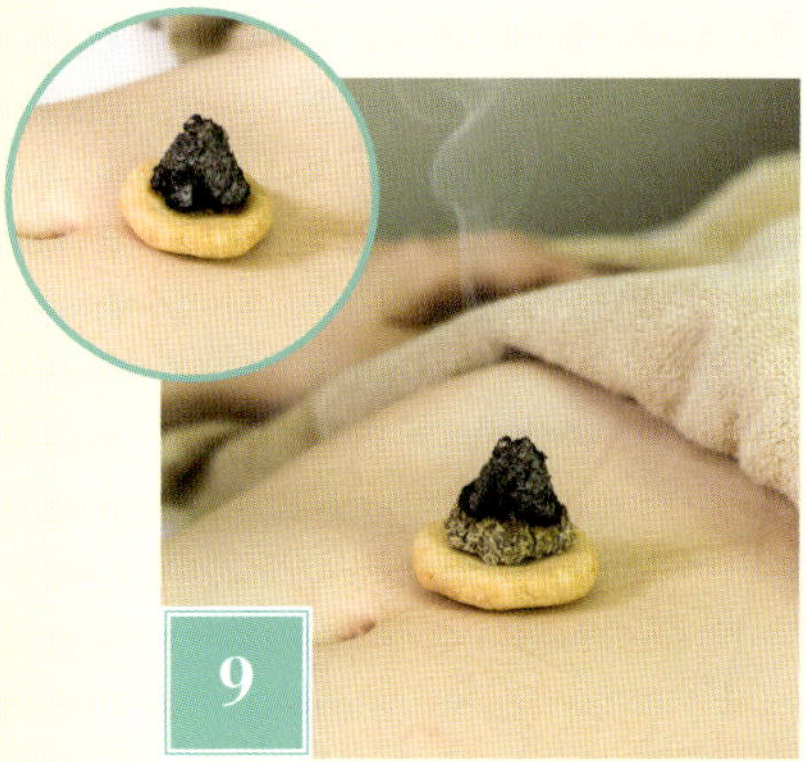

燃えきっても、じんわりとみそに温かさが伝わるまで待ってから取り除きます

いろんなものを混ぜてみよう

まっ黒なむかで灸

小麦粉とみそを混ぜ合わせるときに、ほかの成分も一緒に含有させることができるのがみそ灸の特徴です。たとえば、京都の毘沙門堂勝林寺では、みそに墨汁と粉末状にした地黄を混ぜ合わせた真っ黒な台座のみそ灸を行っています。毘沙門堂勝林寺は東福寺塔頭の鬼門を守っているお寺で、祀っている毘沙門天の使者が「むかで(百足)」とのこと。それにちなんで、黒玉のお灸を「むかで灸」と名づけました。

むかで灸に混ぜられている地黄は、補血強壮として代表的な生薬で、血圧降下作用や利尿作用といった効果が知られています。

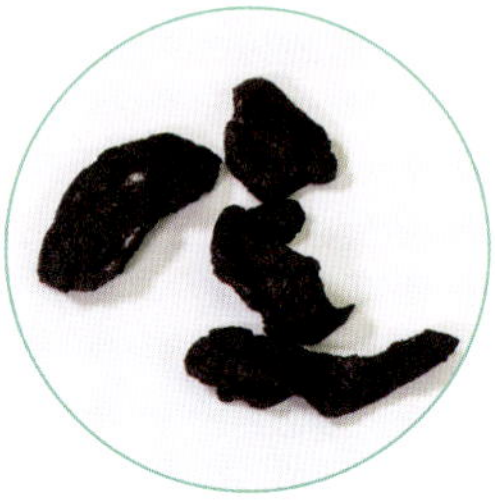

蒸して乾燥させた熟地黄は手足の冷えがあるときに、みそ灸に混ぜて施灸点に用いられます。乾地黄よりも黒さが増しています

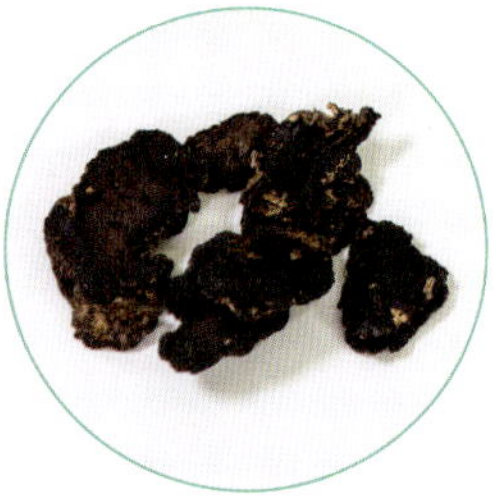

乾かした乾地黄は、ほてりの症状があるときに、みそ灸に混ぜて用いられます

むかで灸のつくり方

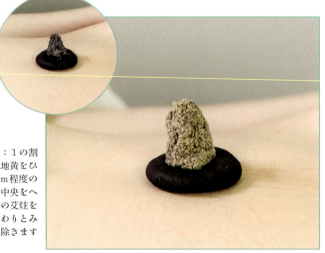

小麦粉と、ダシの入っていないみそを１：１の割合でボールに入れ、墨汁、細かく砕いた地黄をひとつまみ入れます。直径５cm、厚さ１cm程度の円形になるよう、成形して台座をつくり中央をへこませて、みそ灸と同じように母指頭大の艾炷を置いて点火します。燃えきっても、じんわりとみそに温かさが伝わるまで待ってから取り除きます

温度調節が簡単にできる、なが〜いもぐさ

BOUKYUU/OSHIKYUU

棒灸・押灸

BOUKYUU/OSHIKYUU

主な疾患

帯状疱疹、神経痛など。

間接 隔物　無痕　セルフ可

棒灸とは、棒もぐさを用いた灸法で、艾条灸とも呼ばれています。普通の棒もぐさを「艾巻」、生薬の粉末や墨と混ぜ合わせた棒もぐさを「薬条灸」「薬物艾条」と呼んで区別することもありますが、どちらもかたちは、もぐさを和紙で硬く棒状に巻いたものです。中国の棒灸には「雷火神鍼」「太乙神鍼」などが古くからあります。

一般的には、棒もぐさを片手で鉛筆のように持って、円形や楕円形に回しながら移動したり、皮膚に近づけたり遠ざけたりして、温度を調節する懸起灸として使います。この方法を使うと、温熱の強弱や刺激時間を自在にコントロールができます。また、棒もぐさをセットして使うホルダーを用いた棒灸は家庭でも行うことができます。

また、布や紙を折り重ねて皮膚に置き、棒もぐさの燃焼部で押圧する方法は「押灸」と呼ばれています。近年は、金属容器や木製容器に棒もぐさを入れて押し当てる療法も行われています。

使う道具

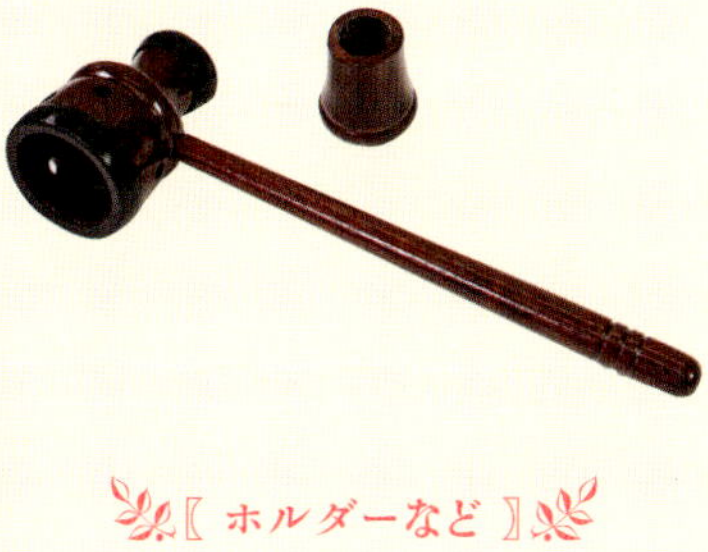

〖 ホルダーなど 〗

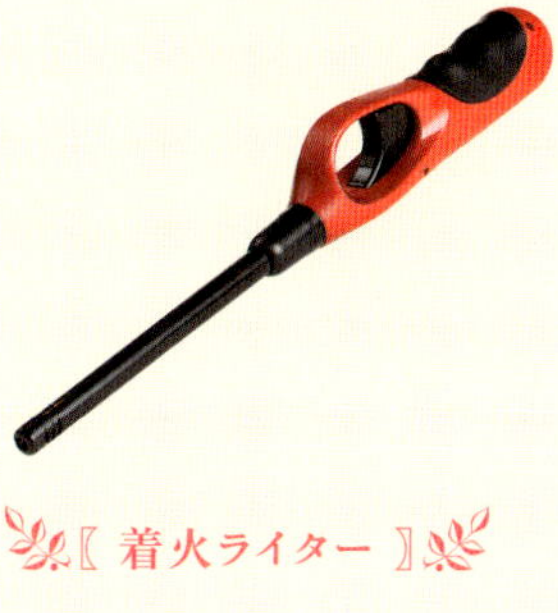

〖 着火ライター 〗

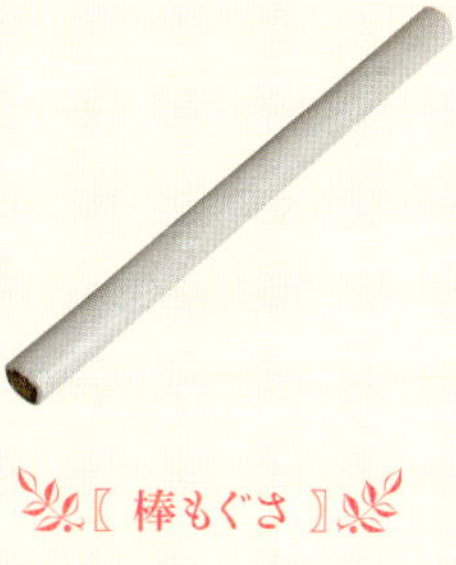

〖 棒もぐさ 〗

方法1

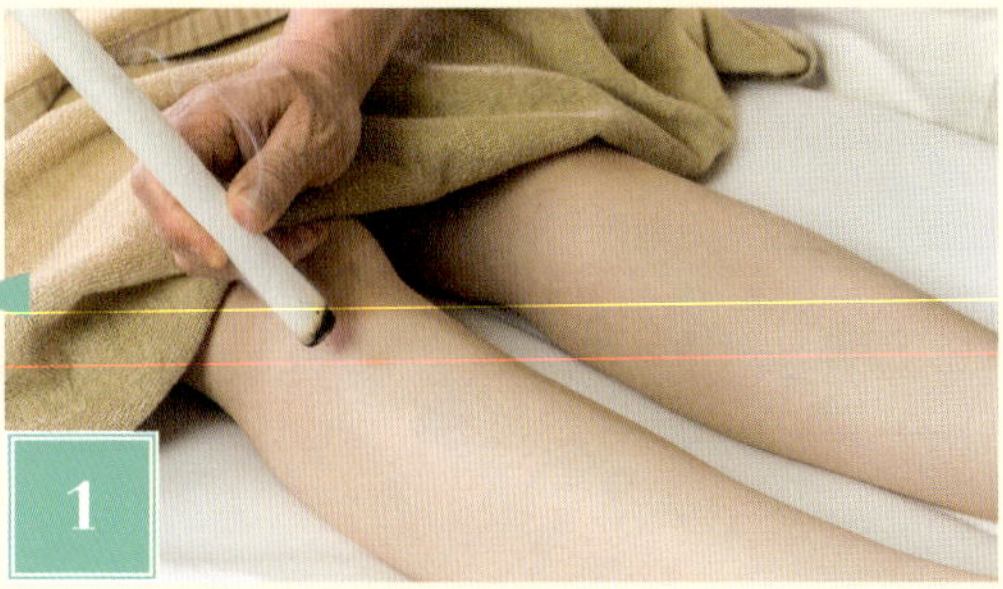

棒もぐさを鉛筆のように持って、着火ライターで火をつけます。施灸点にから１cm程度の位置まで近づけます

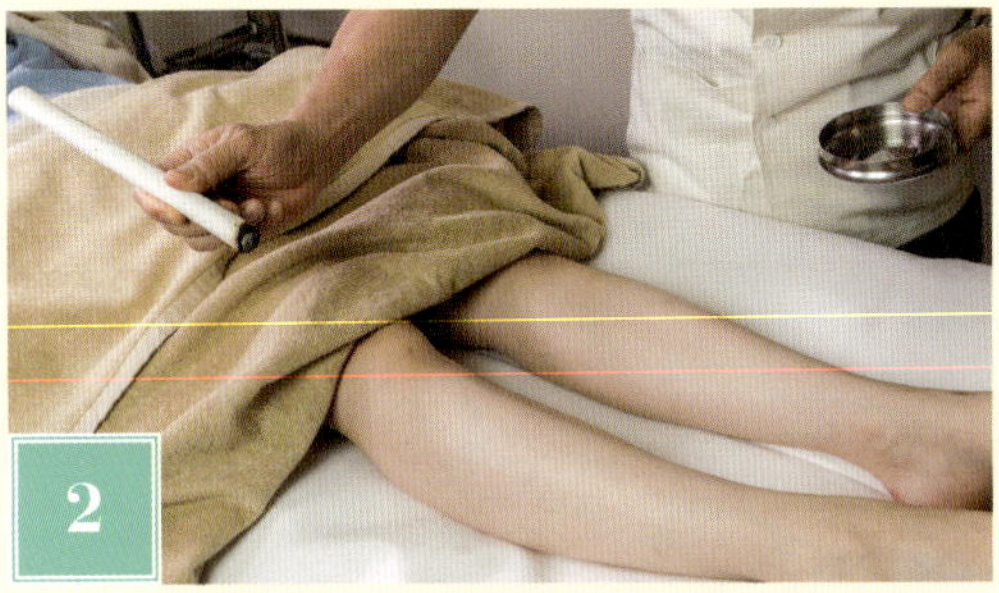

５秒間近づけたら、一度離して５秒数えます

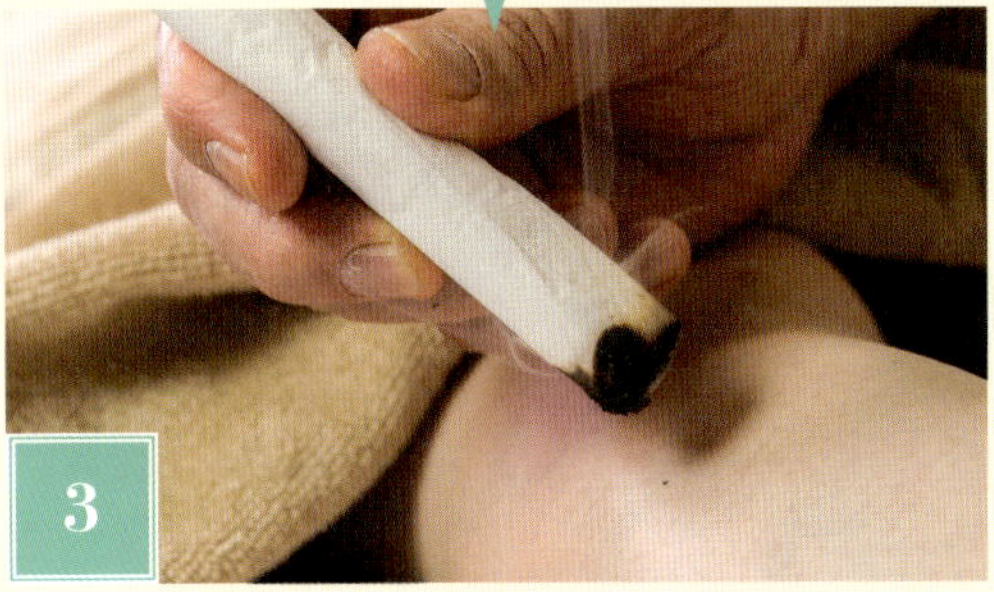

再び同じ位置に近づけて５秒数えます。これを数回くりかえします。この方法は、温熱の場所や刺激時間なども自由に変えられるのが特徴です

方法2

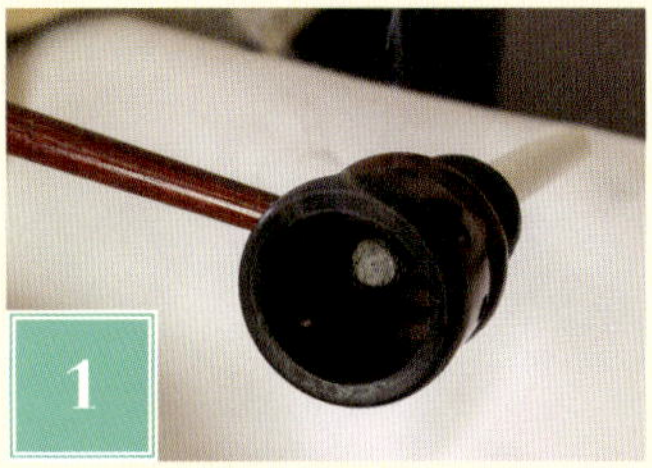

棒もぐさをホルダーに装着して着火ライターで火をつけます

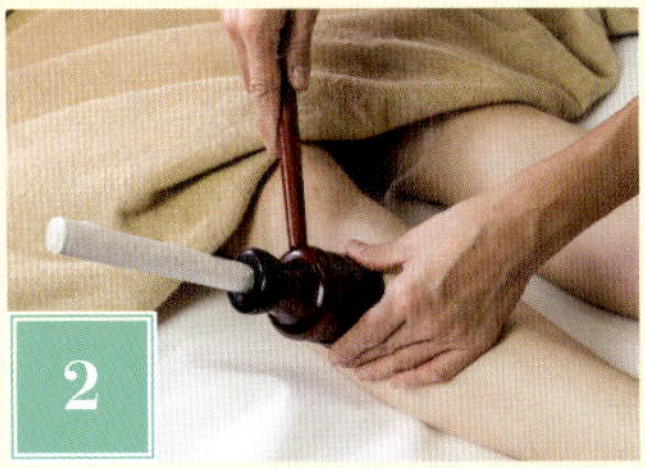

施灸点にホルダーを密着させ、ツボを温めます。数秒経過したら一度離して灰を落とします

方法3（押灸）

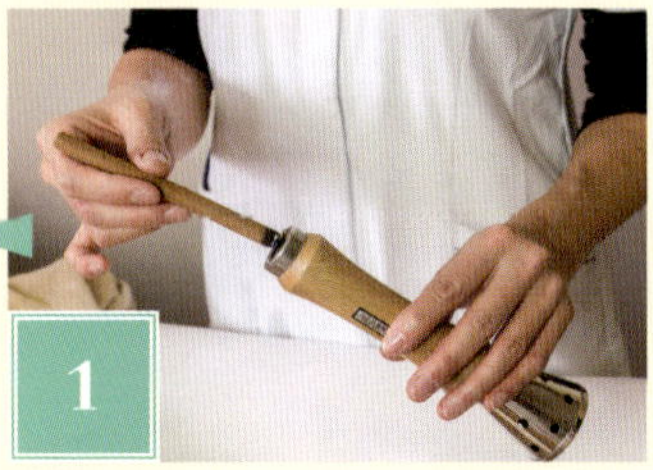

器具を利用した押灸は、着火した棒状の練りもぐさを金属製の器具に入れます

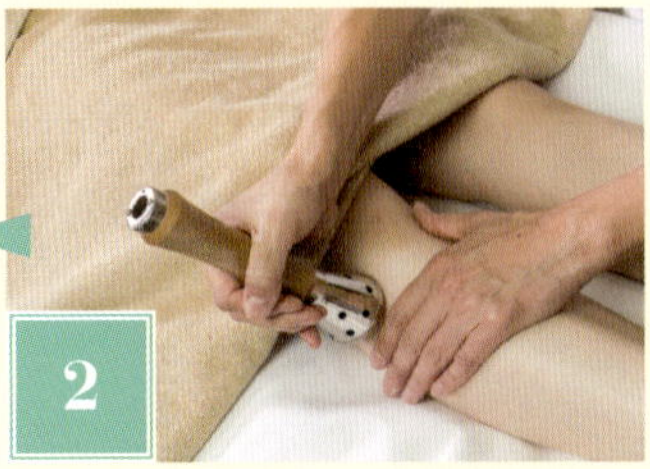

施灸点にホルダーを密着させ、ツボを温めます

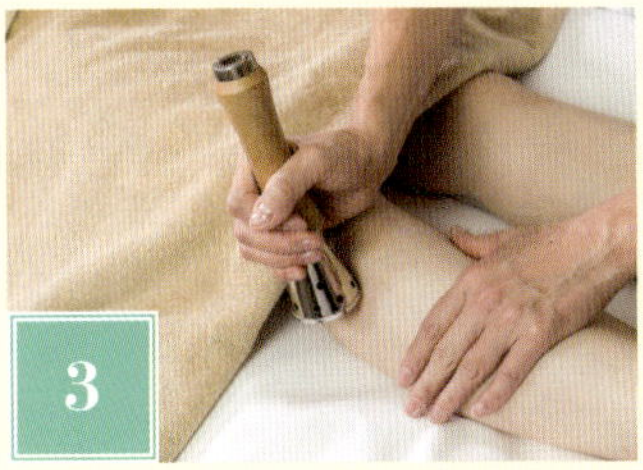

底部のヘリを利用して、温めながらマッサージをすることもできます

方法4（押灸）

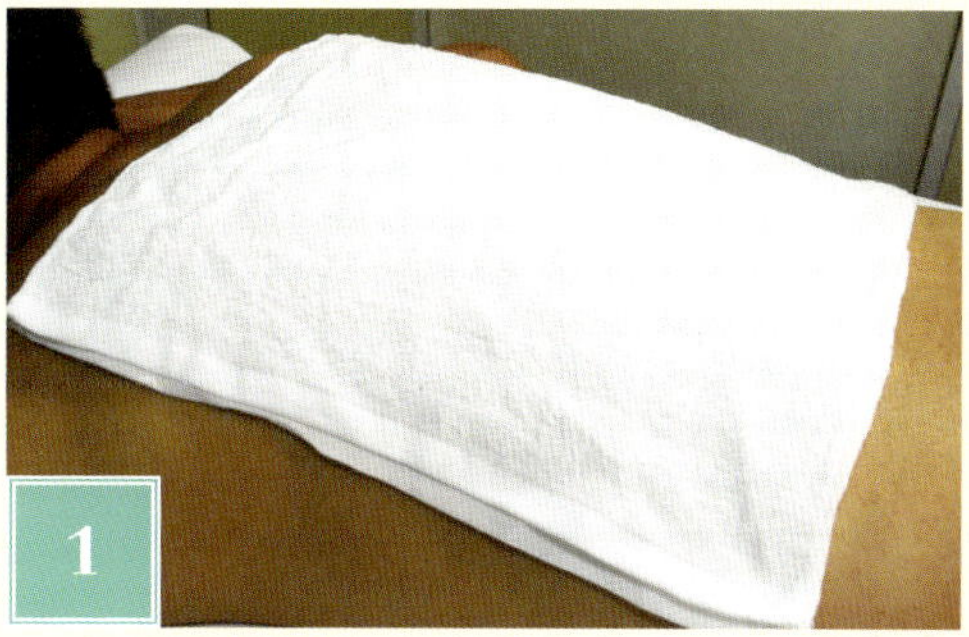

施灸部位にタオル、もしくは手ぬぐいをかけます

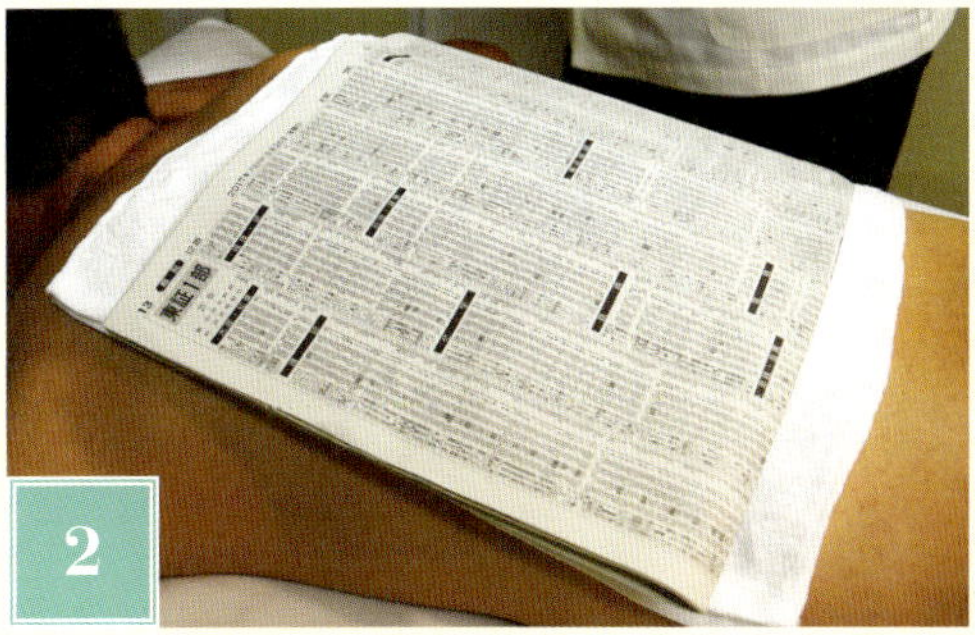

その上に数枚重ねた新聞紙や和紙をかぶせます

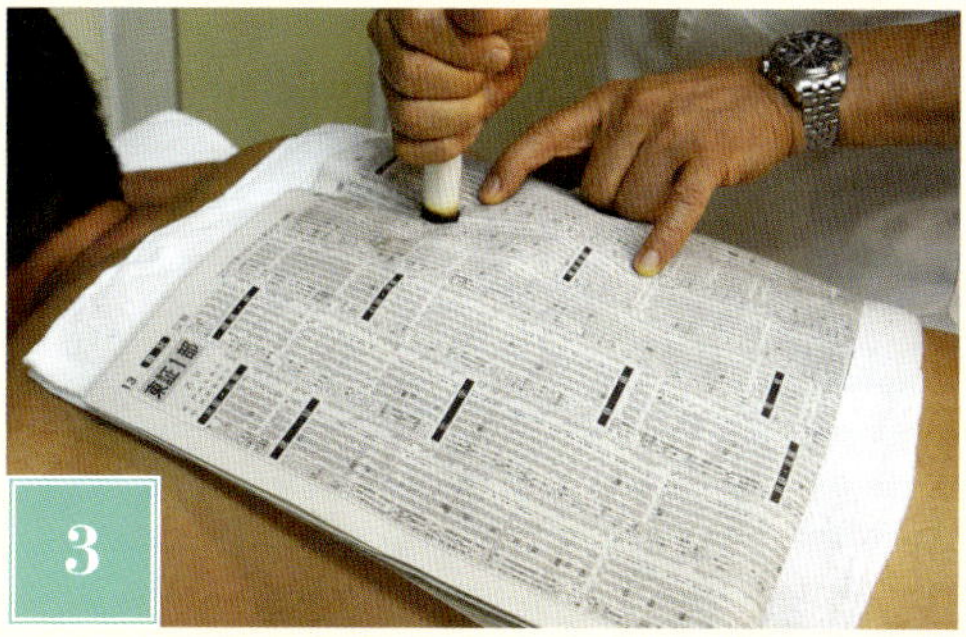

棒灸に着火して紙に押しつけます。数秒したら紙が焦げるので一度離し、場所を変えます

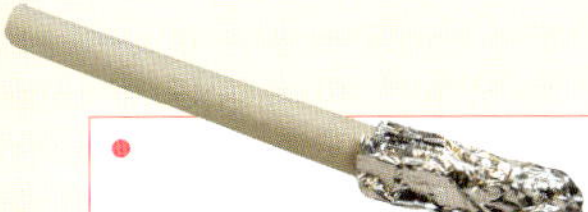

【 手づくりの棒灸用火消しを用意する 】

20cm四方のアルミホイルを半分に折り、棒もぐさの先端を包み込むように折ります。そのまま一方向にロールして形を整えれば、棒灸がすっぽり入る、手づくり棒灸用火消しが完成します。

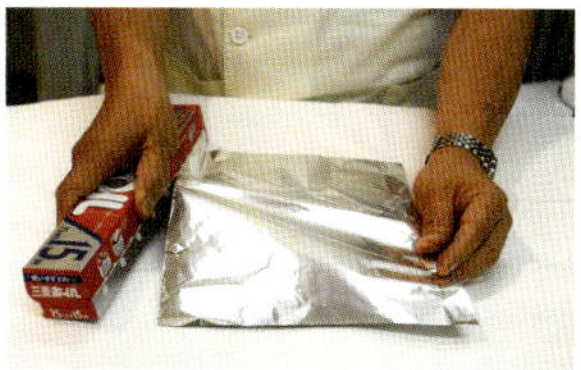

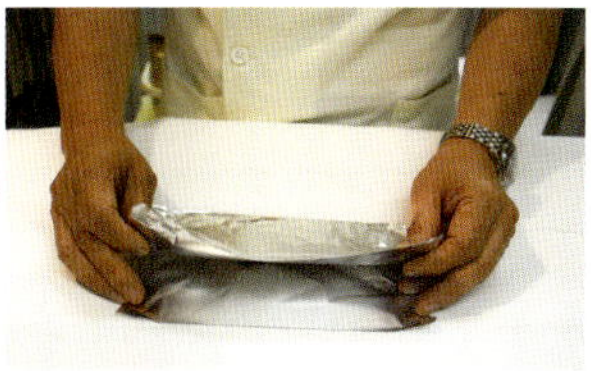

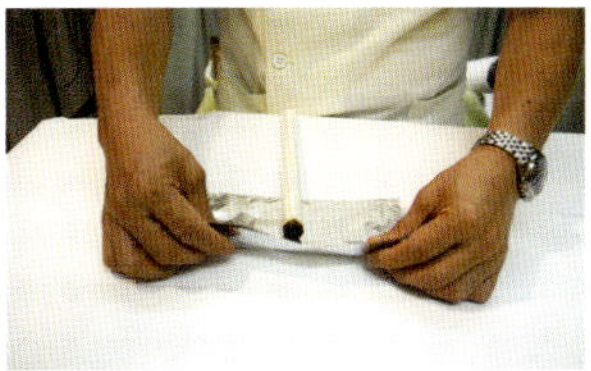

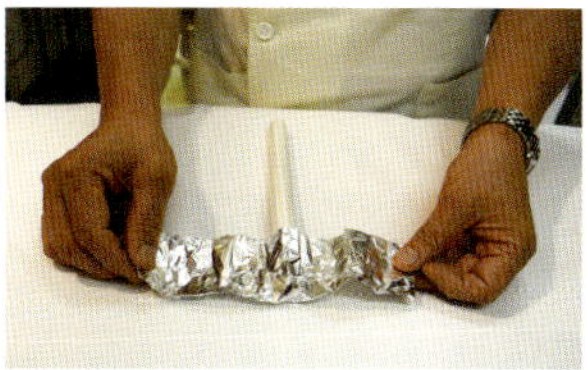

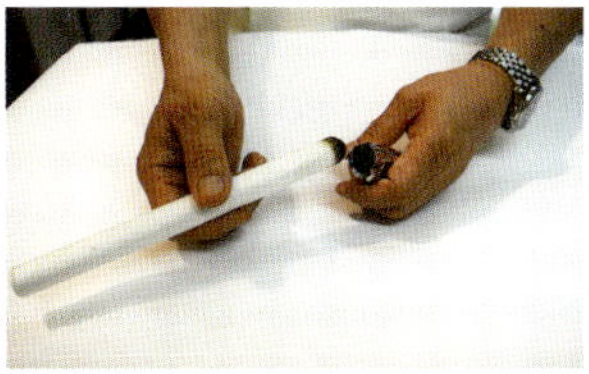

にんにくを使った、元気がみなぎるお灸

NINNNIKUKYUU

にんにく灸

NINNNIKUKYUU

隔物　無痕

主な疾患

疼痛性疾患、胃潰瘍、運動麻痺、咬傷など。

にんにく灸は皮膚上ににんにくをのせ、その上にもぐさを置く灸法です。中国の明代に書かれた『古今医統大全』では、癰疽に対して「蒜を隔ってこれを灸す」と記されています。そのほかにも、『鍼灸重宝記』では蛇に咬まれたとき、『医宗金鑑』では瘡毒に、にんにく灸を用いるように書かれています。

にんにくは、皮と膜をはがしたものを数mm〜1cm程度に輪切りにして、その上に、母指頭大や、小指頭大の艾炷をのせます。艾炷の大きさは、にんにくの大きさに合わせて適宜調整するようにします。にんにくを厚く切った場合は、爪楊枝や鍼で穴をあけて用います。着火後、さらに温感を与える場合は、艾炷が燃えきるのを待たずに置き足していき燃焼時間を持続させます。ただし、しょうが灸よりも皮膚への刺激が強く、水泡ができやすいので注意が必要です。

にんにくをすりおろして用いる場合は、和紙の上にすりおろしたにんにくをのせ、その上で艾炷を燃焼させます。

使う道具

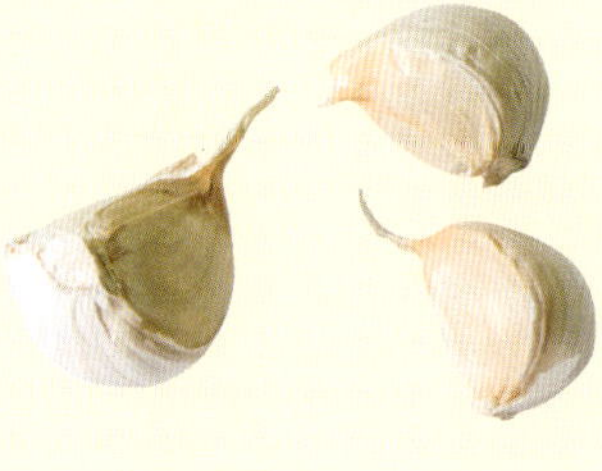

〚 にんにく 〛

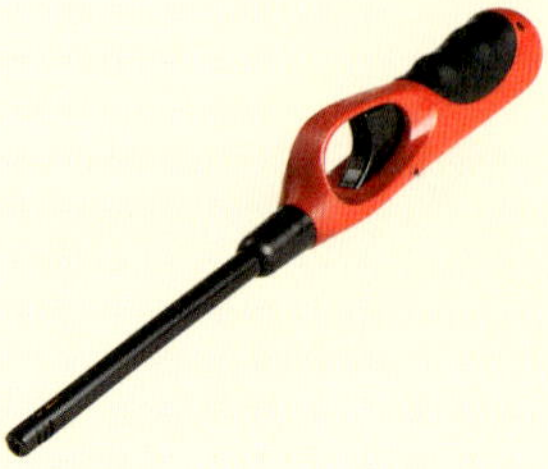

〚 着火ライター 〛

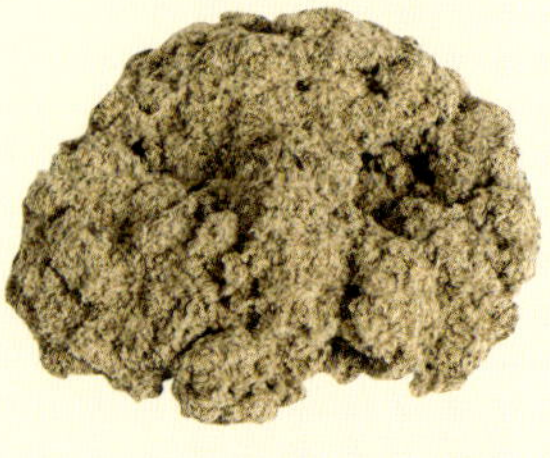

〚 粗悪もぐさ 〛

方法

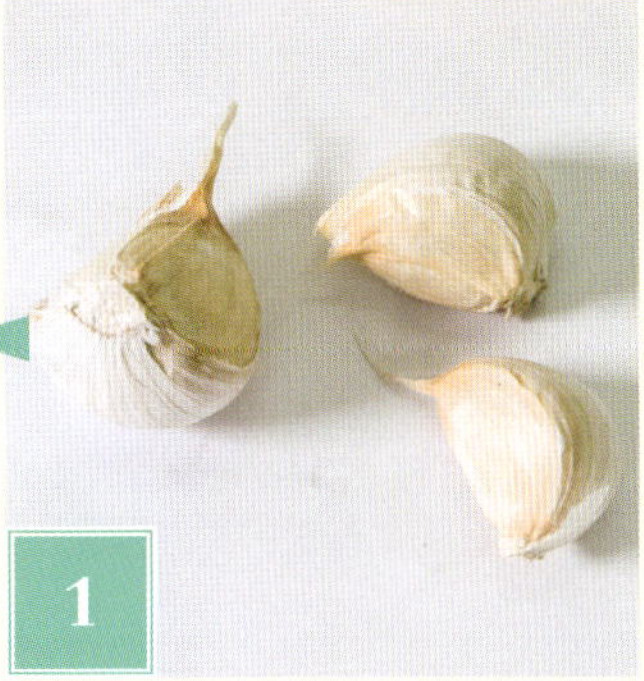

できるだけ大きなにんにくの房を取り出して皮をむきます。国産のにんにくは他と比べて大きいです

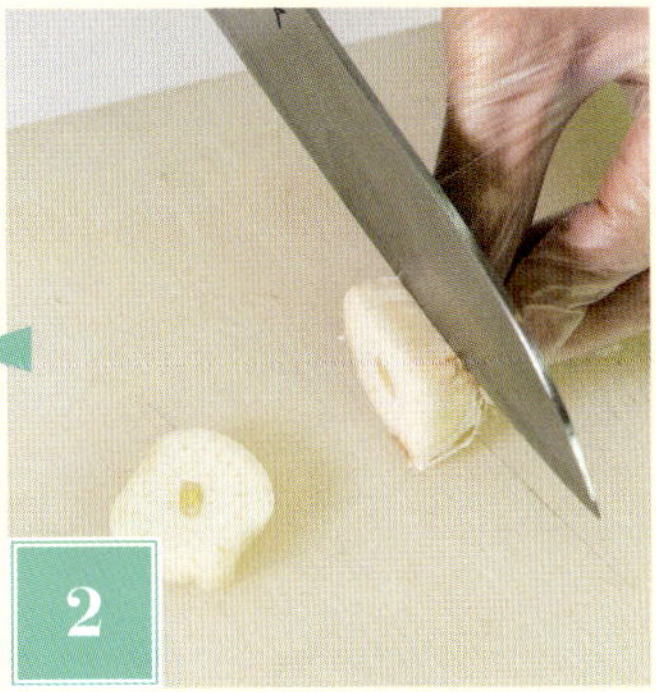

厚さ0.5cm程度に輪切りにします。できるだけ断面が広くなるように、工夫します

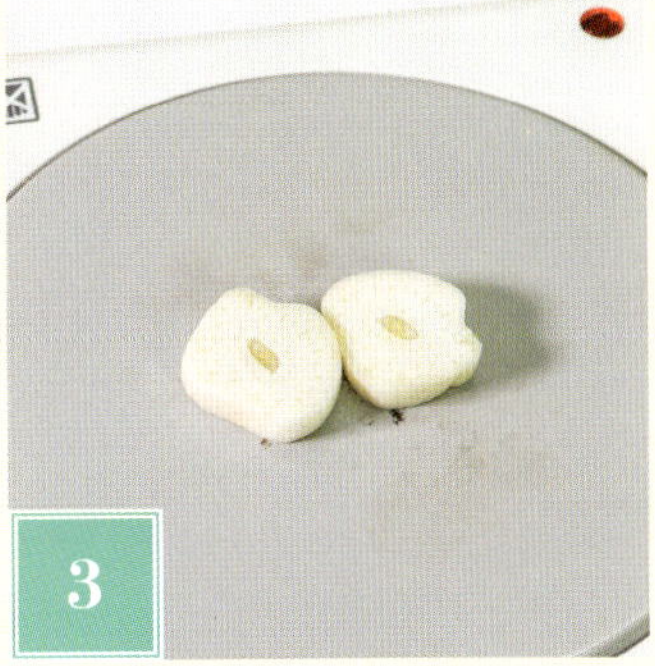

卓上電磁調理器ににんにくの断面を並べて温めます

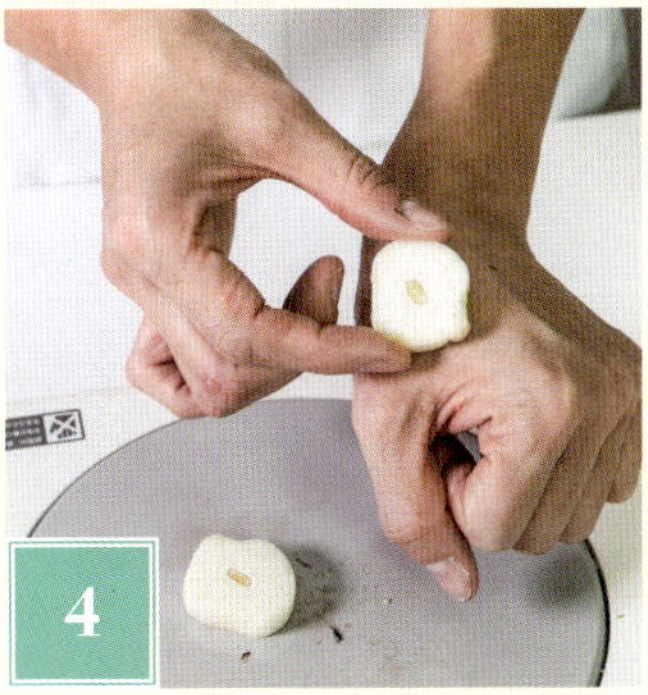

温度を自分の手で随時確認し、人肌程度の温かさになったら取り外します

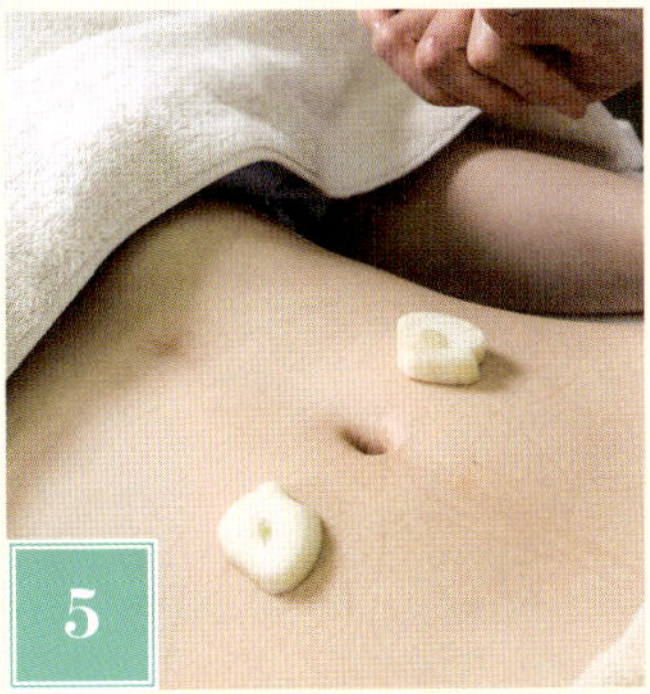

3で温めたにんにくを、施灸点にのせます。温めることでにんにくを肌に置いたときの冷感を防ぎ、もぐさの煙害も少なくなります

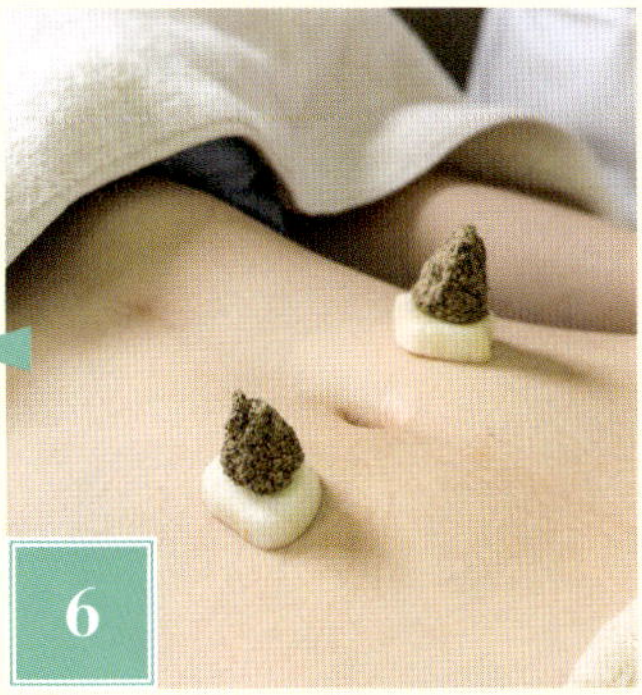

粗悪もぐさで親指大の艾炷をつくり、にんにくの上にのせます

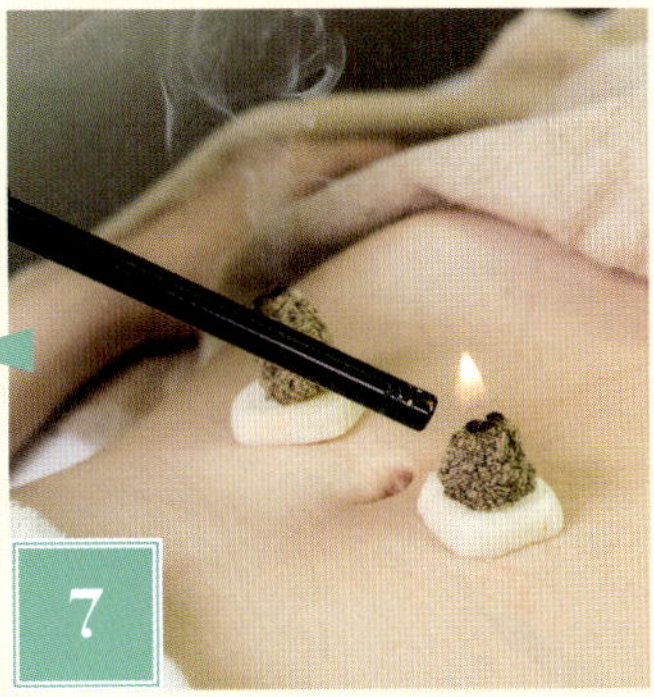

着火ライターや線香で火をつけます。線香の場合、着火しづらかったら頂点の周囲にも均一に火をつけていきます

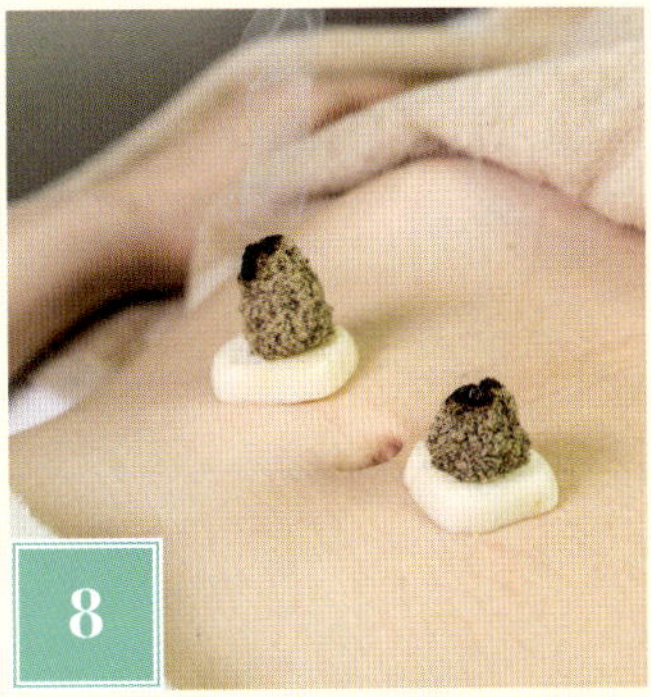

燃えきってからも、じんわりとにんにくに温かさが伝わるまで待ち、取り除きます

眼の疲れをスッキリとりのぞく、心地よいお灸

KURUMIKYUU

クルミ灸

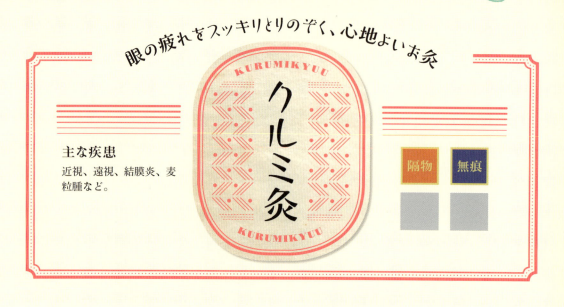

KURUMIKYUU

主な疾患

近視、遠視、結膜炎、麦粒腫など。

隔物　無痕

クルミ灸は、半分に割ったクルミの殻の上にもぐさをのせる灸法です。クルミ本体ではなく殻を使うため「クルミ殻灸」とも呼ばれます。主に、眼疾患に対しての治療に用いられ、目の上に施灸します。

ドーム型のクルミの殻の上でもぐさを燃やすと、蒸し風呂のようにじんわりと目が温まります。燃焼温度の高い、粗悪もぐさを使用し、艾炷の大きさは、くるみの殻の大きさに合わせて適宜調整するようにします。主に高さ1.5㎝程度のものを用いることが多いです。

生薬に浸したり、疲れ目に効くといわれている、菊花茶に漬けこんだクルミの殻を使用することもあります。使用時はクルミの殻に亀裂が入っていないかどうか、十分に確認する必要があります。

目の上に用いるときに殻を安定をさせるため、メガネフレームのレンズの部分にクルミの殻を取りつけた「クルミ殻メガネ灸」という施灸方法もあります。

使う道具

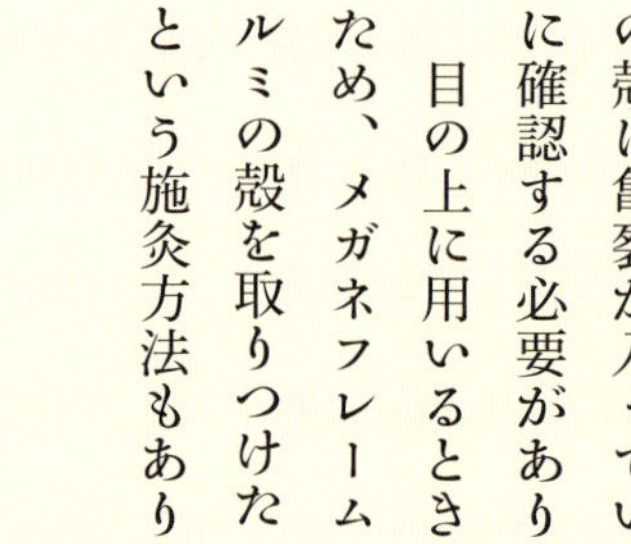

〖 クルミの殻 〗

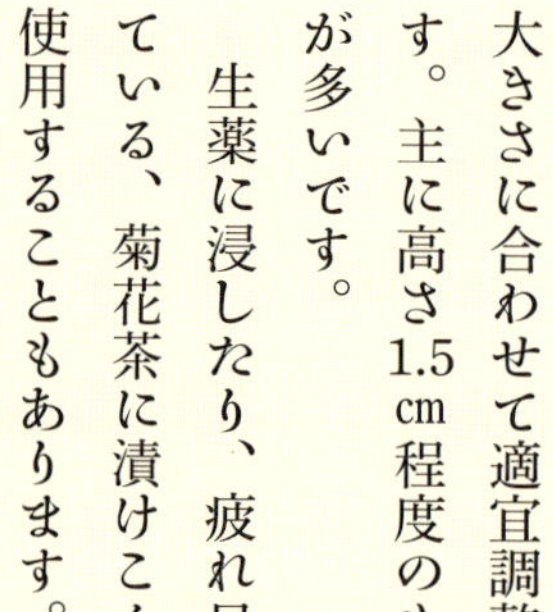

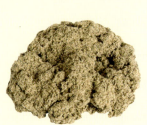

〖 着火ライター 〗

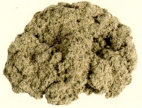

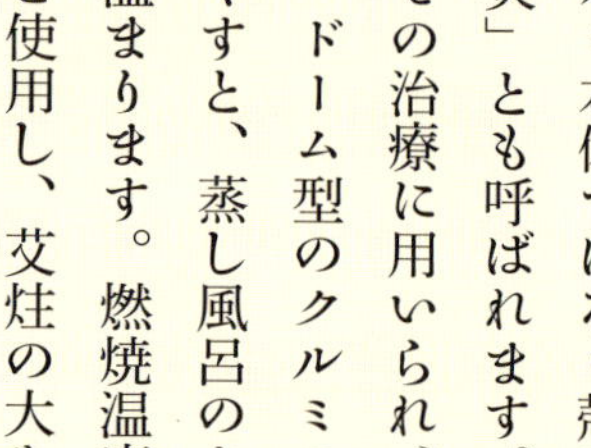

〖 粗悪もぐさ 〗

方法

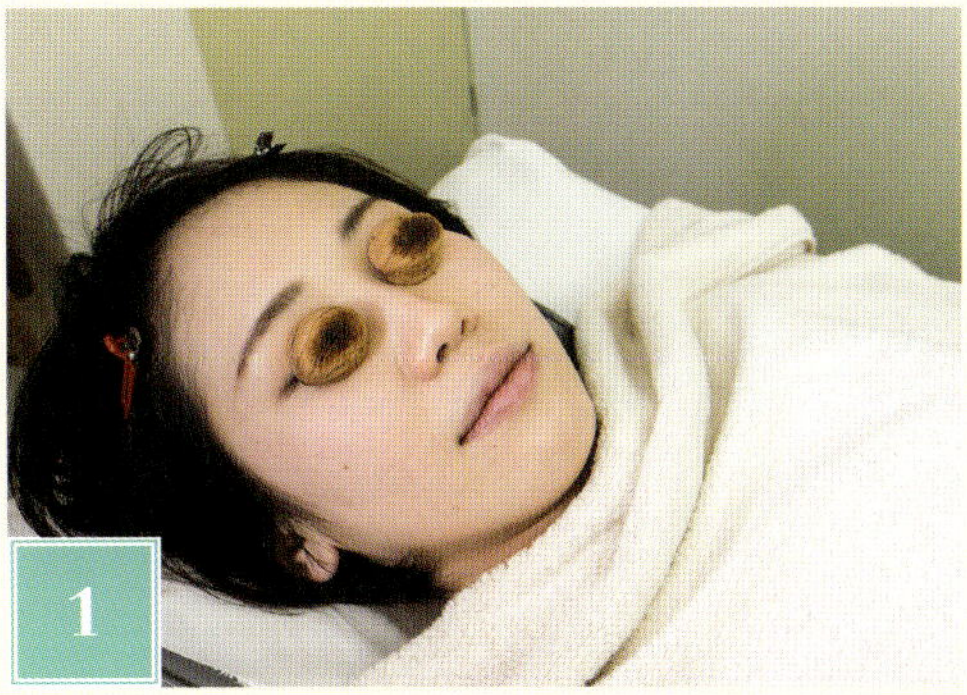

クルミは殻をちょうど半分になるように割り、中身を出します。割った殻を目にのせます

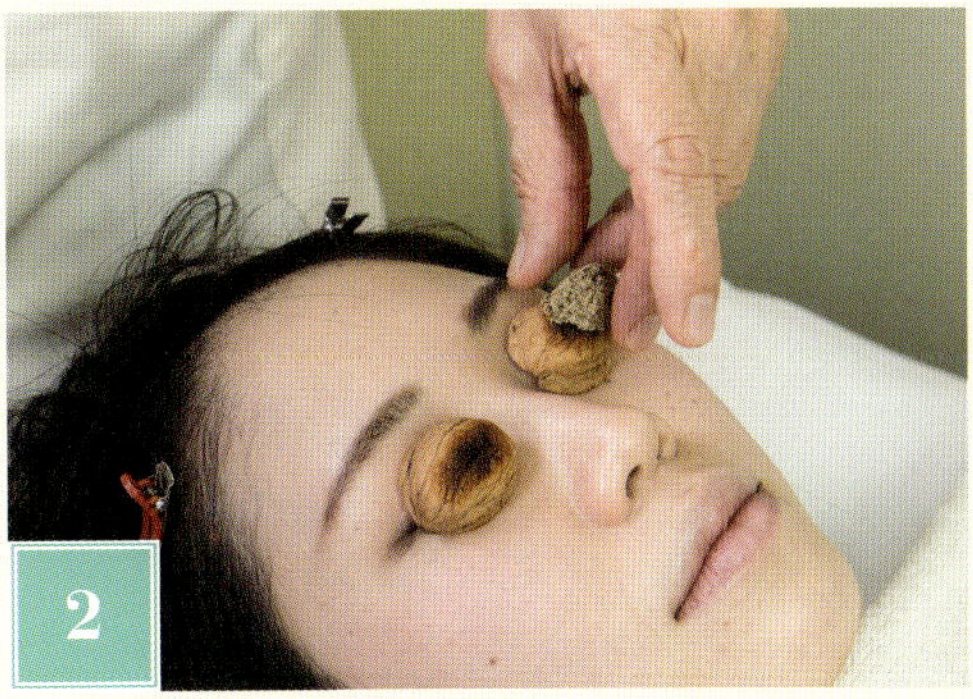

粗悪もぐさで母指頭大の艾炷をつくり、クルミの上にのせます

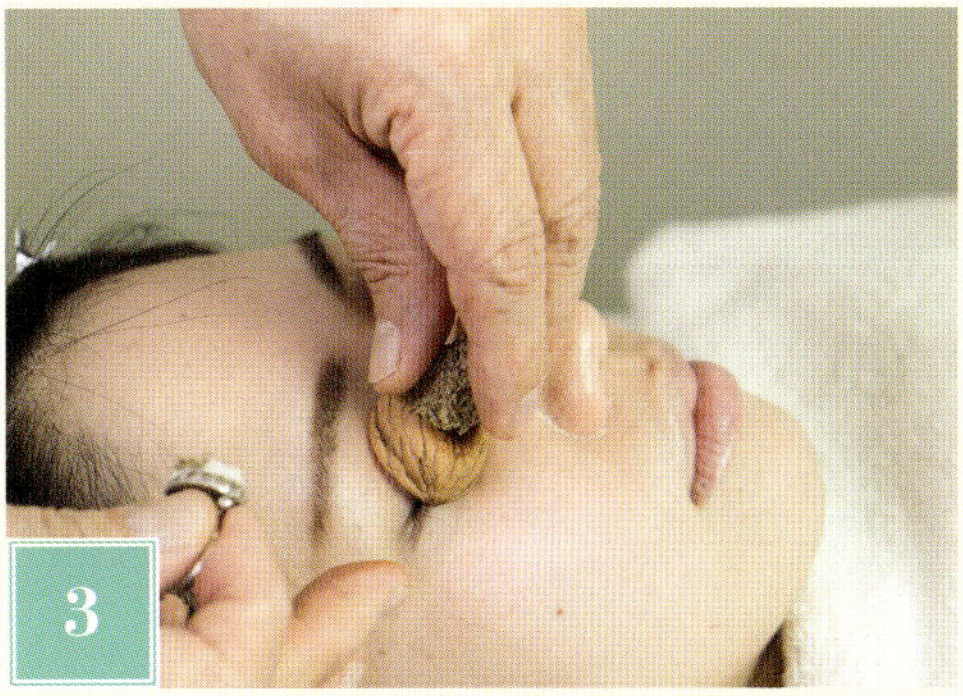

のせづらい場合は、透熱灸の艾炷を立てるときと同様に、灸療リングなどを使って艾炷の底面を適度に濡らしてのせます

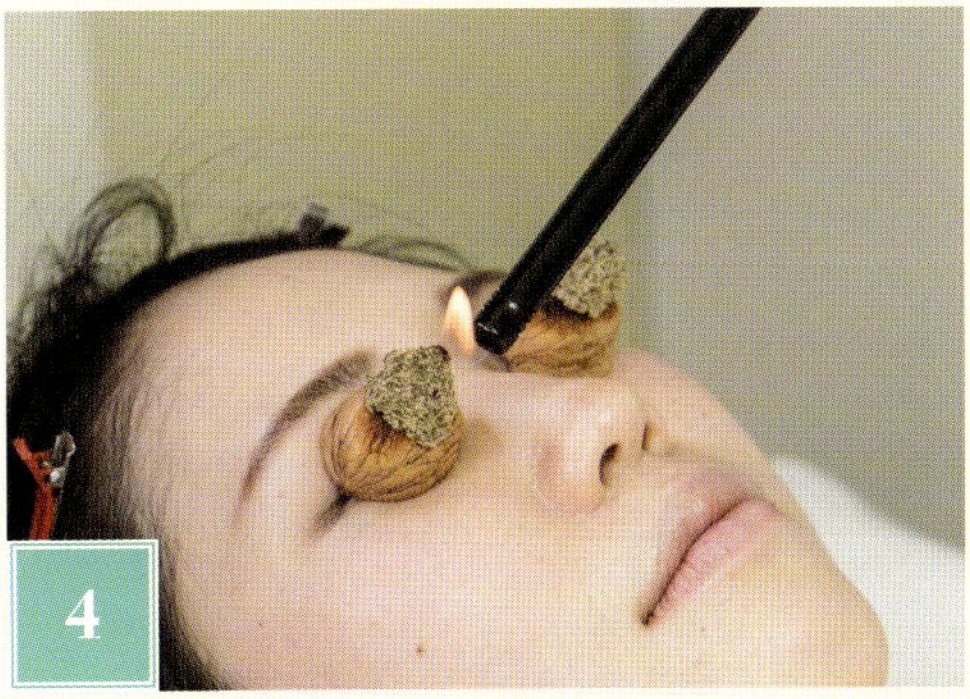

着火ライターや線香で火をつけます

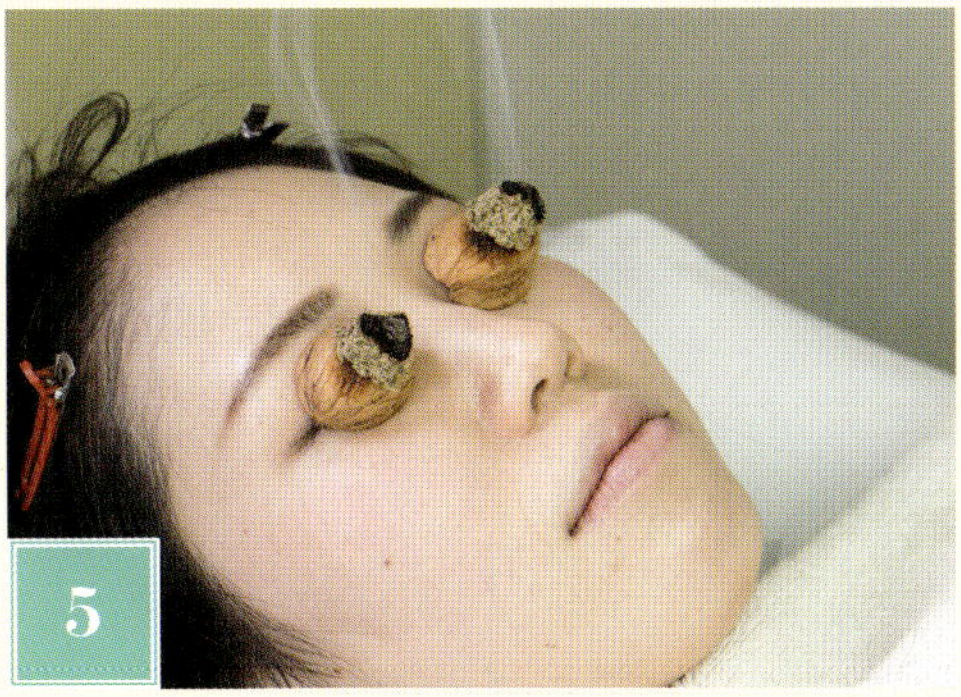

着火したら5～7分程度まで燃焼させます

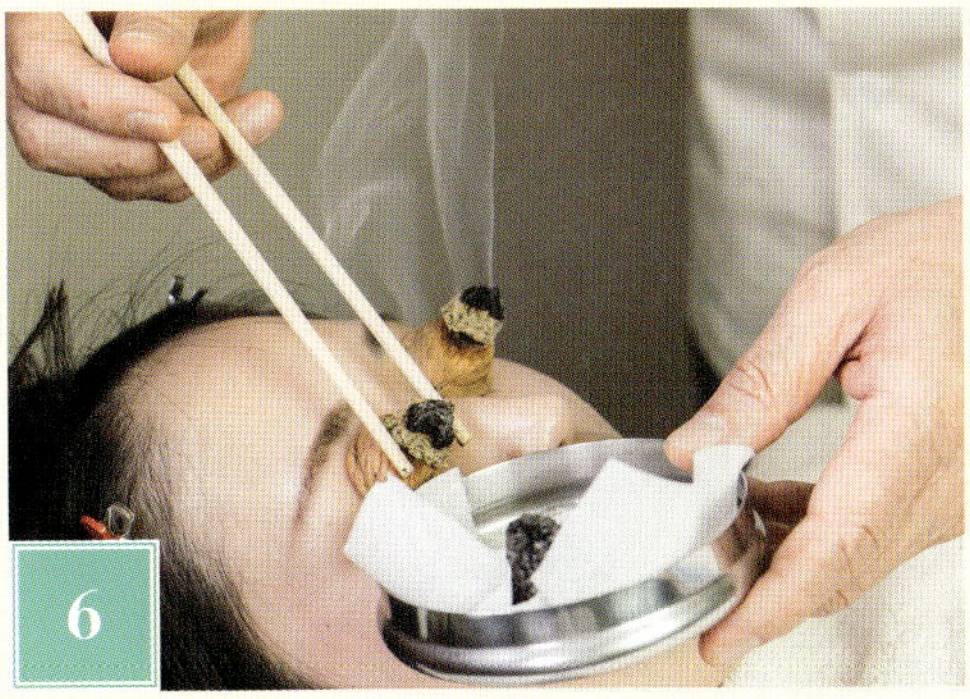

灰皿を手元の近くに持ってきて、箸や手を使って艾炷を取り除きます

海の恵み、塩の効果で身体を芯から温める

SHIOKYUU

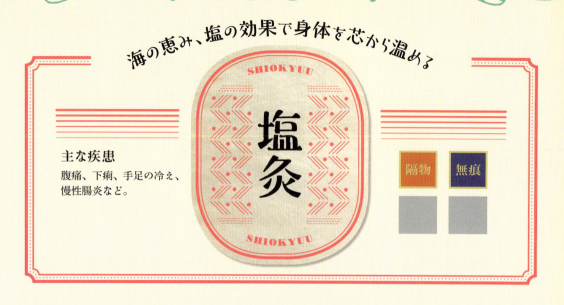

塩灸

SHIOKYUU

隔物　無痕

主な疾患

腹痛、下痢、手足の冷え、慢性腸炎など。

塩灸は、艾炷と皮膚の間に塩を介在させる灸法で、主にお臍《へそ》の周辺に用いられます。皮膚に直接塩をのせるのではなく、皮膚上にガーゼ、和紙などを置いた上に平らな円形に塩を盛り、その上に適度な大きさの艾炷をのせ燃焼させるという方法もあります。塩を霧吹きなどで少しだけ湿らせておくと、湿熱で熱の通りがよくなり、染み渡るような温かさを再現できます。中国では、熱で塩がはじけないように、塩の上にしょうがの輪切りをおいて防止する方法も行われています。

『本草綱目』で引用されている『名医別録』という文献には、「食塩《しょくえん》、鹹《かん》、温《おん》、無毒《むどく》」という記述があり、塩の上でもぐさを燃やして温めることで、時間をかけて陽の気を補うと考えられます。また、江戸時代の元禄期に書かれた『本朝食鑑』には、塩水でつくった湖《のり》を切もぐさに貼りつけてツボにおく方法も掲載されています。これは一般塩灸の変形で、「薬灸」として紹介されています。

使う道具

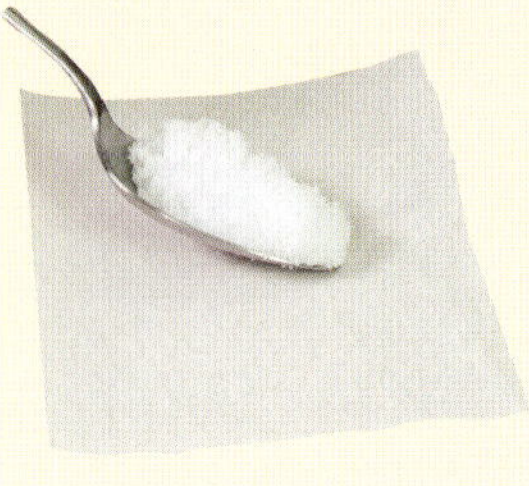

〖 塩と和紙 〗

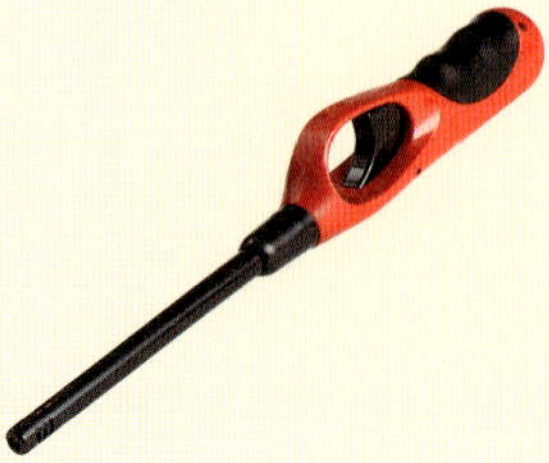

〖 着火ライターなど 〗

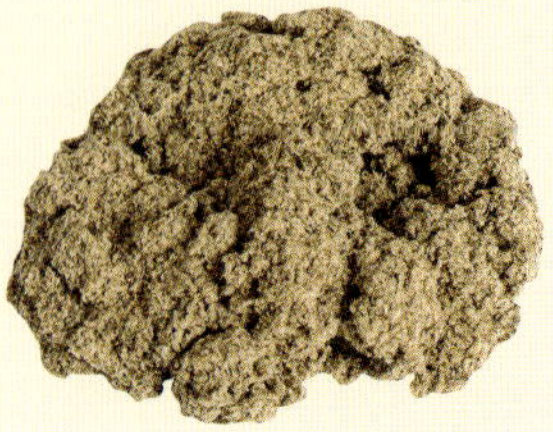

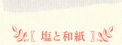

〖 粗悪もぐさ 〗

方法

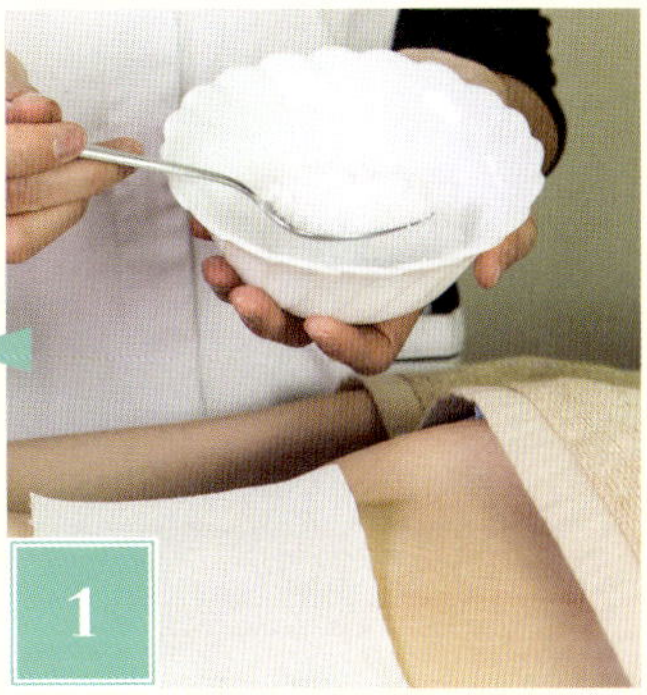

1 施灸点に和紙をのせます

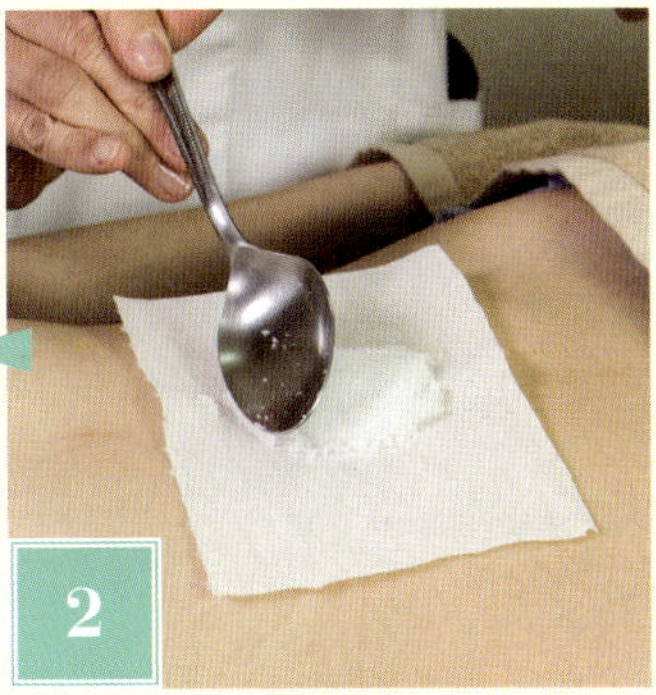

2 塩を大さじ１杯程度のせて、直径５cm、高さ1cm程度の円で、薄い台形になるように成形します

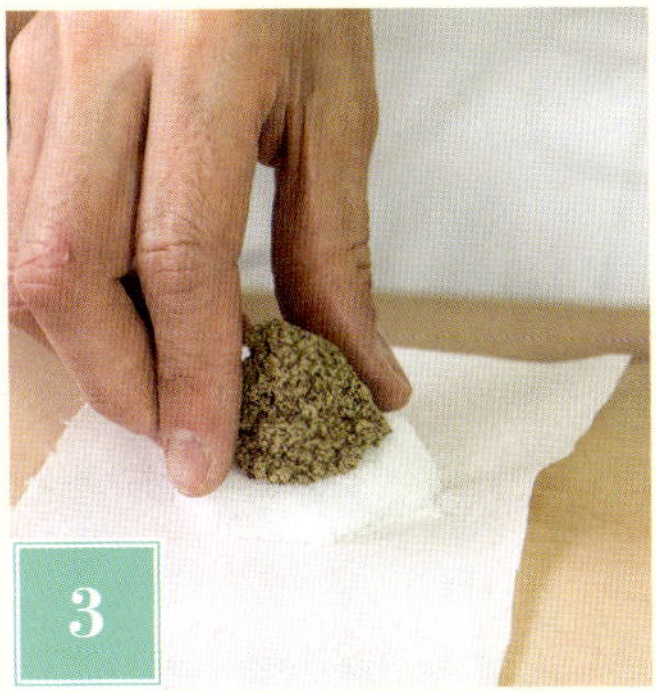

3 母指頭大の艾炷をつくり、成形した塩の上にのせます

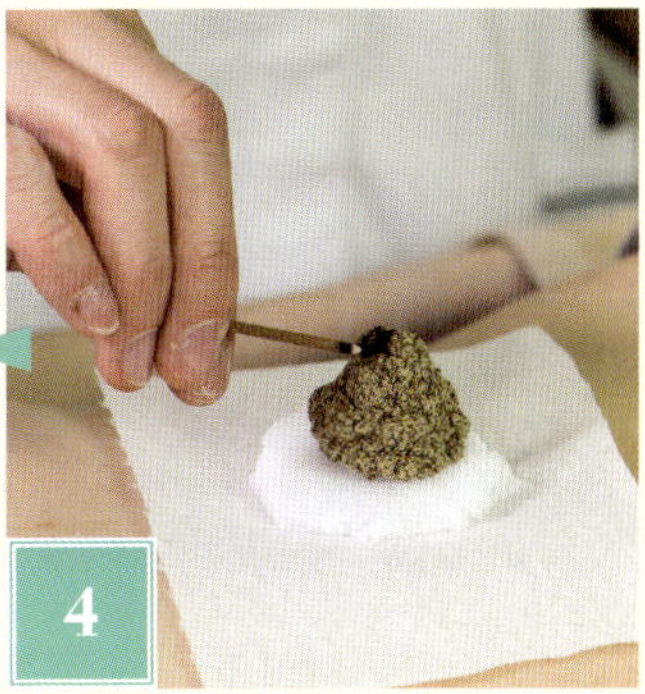

4 線香で艾炷に着火します

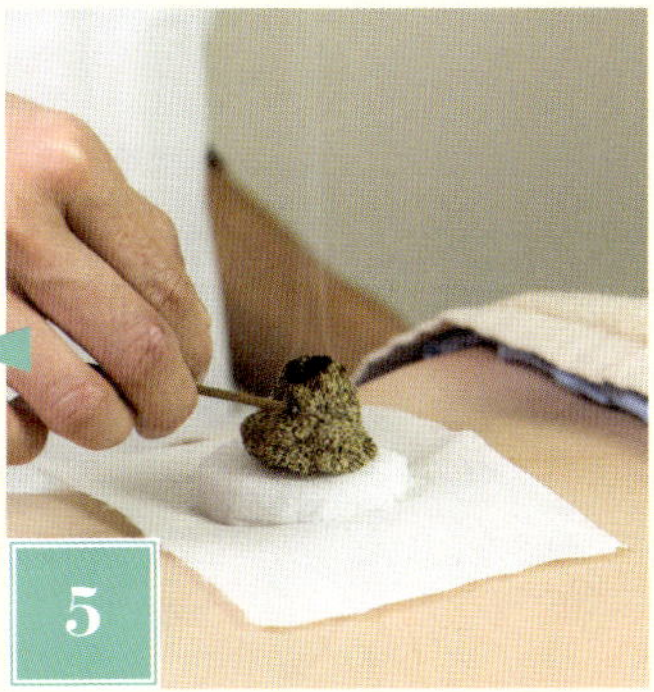

5 着火しづらい場合は、頂点の周囲にも均一に火をつけていきます

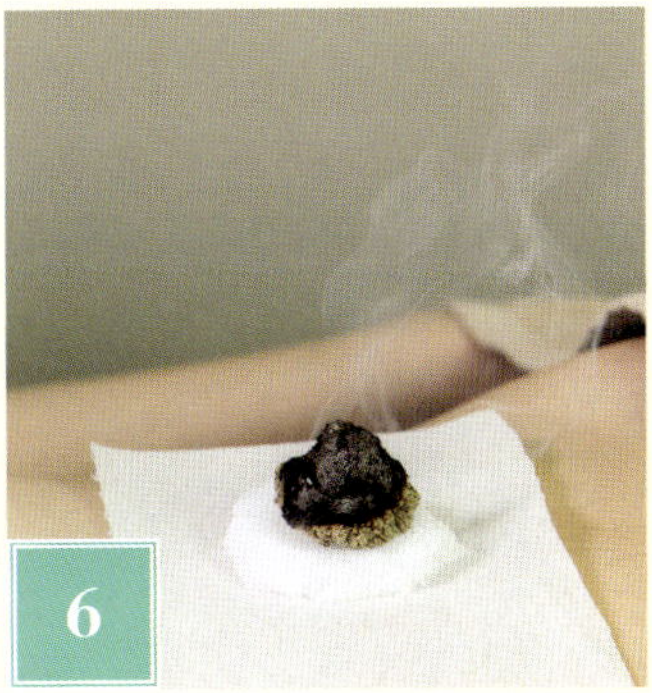

6 燃えきるのを待ちます

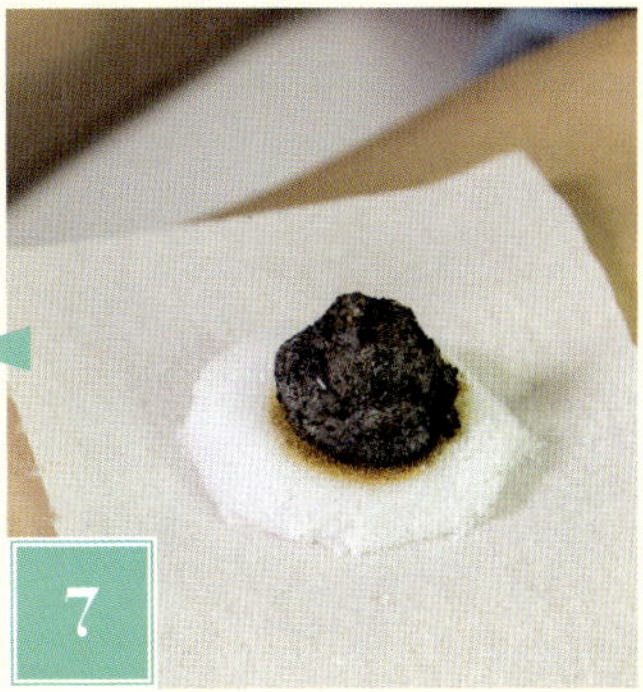

7 艾炷が燃えきると、塩に焼き色がつきます

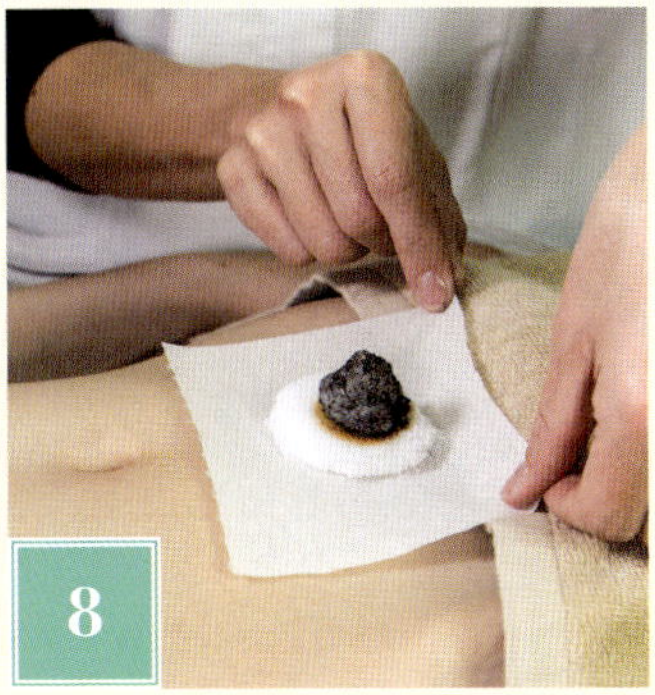

8 ここから温かさが持続するので、しばらくしたら灸和紙をずらして施灸場所を変えてもよいです

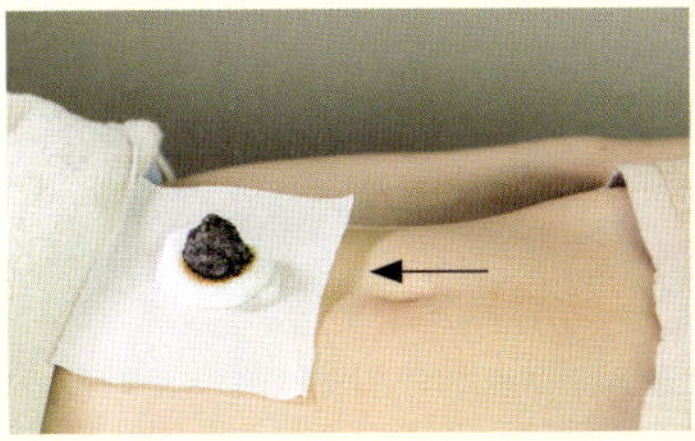

身体が温まる、もぐさが詰まった魔法の玉手箱

HAKOKYUU

箱灸

HAKOKYUU

主な疾患

慢性腰痛など。

隔物　無痕

箱灸は、灸箱灸とも呼ばれ、木箱の底に金網を張った「灸箱」を用いる灸法です。箱の底の金網の上に大きめの艾炷をのせて燃焼させます。灸箱のふたとして板や厚紙を用意し、温度調節を行い、より温めたいときはふたをかぶせて煙を閉じ込めます。大きく硬い艾炷を使うため、もぐさも多量に必要となります。箱灸専用のあらかじめ円形に形づくられた円形もぐさも市販されています。

箱の材質はヒノキが多いです。オリジナルで箱を作成したり、市販されている枡形の灸箱や、煙やにおいの発生を極力抑えた灸箱を使用するのが一般的です。足を温めるタイプの箱灸も販売されています。

主にツボが集中している腰・腹・背中への温灸として使われ、広い面積を同時に温められるのが特徴です。15分~30分、艾炷が燃焼しきってもすぐには除去せずに、そのまま身体の上に箱を置いて、温め続けます。身体の芯まで温まり、温泉に入っているような感覚になります。

使う道具

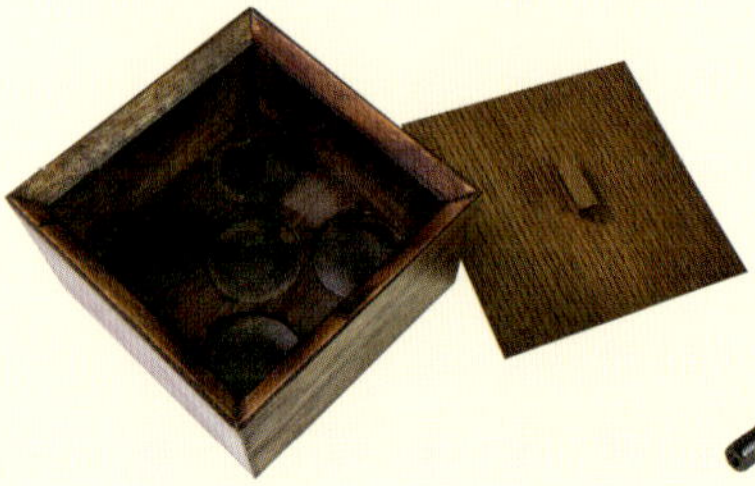

〔 箱 〕

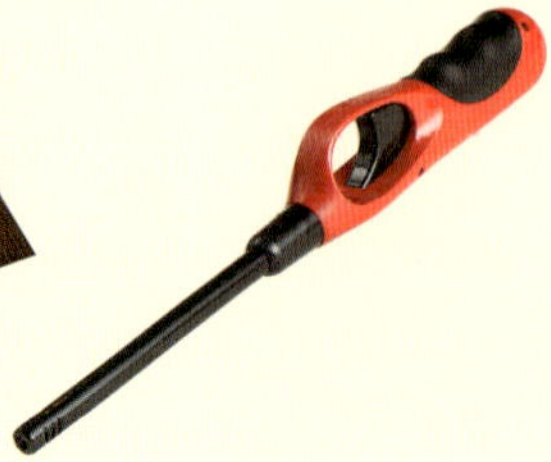

〔 着火ライター 〕

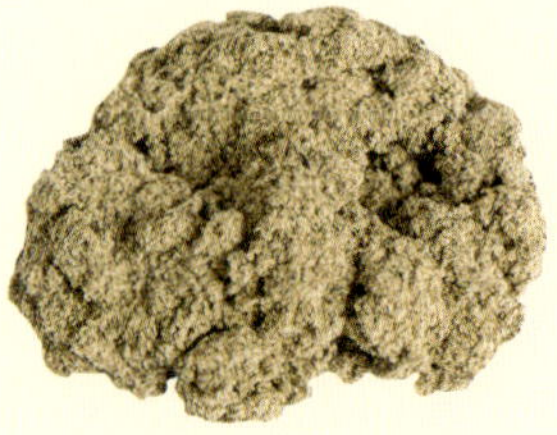

〔 粗悪もぐさや箱灸用もぐさ 〕

方法

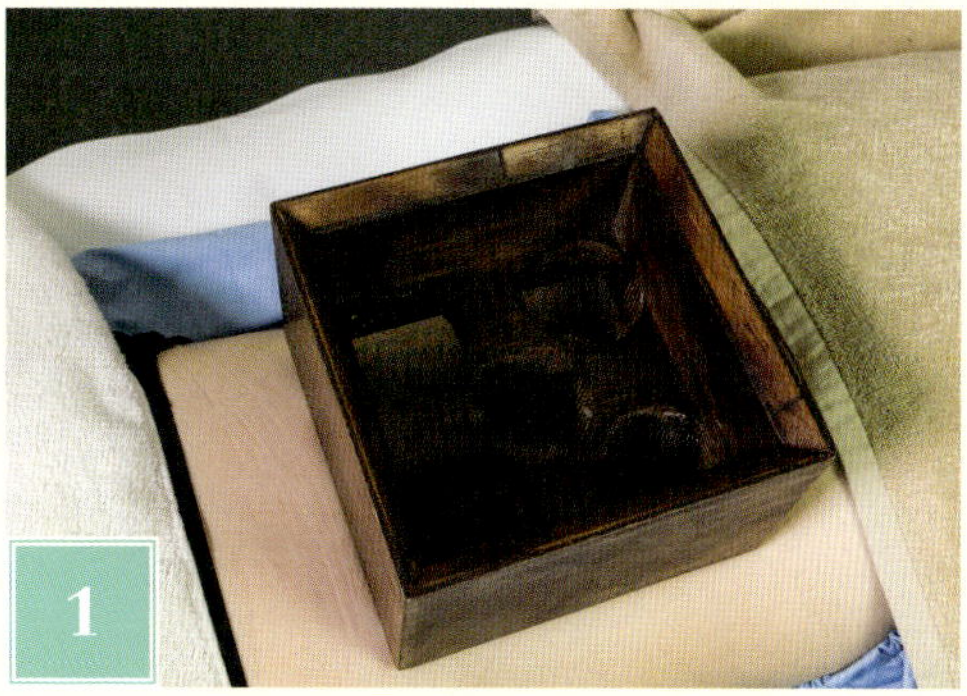

1

箱灸を施灸部の上にのせます

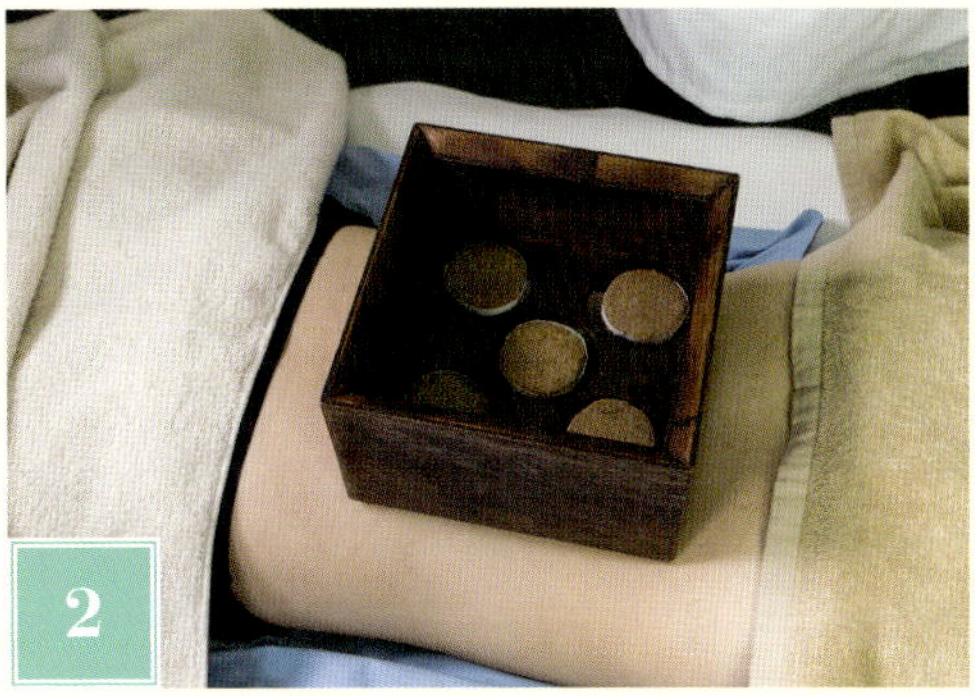

2

箱灸の中に艾炷を入れます。専用の円形もぐさなどを利用してもよいでしょう。

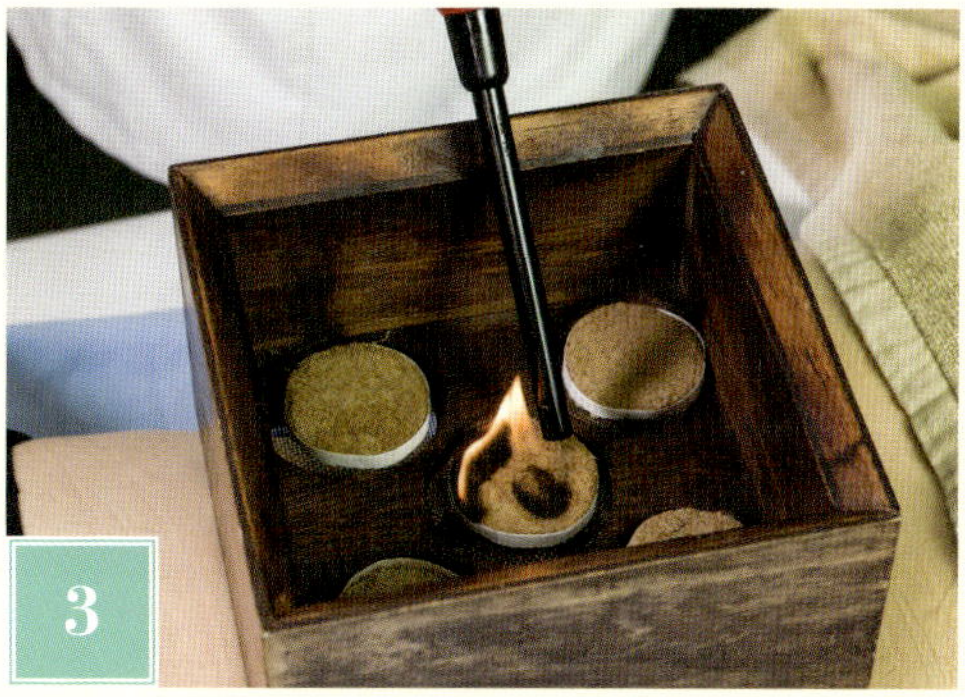

3

着火ライターで火をつけます

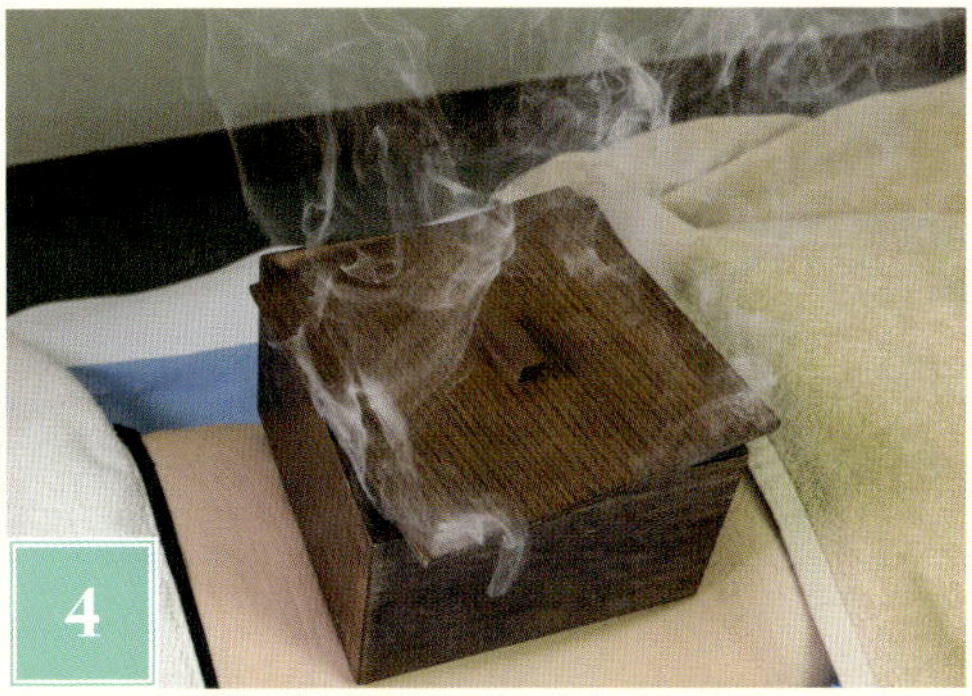

4

箱のふたをかぶせて温めます。フタを少しだけ開けて温度を調節することもできます。もぐさが燃焼しきった後も温かさが持続するので、適度なところで外します

【 部位によって形を選ぶ 】

現在、さまざまな種類の箱灸が売られています。なかには底部が丸みを帯びたものもあり、このタイプの箱灸は殿部や頭頂部に最適です。体格や施灸部位によって使い分けられるよう、いろいろな箱灸を試してみるのもよいかもしれません。

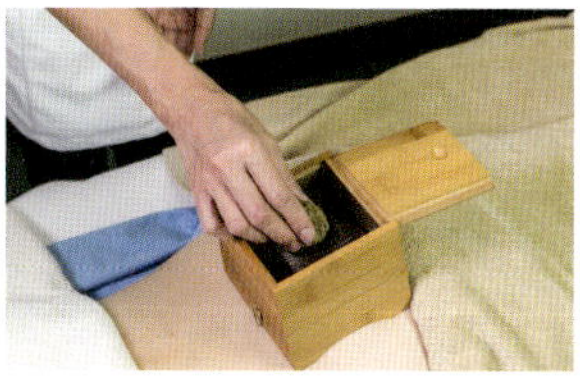

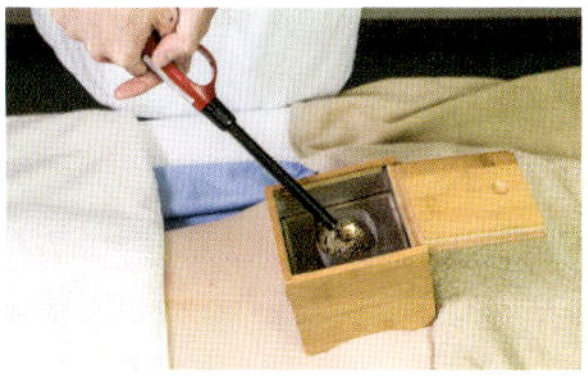

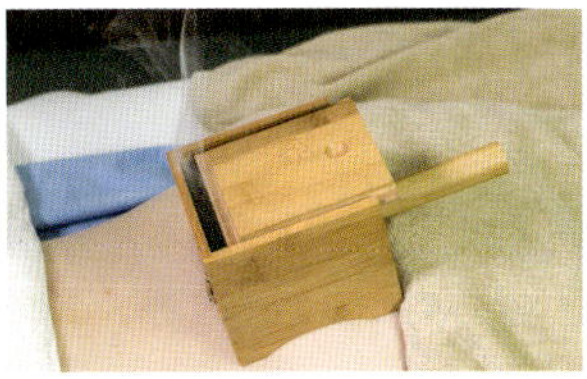

手軽にセルフケアができる、新世代の灸法

ENNTOUKYUU/DAIZAKYUU

円筒灸・台座灸

ENNTOUKYUU/DAIZAKYUU

間接隔物　無痕　セルフ可

主な疾患

すべての疾患。主に神経系疾患、運動器疾患、婦人科疾患など。

円筒にもぐさが詰まった円筒灸(紙筒灸)や、底部がシールなっている台座がついた台座灸は、近年になり発売された加工製品です。円筒灸は、1921年頃に世界に先駆けて株式会社釜屋もぐさが「カマヤミニ」を開発しました。皮膚ともぐさの間に空洞をつくるため、焼ききられることがないという画期的な商品ですが、発売当時は透熱灸が主流だったため、その後数年はあまり人気に火がつかなかったそうです。また、1973年頃には澱粉でつくった台座がついた「せんねん灸伊吹」をセネファ株式会社が発売しました。

透熱灸よりも手軽に行える灸法として浸透しており、用法や特徴の異なる商品が多数発売されています。ただし、セルフケアとして行う場合も、「熱いと感じたら取り除く」などの正しい知識をもって行わないと痕が残ることがあるので、十分注意する必要があります。

まれに台座灸や円筒灸をすると、ヤニによって肌が黄色くなることがあります。

使う道具

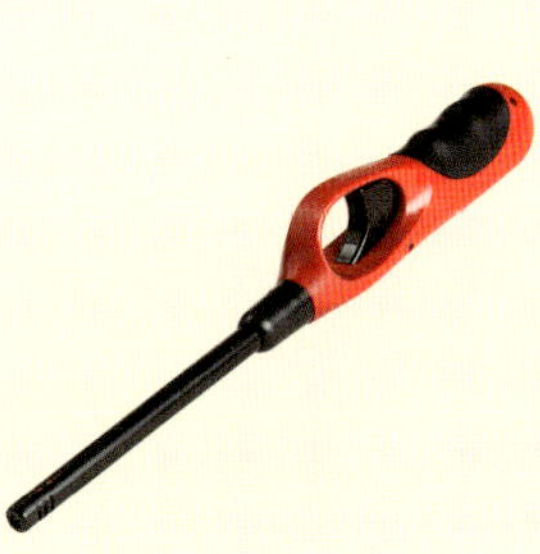

〖着火ライター〗

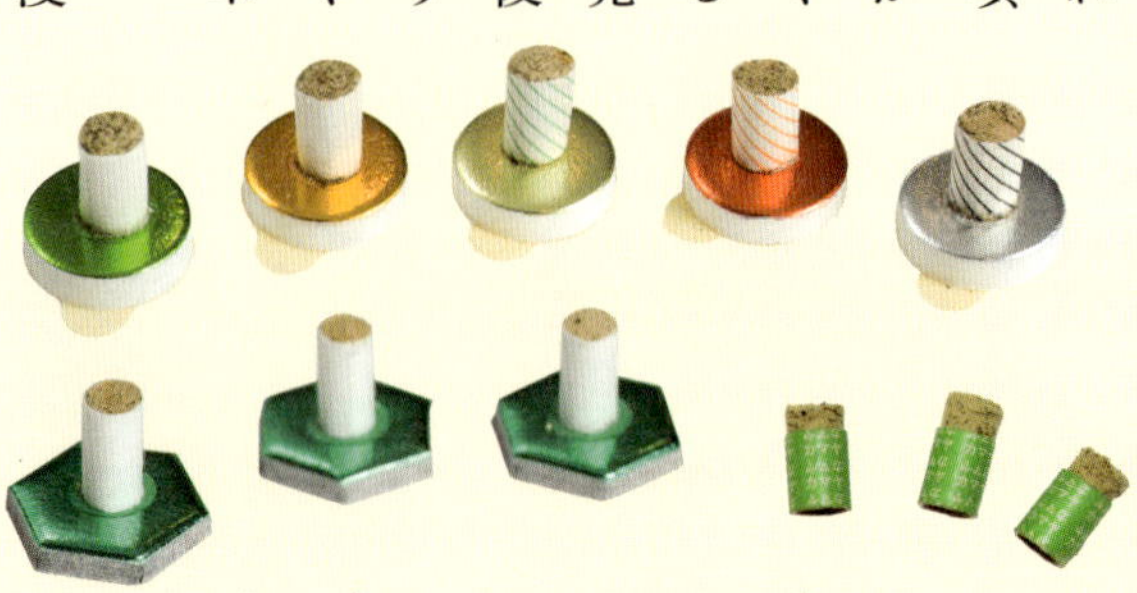

〖台座灸など〗

台座灸の方法（鍼灸師による施灸）

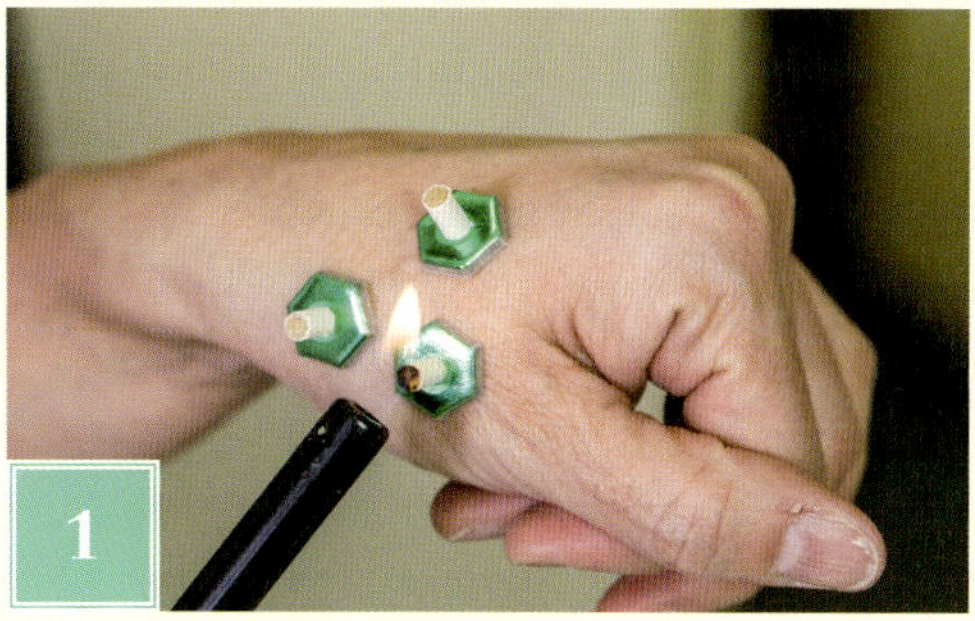

台座灸をシートなどから取り外して着火ライターで火をつけます。同時に複数施灸する場合は、写真のように一度手につけて着火してもよいです

▼

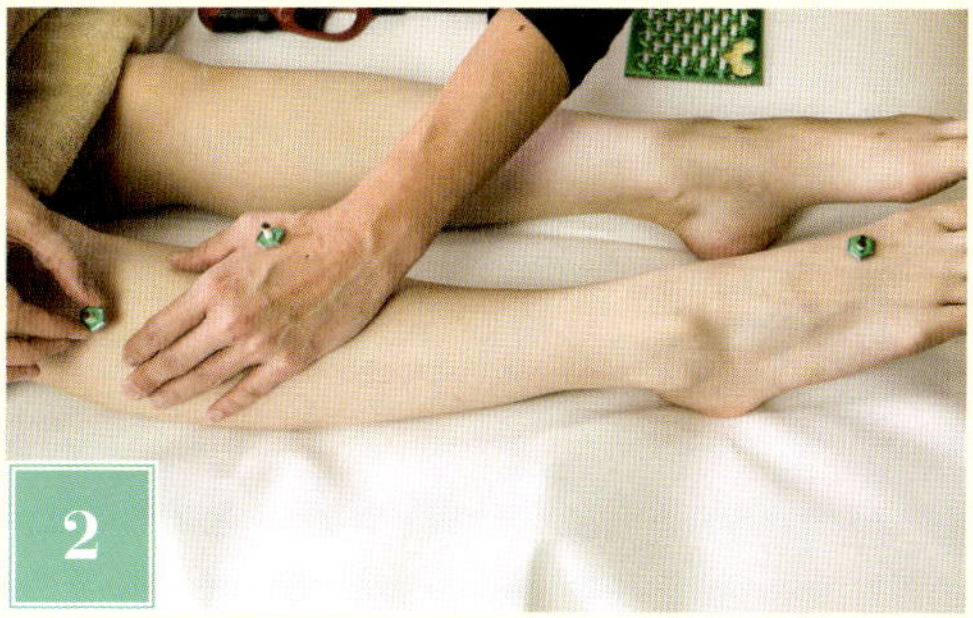

あらかじめ決めておいた施灸点にのせます

▼

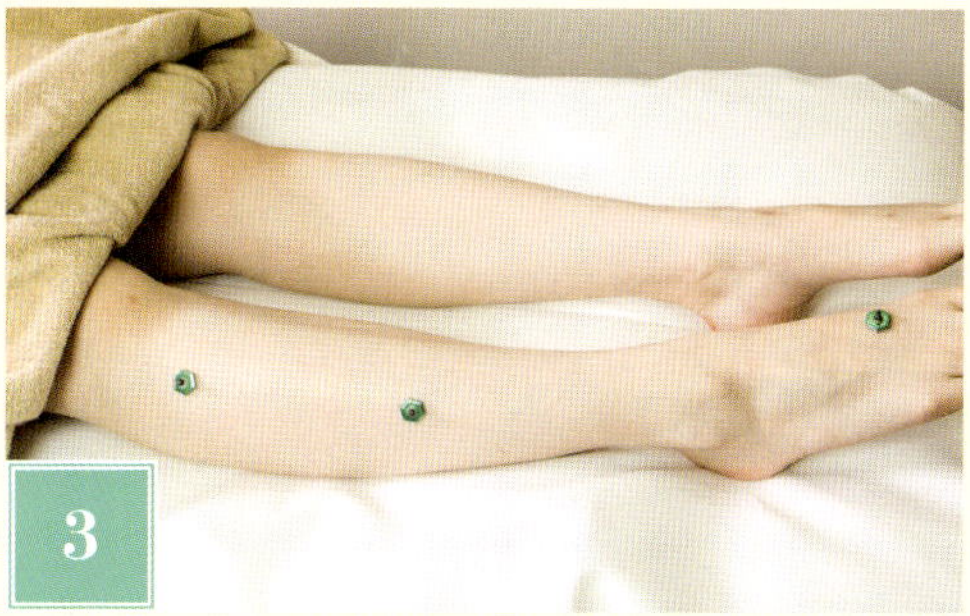

燃焼しきってもしばらくそのままで待ち、熱さを感じたら取り除きます

円筒灸の方法

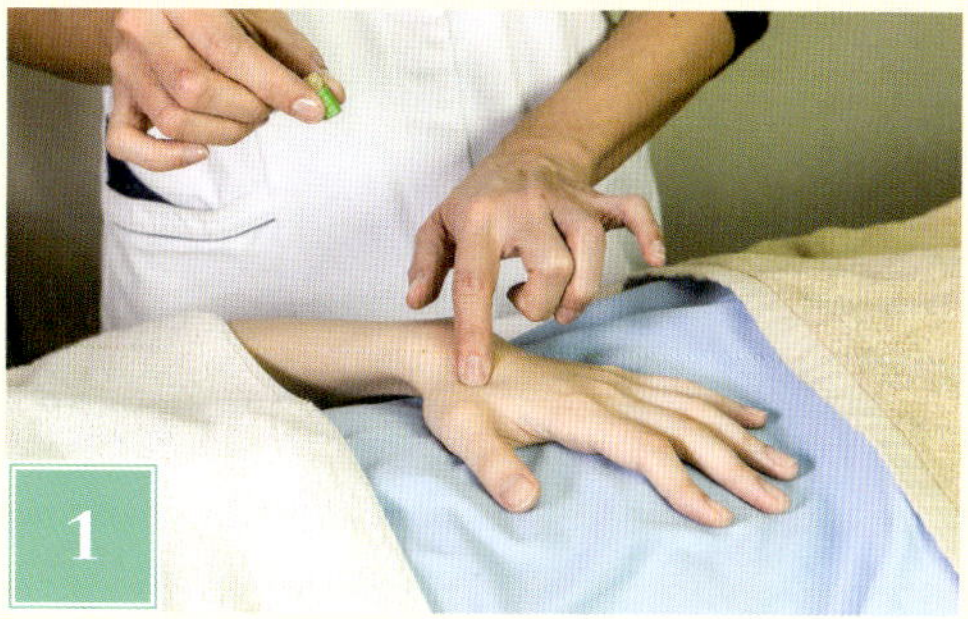

筒に入っているもぐさを、底から棒（付属している商品が多い）で押し出しておきます。施灸点を見つけます

▼

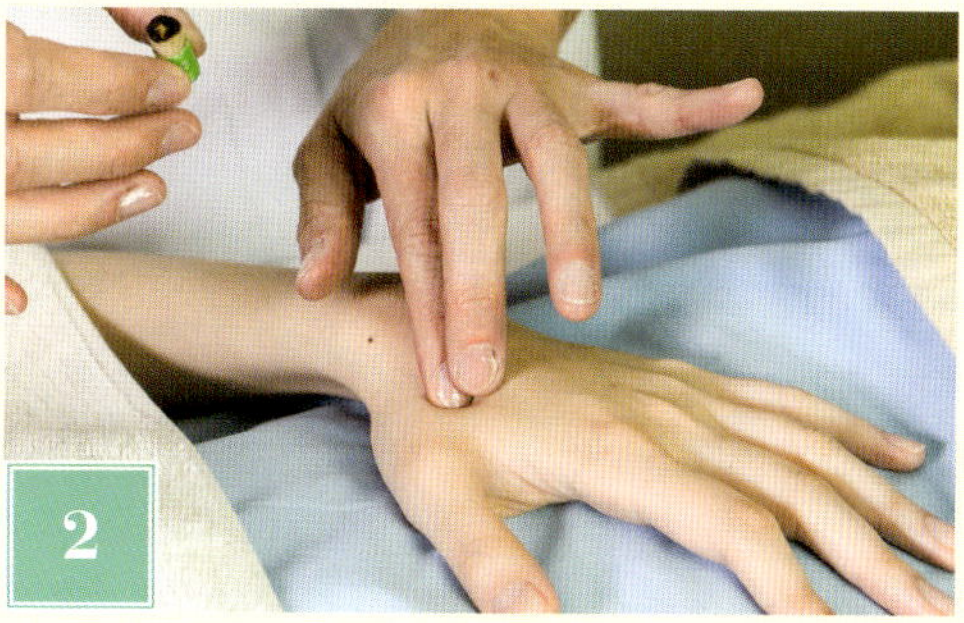

あらかじめ筒底に糊がついているタイプはそのままで、そのほかのものは糊をつけたり、水で糊を溶かしたりしてから、ライターなどで着火をして、施灸点に円筒灸をのせます

▼

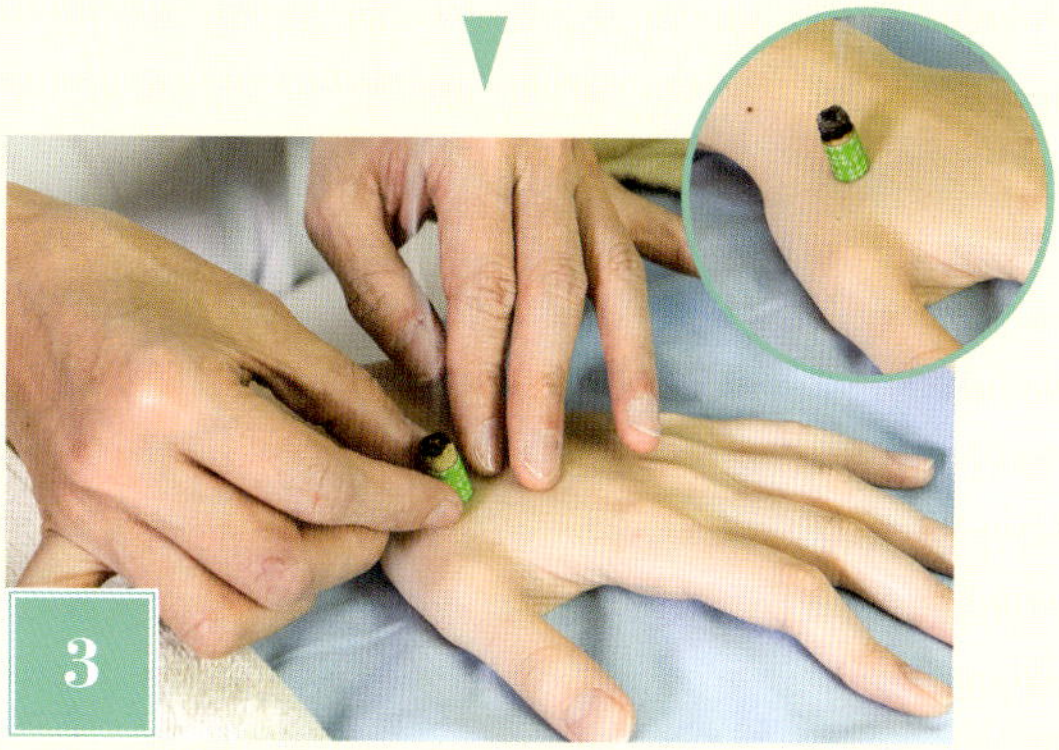

温かくなったり、もぐさが燃焼しきったら取り除きます

※この台座灸の点火方法はメーカーが推奨する点火方法とは異なります

身近にあるお線香も、お灸用具に早変わり

SENNKOUKYUU

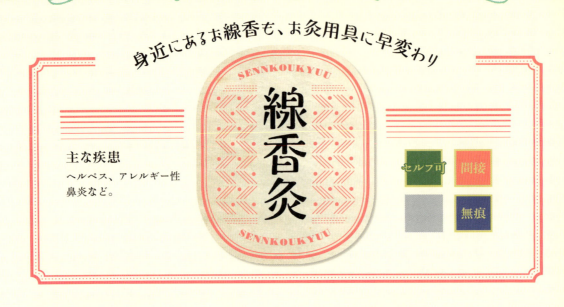

線香灸

SENNKOUKYUU

主な疾患

ヘルペス、アレルギー性鼻炎など。

セルフ可　間接　無痕

線香灸は、火をつけた線香を皮膚上のツボに3～5㎜程度まで近づけて、ピリッとした熱さを感じたら離す、というシンプルな灸法です。線香灸はヘルペス性歯肉口内炎などにも用いられます。患部に線香灸を施すことで、タンパク質が萎縮して皮膚や粘膜の局所的な盛り上がりが縮小するため、早期治癒が期待できるといわれています。1か所につき、10回程の熱感刺激を与えます。

線香灸で使用する線香は、椨粉《たぶこ》を原料とした匂《におい》線香を用いることが多く、直径3㎜程度の、やや太めのものがよく使われています。同じ線香でも杉の葉の粉末を原料とした杉線香は煙が多く出るうえに、杉特有のにおいがするため、治療にはあまり用いられません。稀に、白檀などの香りの高い高級な線香が用いられることもあります。

もぐさは使用せず、どこでも手に入りやすい線香を使用するため、セルフケアとして自宅で行うこともできます。

使う道具

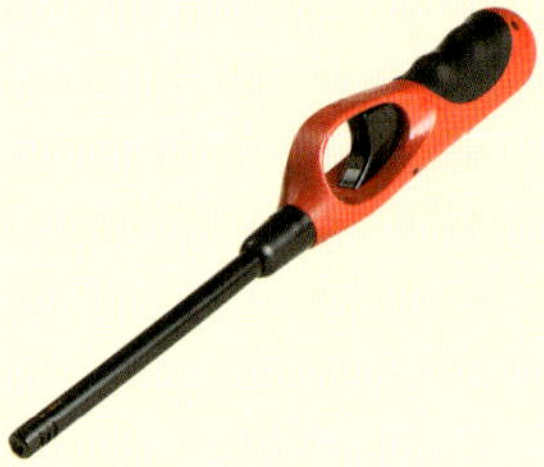

〖着火ライター〗

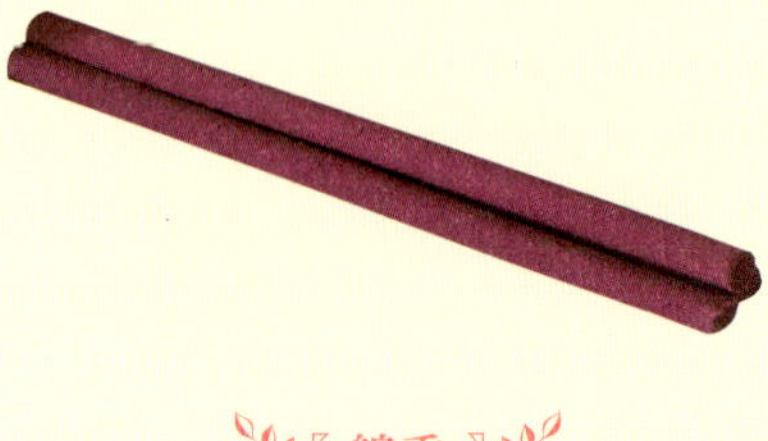

〖線香〗

方法

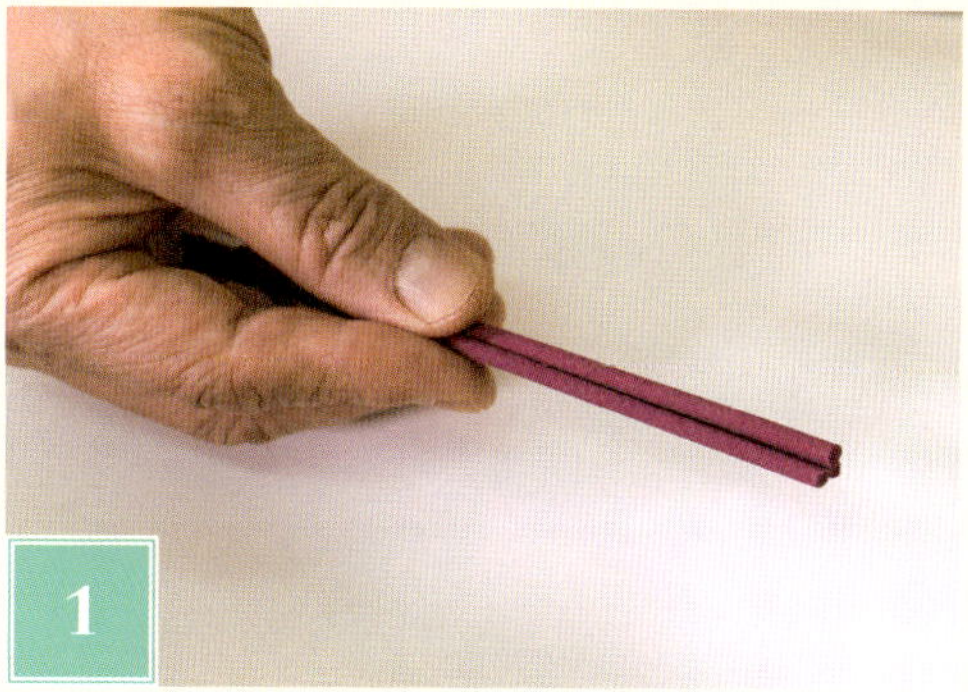

線香を数本まとめて持ちます。線香の数は、施灸点の広さや線香の太さによって異なります

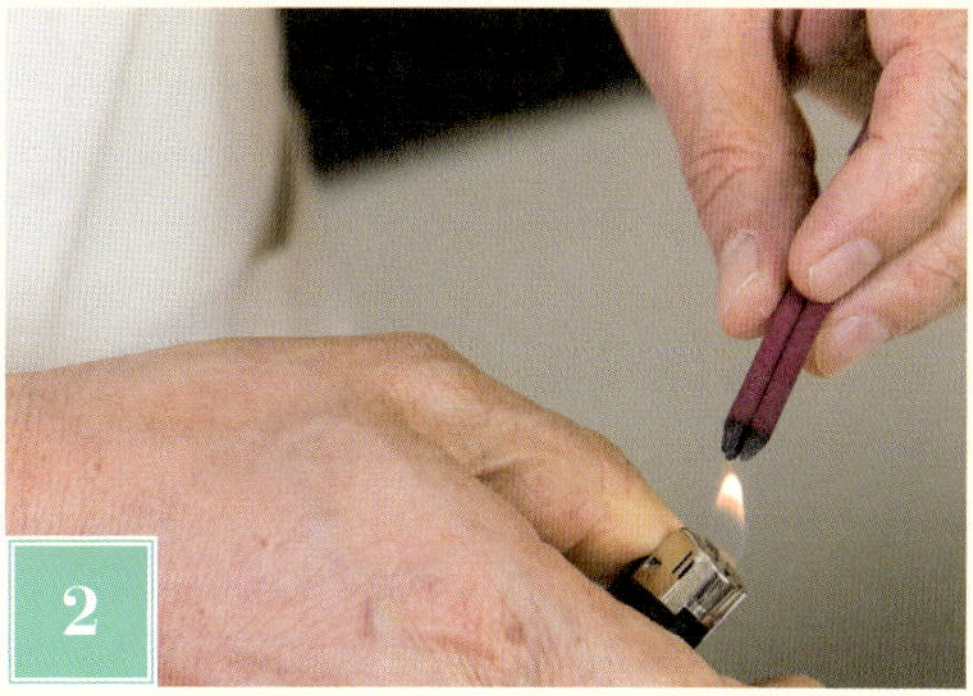

着火ライターで火をつけます

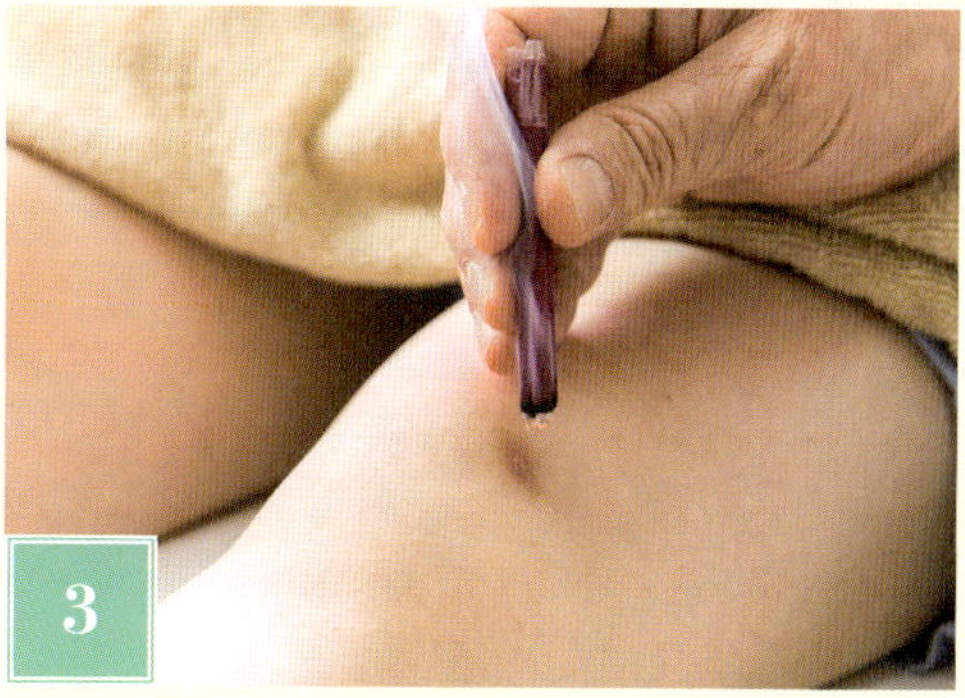

施灸点から1cm程度の場所まで近づけて5秒数えます

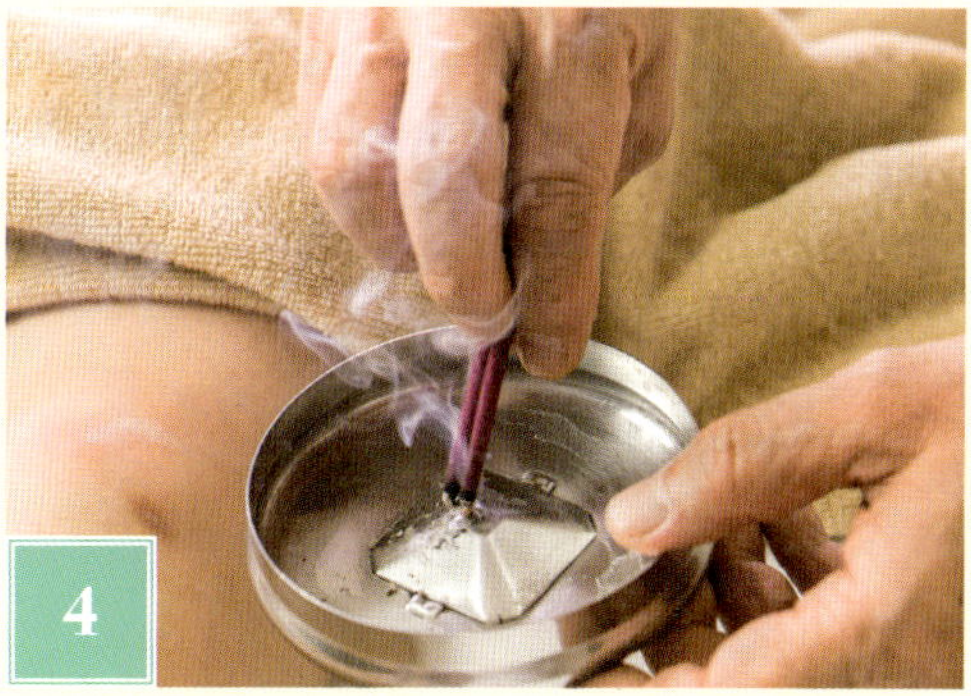

5秒経過したら一度離して、灰皿に灰を落とします

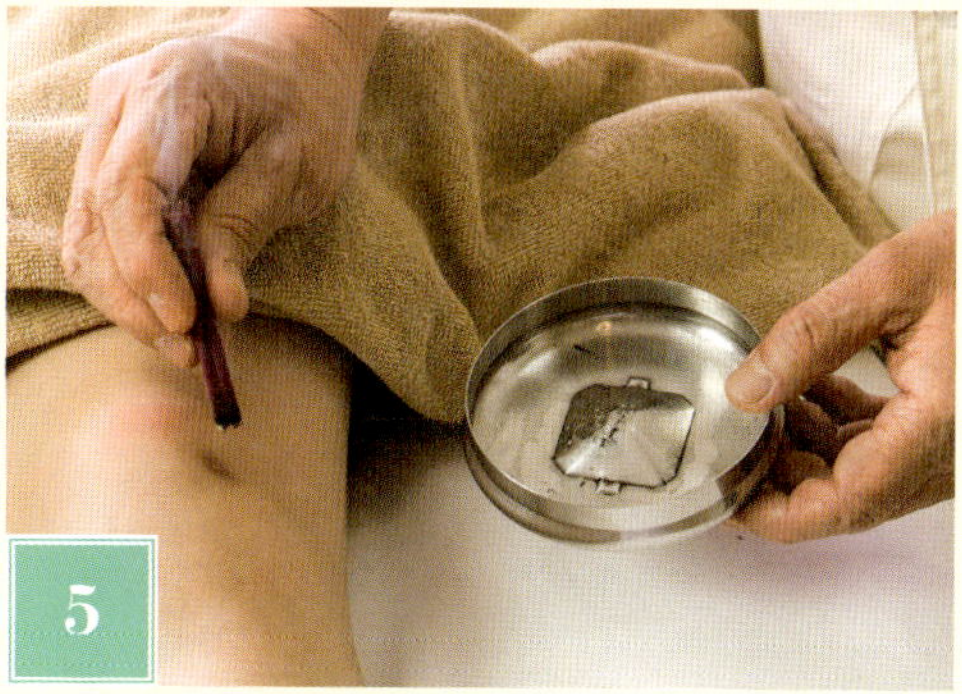

再び施灸点に近づけて5秒数えます。これを数回繰り返します

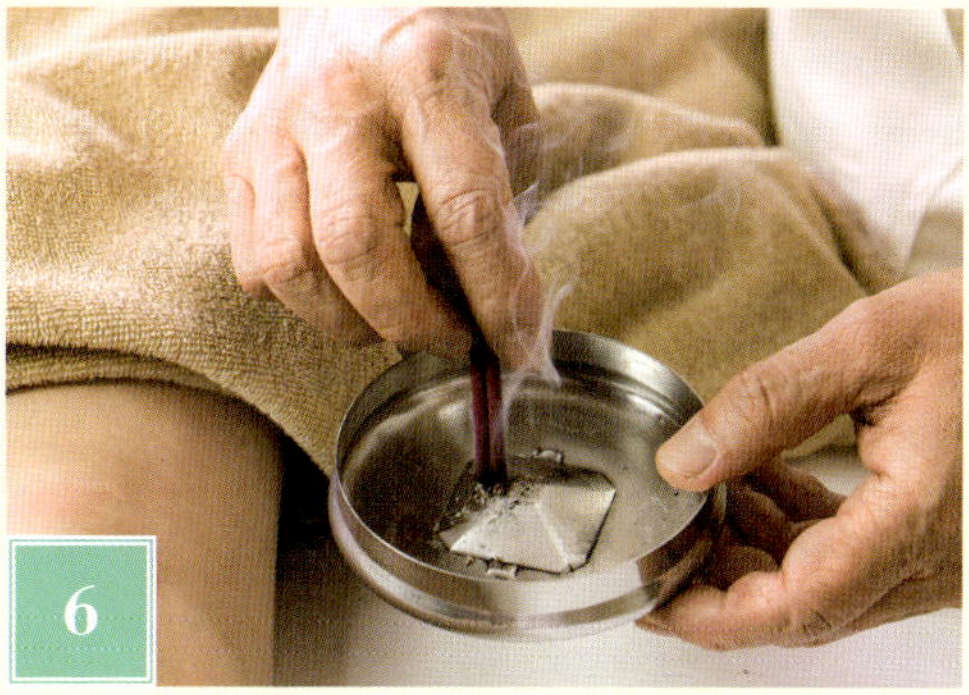

完了したら線香の火を灰皿に押しつけて消火します

竹と茶こしのDIY温灸器でお灸に挑戦

TAKEDUTUKYUU

竹筒灸

TAKEDUTUKYUU

主な疾患

すべての疾患。近視、遠視、結膜炎、麦粒腫など。

隔物　無痕　セルフ可

鍼

灸に竹筒を用いると聞くと、深谷灸法を連想する鍼灸師も多いと思います（p.78）。しかし、それとは別に施灸の土台に竹筒を用いることもあります。

竹筒灸は「竹箱灸」とも呼ばれ、竹を5〜10㎝程の長さに切り、断面を研磨機にかけたり、やすりをかけたりして滑らかにし、竹のサイズに合わせた金網をはめてつくった器具を用います。これにもぐさをのせて点火します。金網と皮膚面の距離によって温熱刺激の強弱が変わります。片手で持つことができ、全身どこにでも据えることができます。

散もぐさだけでなく、短かすぎて使えない線香や、折れた棒もぐさなどを金網に入れて着火することもできます。

目に施灸する場合は、p.58で解説した、メガネフレームにクルミの殻をとりつけた「クルミ殻メガネ灸」のように、メガネフレームに竹筒をはめ込んで施灸します。目に据える場合は、煙が出ず、灰が落ちない炭化もぐさを用いて行いましょう。

使う道具

〖 メガネフレーム 〗

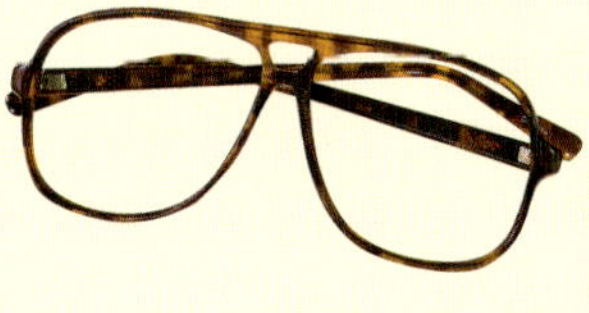

〖 着火用器具 〗

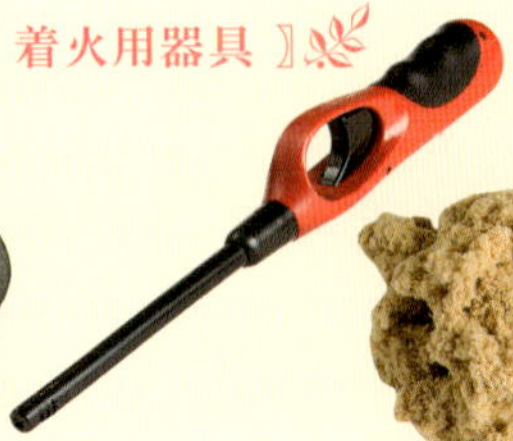

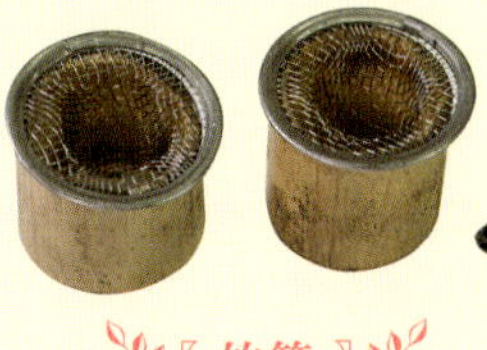

〖 竹筒 〗

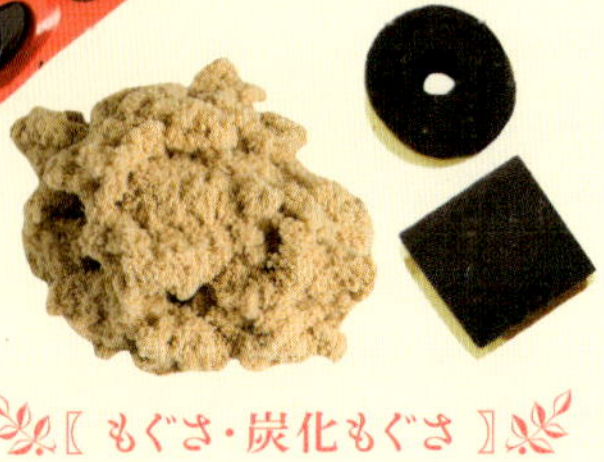

〖 もぐさ・炭化もぐさ 〗

方法

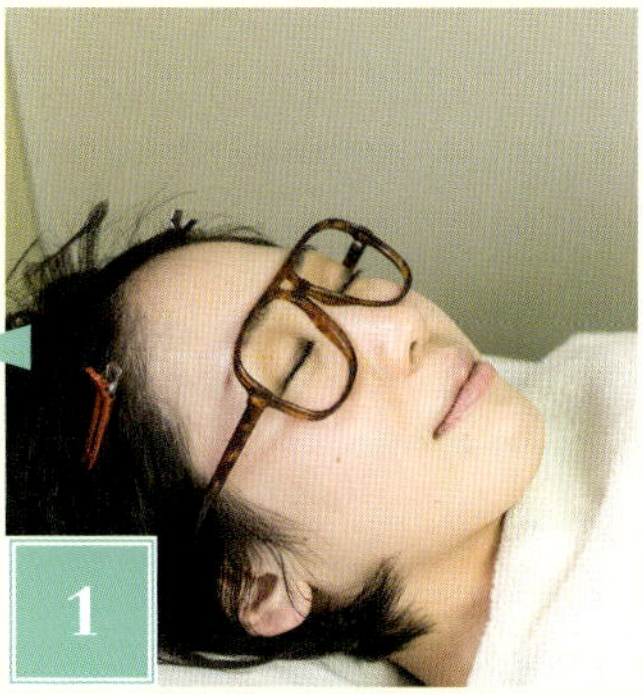

レンズを抜いたメガネフレームを掛けます。竹筒が入るように、できるだけレンズサイズの大きいものを選びます

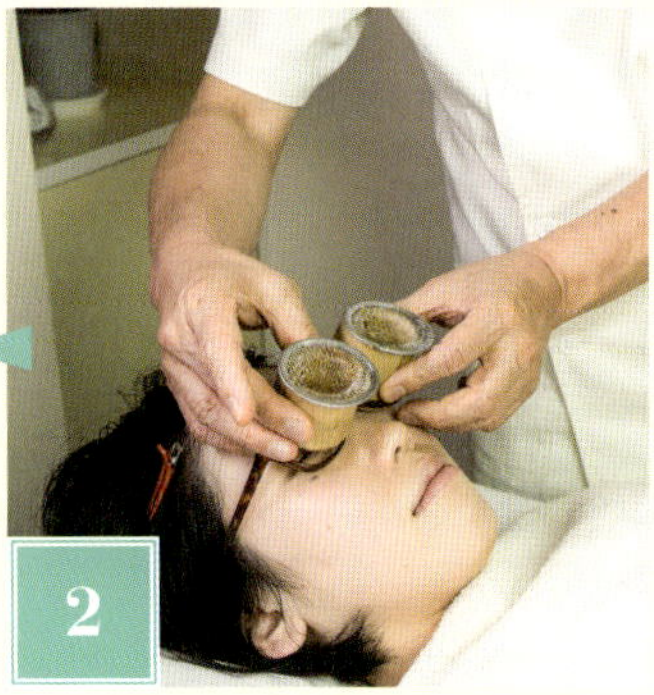

竹筒をメガネのレンズに当たるところにのせて、しっかり固定します

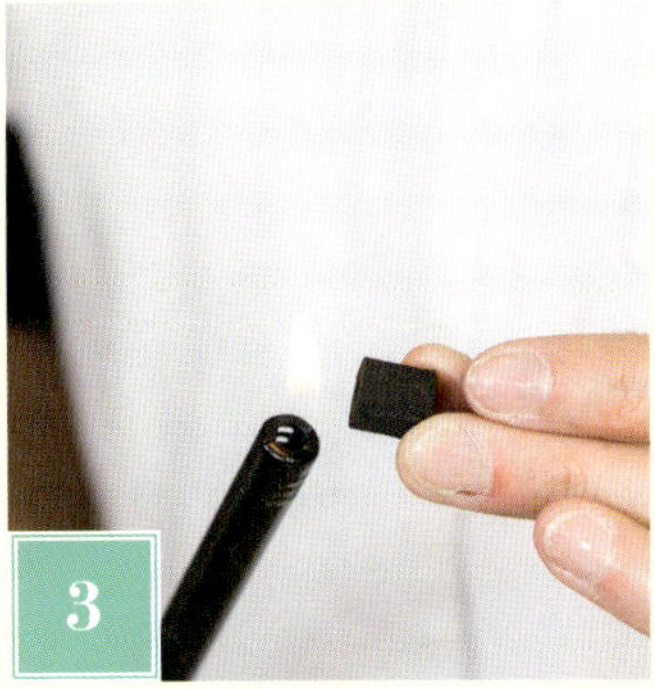

炭化もぐさに着火します。炭化もぐさは煙が少なく、目の周辺の施灸に適しています

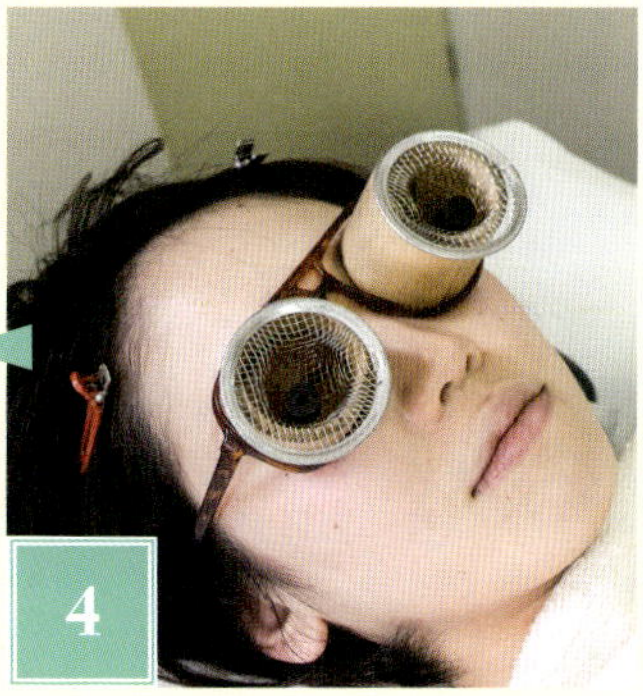

もぐさが燃えきるまで待ちます

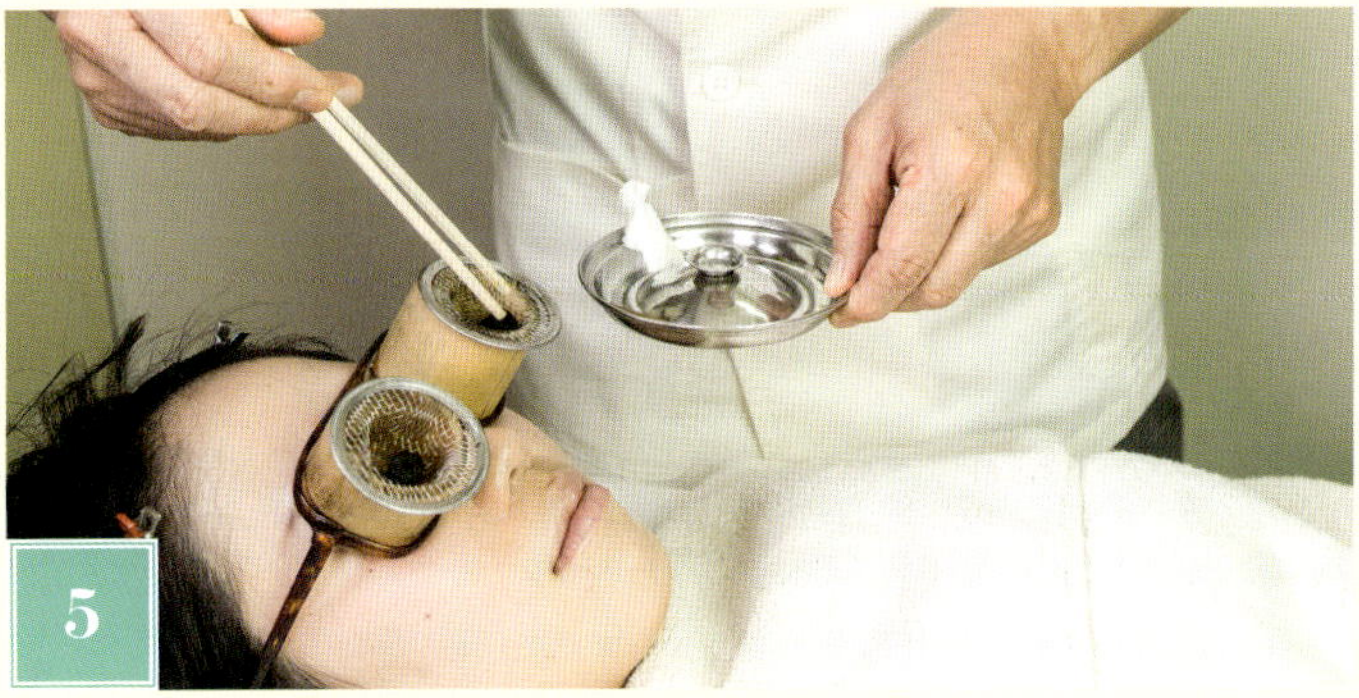

もぐさが燃えつきたら箸などを使って取り除きます

【目の周辺以外にも使える竹筒灸】

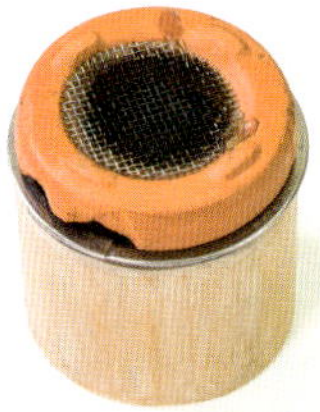

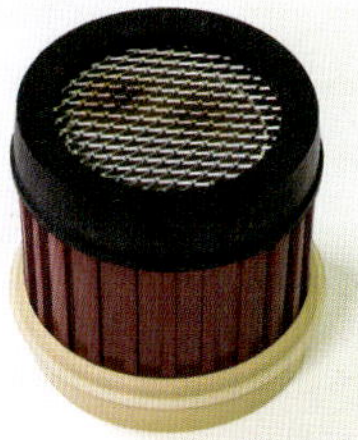

竹筒灸は目の周辺以外にも、隔物灸として使用することができます。目の周辺に施灸する場合は、煙が少なく灰が落ちづらい炭化もぐさがおすすめですが、腹部や頭部、足底など、他の部位の場合は散もぐさなどを使ってもよいです。竹筒と同じ形をした灸グッズも販売されていたり、手作りすることもできます。箱灸よりも、狭い部位への施灸に最適でしょう。

⇦ p.98では韓国の竹筒灸を紹介しています

生薬などの性質を生かした、伝統的な治療

YAKUBUTSUKYUU

薬物灸

YAKUBUTSUKYUU

主な疾患

方法によって異なる。

直接 隔物　有痕 無痕　薬効　艾無 艾有

薬物灸は、薬物を患部に塗ったり、貼ったり、薬物の上に艾炷をのせて点火・燃焼させる灸法のことです。局所の充血、消炎、鎮痛、消毒、殺菌、角質軟化、剥離などを目的として行われます。もぐさを使わずに薬物だけで行うことが多いです。薬物灸の種類には、天灸や紅灸、漆灸、水灸、墨灸などがあります。

中国の宋代に書かれた『鍼灸資生経』には、局所の発火を目的に天灸を行うという記述があります。中国から天灸が伝来して以降、日本の薬物灸も独自に発展を遂げてきましたが、現在では伝統的な薬物灸を行う鍼灸院や施設はほとんどありません。

ただし、墨灸に関しては現在もいくつかの治療院で施灸されています。墨灸は、滋賀県から広まっていった薬物灸で、主に小児に対して行われています。五行の色体表に基づき、腎の働きを高める黒色の墨を混ぜて薬をつくり、それを肌に貼付します。地元では「もんもん」と呼ばれているそうです。

【天灸】

天灸は、刺激性の強い薬物を皮膚に貼って、局所の発疱や充血を促す灸法です。中国・宋代の『鍼灸資生経』には、旱蓮草《かんれんそう》を木槌で砕いたものを銅銭で押さえて、それに絹の包帯をして水疱をつくる方法が記載されています。そのほかに用いる薬物には、毛茛《きんぽうげ》、大蒜《たいさん》、白芥子《はくがいし》、カンタリジンなどがあります。薬物を貼りつけると温感と一緒に充血が発生し、灼熱感や、痛痒感があってから水疱ができます。水疱ができたら潰して軟膏を貼付します。

ただし、この灸法は現在ではほとんど行われていません。

【紅灸】

紅灸は、紅花から絞った汁や、紅花の粉末を水などで溶いたものを肌に塗布します。灸本来の効果というよりも、催事的意味づけや色によるプラセボ効果を期待したもので、小児にも用いられた灸法です。紅花の粉末をワセリンなどに混ぜ、綿棒などで添付するという方法もあります。

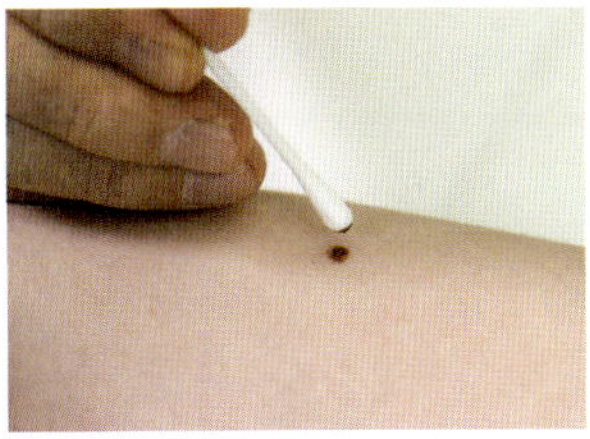

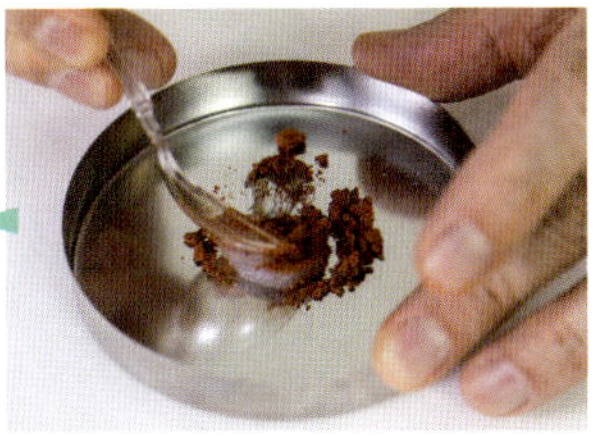

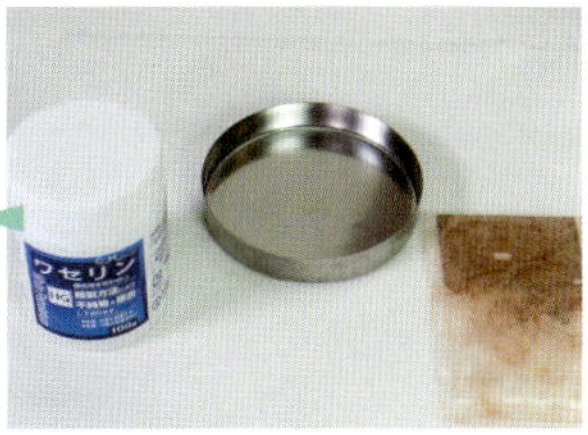

【漆灸】

漆灸には生漆を用いる方法と、乾漆を用いる方法があります。生漆の場合は、生漆と樟脳油《しょうのう》を10滴：10滴の比率で調合し、ヒマシ油を適量加えてよく混和します。乾漆を用いる場合は、37.5g、ミョウバン37.5g、樟脳18.75gを混ぜ、さらにもぐさの粉末を適宜調合して黄柏《おうばく》の煎汁に溶かします。それぞれ、棒などで経穴にのせるという方法があります。

【水灸】

水灸は、用いる薬物や組合せの違いなどから、3つの方法があると言われています。1つは薄荷《はっか》脳《のう》7.5g、竜脳《りゅうのう》3.75gを調合し、これにアルコールを適宜加えてよく混和します。2つ目は、竜脳7.5g、白礬《はくばん》3.75g、硇砂精《ろしゃせい》3.75gを調合し、よく混和します。3つ目はグリセリン50g、竜脳30g、硝酸20gを調合し、よく混和します。調合・制作した薬を、筆、箸、棒などを用いて皮膚に貼付します。

【墨灸】

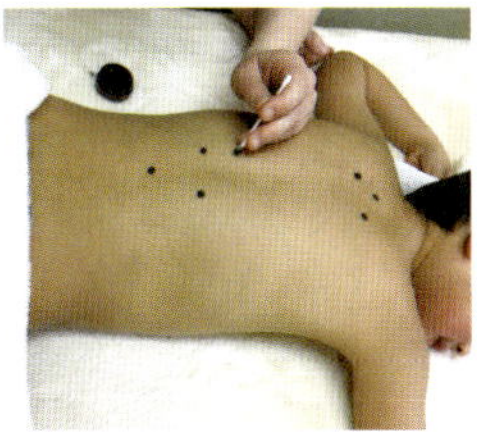

墨灸は現在でも小児への灸として行われることがある薬物灸です。

つくり方はいくつかありますが、一例では、黄柏に水1合を入れ、5勺（約19ml）まで煎じ、ここに墨をすって竜脳7.5g、麝香《じゃこう》3.75g、樟脳3.75gと上質のもぐさを混ぜて混和します。これを皮膚に塗ります。

頭上の熱を感じながら無病息災を祈る

HOUROKUKYUU

焙烙灸

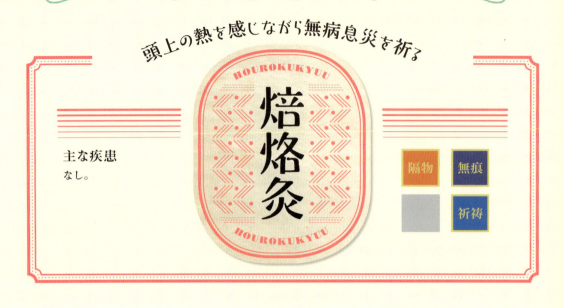

HOUROKUKYUU

主な疾患
なし。

隔物　無痕　祈祷

焙烙灸とは主にお寺で加持祈祷の儀式として行われているお灸です。まじないが書かれた直径30㎝ほどの焙烙《ほうろく》を、笠をかぶるように裏側を上にしてかぶり、その上に粗悪もぐさをのせます。焙烙灸を実施している寺院の多くでは暑気払いや夏越の行事として夏の土用の丑の日に行いますが、冬に行ったり、毎月日時を決めて行っているところもあります。

焙烙灸は「お灸」といっても治療が目的ではなく、おまじないや祈祷を目的として据えられる灸です。そうはいってももぐさをのせて火をつけるため、実際にはかなり熱くなる場合もあります。その際は、焙烙を頭から少し浮かしたり、焙烙と頭の間にタオルを挟んで温度を調節します。

焙烙以外にも、すり鉢をさかさまにかぶって、すり鉢の底の溝にもぐさを敷き詰めてお灸を据える「すり鉢灸」を行うお寺もあります。砂灸（p.74）と同じように、お灸は治療としてだけでなく、宗教行事としても庶民の生活に息づいています。

使う道具

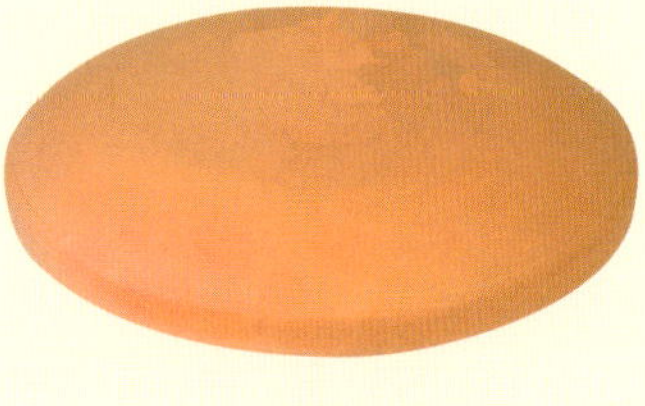

〖 焙烙 〗

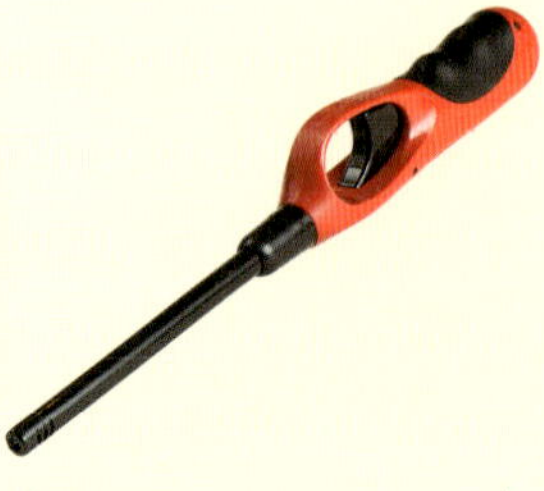

〖 着火ライター 〗

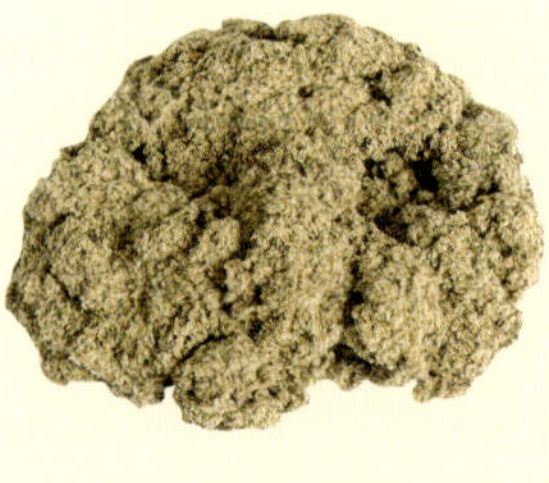

〖 粗悪もぐさ 〗

方法

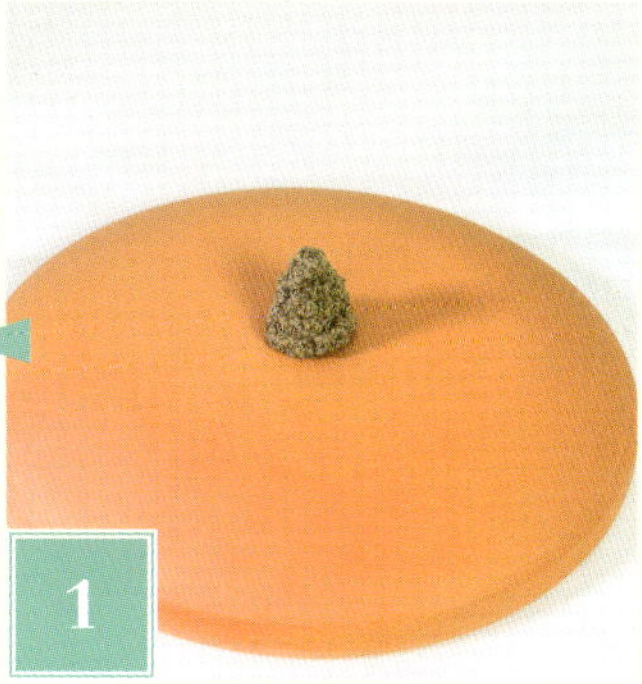

直径25cm程度の焙烙を笠のように裏がえしにします。中央に、粗悪もぐさでつくった母指頭大の艾炷をのせます

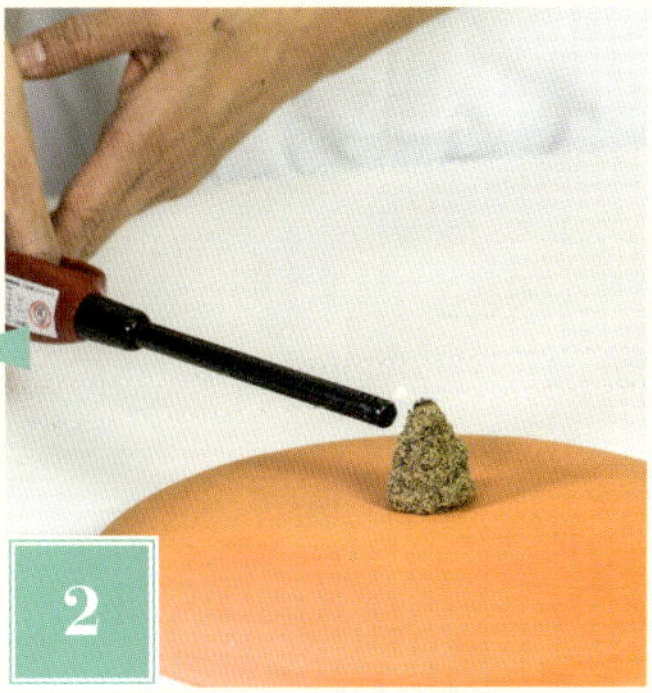

着火ライターで艾炷に火をつけます

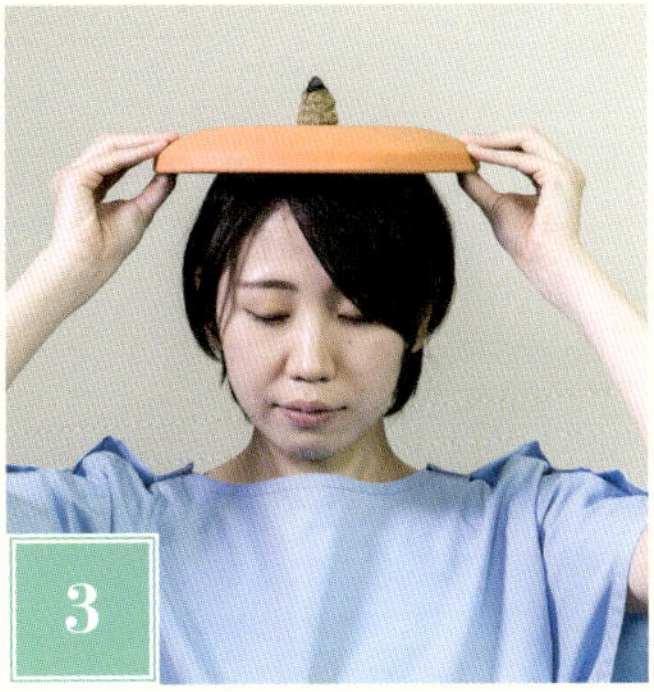

焙烙ごと頭にのせて、艾炷を焼ききります。想像よりも熱くなるので、少し頭から浮かしてもよいです

【三宝寺の焙烙灸】

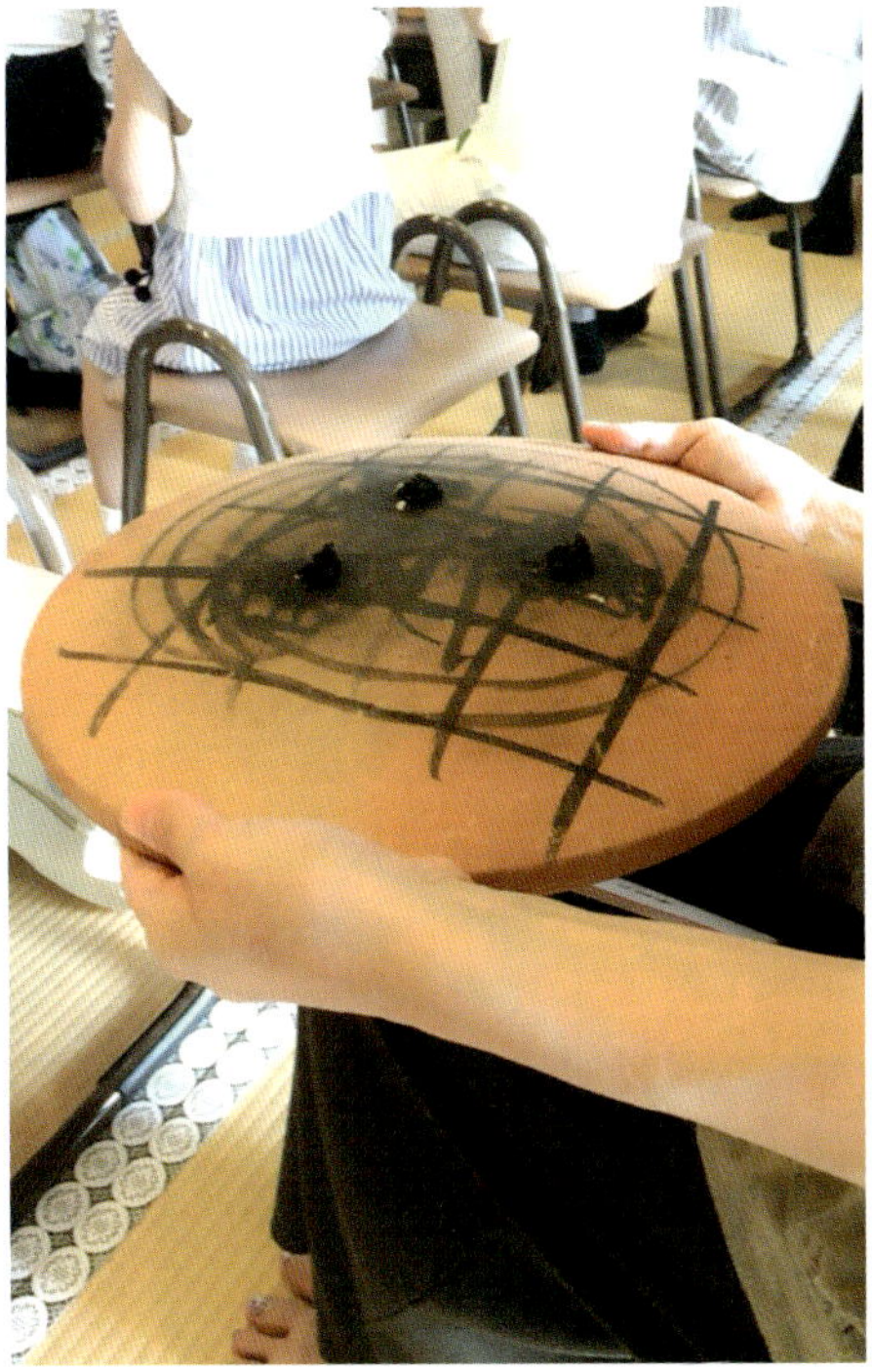

焙烙灸は主に日蓮宗のお寺で行われています。京都の三宝寺もその一つで、毎年土用の丑の日に焙烙灸祈祷が実施されています。土用の丑の日は、１年で最も暑いとされている日で、この日に焙烙灸をすることで、夏の暑さを払い、頭痛封じ、中風封じなどを祈ります。

お寺での焙烙灸では、焙烙に『法華経』妙法蓮華経陀羅尼品第二十六から引用された呪文が書かれていることが多いです。

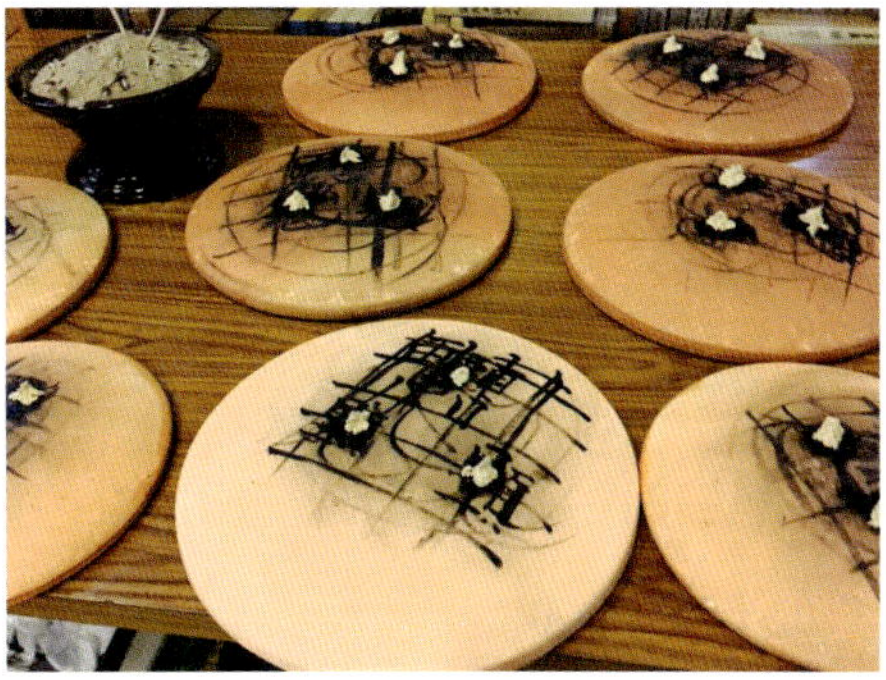

「あしあとに灸!?」めずらしいお灸の風習

SUNAKYUU

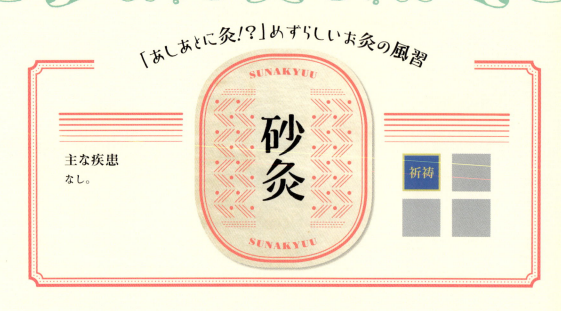

砂灸

SUNAKYUU

祈祷

主な疾患

なし。

砂灸とは、徳島県徳島市の個人宅で年2回、春分の日と秋分の日に行われている「砂についたあしあとに灸をする」という、一風変わったお灸です。

来訪者は、参拝をしてから、裏庭に向かいます。裏庭には砂が入っている箱が用意されていて、そこに足を入れて、東（日の出の方向）に向かって裸足で立ち、あしあとをつけます。あしあとがついたら、あしあとの湧泉の周辺に藁で印をつけ、大き目の艾炷をのせて点火します。あしあとに灸をすることで、1年間の無病息災を祈るという伝統行事です。

約250年前、宿を探していた修行僧に、一晩の宿を快く提供したところ、宿のお礼に伝えられた灸法で、現在まで受け継がれてきています。多いときで1日1000人の来訪があるそうです。

焙烙灸（p.72）、砂灸のほかにも、お寺や僧が関連しているお灸を使った儀式は日本全国に多数あるといわれています。

【砂灸】

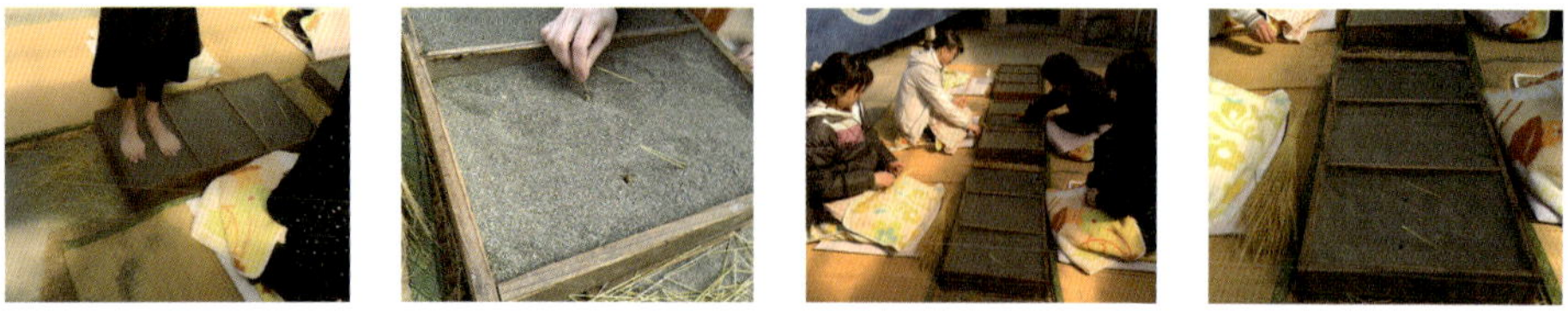

ボタン一つで簡単施灸! 進化するお灸

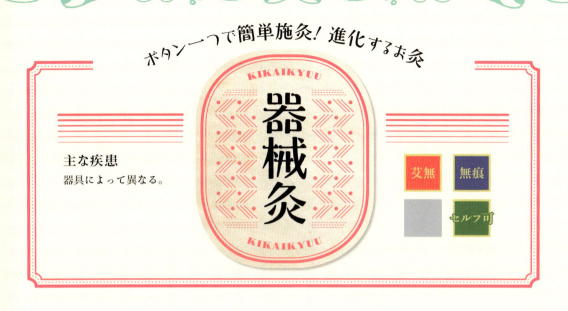

KIKAIKYUU

器械灸

KIKAIKYUU

主な疾患

器具によって異なる。

艾無　無痕

セルフ可

近年の電子技術の発達・発展によって、電気による皮膚への温熱刺激機器を使った灸法も多数生まれました。

温熱刺激機器の特徴はさまざまですが、温度調節の設定が自由自在に行える、もぐさを用意する必要がなく操作が簡便、毎回艾炷をつくる手間がかからない、持ち運びが簡単、火を使わなくてもよい、においが出ない、などのメリットが謳われています。

鍼灸院や医療現場では、刺激量の微細な調整ができたり、往療先で火器の使用が禁止されている場合の灸治療の代用としても活用できるという点で重宝されています。温度の観測装置がついていて、火傷の心配がないものや、赤外線や遠赤外線の局所照射をするための機器もあります。

家庭用の温灸器は、艾炷をうまくつくることができない一般の方も安全にお灸に似た効果を実感できます。健康志向の高まりに伴い、疲労回復や養生としてますます普及しています。

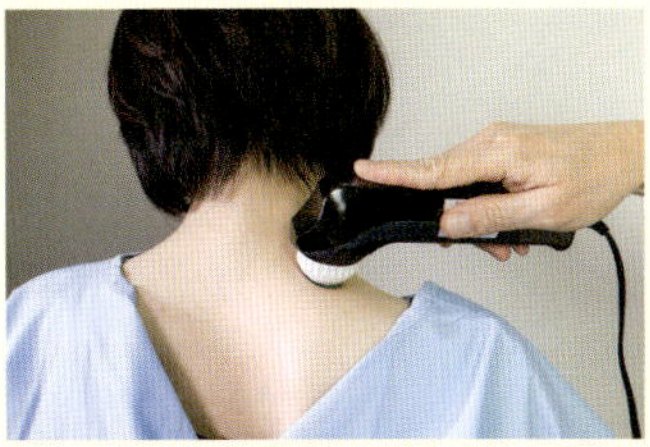

患者がセルフケアとして行うための器械灸も、普及しています

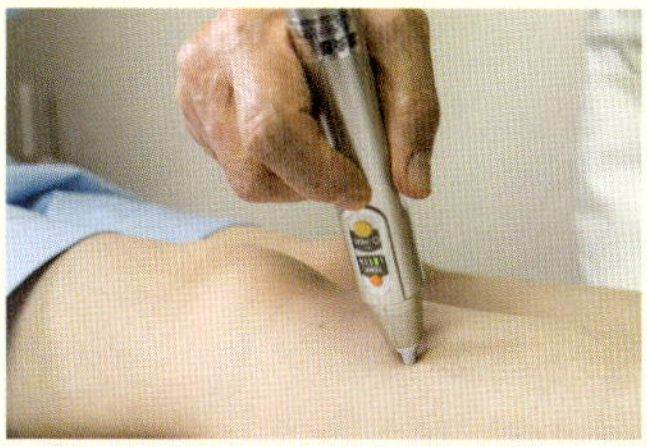

火を使わないタイプの小型の器械灸は、往療にも重宝されています

器械灸は、p.94、95でも紹介しています

ますます広がる、新たなお灸ワールド

DAIYOUKUU

代用灸

DAIYOUKUU

主な疾患

方法によって異なる。

艾無　無痕　セルフ可

江戸時代、日本では一般の家庭でも透熱灸を据えていました。しかし、現在は家庭で透熱灸を行うことはほとんどありません。代わりに、台座灸や器械灸を用いた自宅でできるお灸のセルフケアが普及しています。

近年ではもぐさを使わず、お灸の「温める」効果に注目した、さらに手軽に効果が実感できるアイディアお灸もメディアを通して広まっています。例えば、ドライヤーでツボに温風を当てるドライヤー温灸、お湯を入れたペットボトルをツボに当てるペットボトル温灸、電子レンジで加熱したこんにゃくをタオルにくるんで患部に当てるこんにゃくお灸などが人気です。

身近にある道具を使い、冷えた身体を温めることで、リラックスをする、血行がよくなる、筋肉のコリがほぐれる、内臓の調子がよくなるということに多くの人が気づき始めています。

今後も新たなアイディアお灸が開発されるかもしれません。

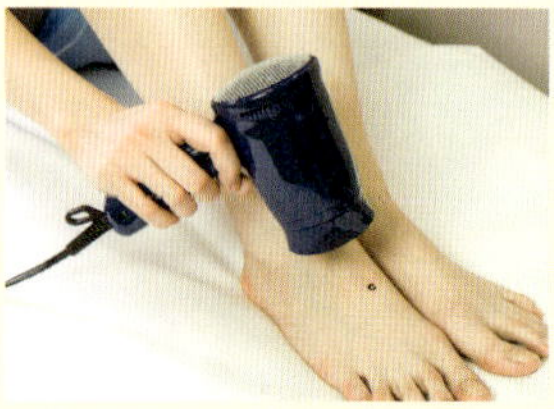

【ドライヤーお灸】

1日2回、1回あたり約1～2分、「気持ちいいな」と思う温度でツボに温風を当てます

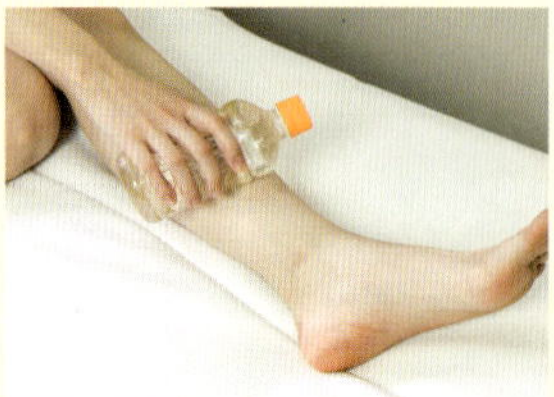

【ペットボトルお灸】

ペットボトルに70～80℃のお湯を入れて、ツボに当てるだけなので安全で安心です

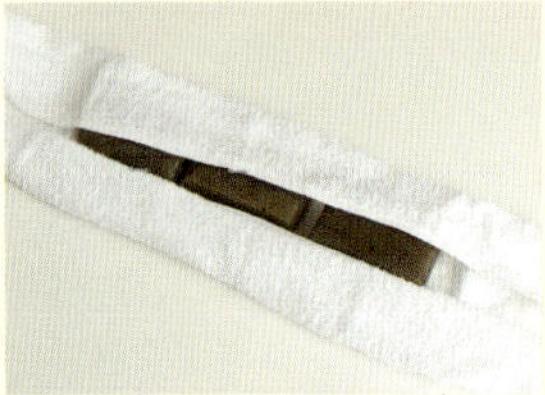

【こんにゃくお灸】

適度な大きさに切り、電子レンジで1～3分加熱したこんにゃくをタオルでくるんで温めたい部位に当てます

先祖から代々受け継がれてきた、伝統の灸法

KADENNOKYUU

家伝の灸

KADENNOKYUU

主な疾患

方法によって異なる。

直接　間接　有痕　無痕　薬効　隔物

家伝の灸とは、「その家に代々伝わっている灸法」です。全国各地には数多の家伝の灸があります。

江戸時代の後期、それぞれの鍼灸の流派が理論や実技を親から子へと「家」単位で継承するようになりました。それを書物を残すようになり「代々伝わる鍼法・灸法」が確立していきます。また、多くの人に知られることが無いよう「秘伝」の意味合いで口頭で伝承されているケースも存在し、今日では途絶えてしまったものも少なくありません。さらに、先祖が僧侶や外部の人に教えてもらった灸法、という伝承もあります。灸法のみが独自で伝承されている場所には、お寺やお遍路参りの施灸所などもあります。

家伝の灸は、それぞれに特徴があり、灸を据えるテクニックそのものや、薬物の配合、ツボの位置などが一般的な灸法と異なるものが多いです。

家伝の灸の一部

能が谷中風予防の家伝灸	小山つき目の灸	四ツ木の灸
草加中風予防の灸	鳩ヶ谷の灸	栗田の灸
粟島（淡島）の灸	手越の灸	はちょうの灸
こみとの灸	千本松の灸	おぐりす灸
太田眼の灸	弘法の灸とお富士さん	ハスの灸
指の庄兵衛さん	墨灸（隔物灸）	峰の灸
新宿追分わきがの灸	ナガトヤ灸	

「昭和の名灸師」が確立した、効かせるお灸

深谷灸法

FUKAYAKYUUHOU

有痕　直接

深谷灸法の創始者、深谷伊三郎は、1900年に東京で生まれました。若い頃に肺結核を患い、5年間病床で過ごしたのち、お灸で一命を取り留めたことがきっかけで鍼灸界に身を投じます。

深谷灸法といえば、「竹筒を用いる治療」と第一に思い浮かべる人が多いと思いますが、最も特徴的なのは変動穴、少穴、遠隔取穴などを使って治療することです。直径2㎜、長さ8～10㎜という通常の艾炷よりも細長い艾炷を用いて透熱灸を行います。竹筒は、透熱灸による熱さの緩和のほか、取穴や吸角のような痕をつけるために用いられます。

また、古書にある奇穴や特殊な取穴法（ひもを使って取穴する縄折法など）を多用しています。例えば、「口幅を一辺とする正三角形の頂点をおへそに置いて、残りの頂点が当たる臍下の2点」（不妊・美容の名灸穴）などがあります。これらを深谷が臨床で追試していきながら、自家薬籠中の物として深谷灸法を完成させせました。

深　使う道具

〖 灸点ペン・灸点スミ 〗　〖 竹筒 〗

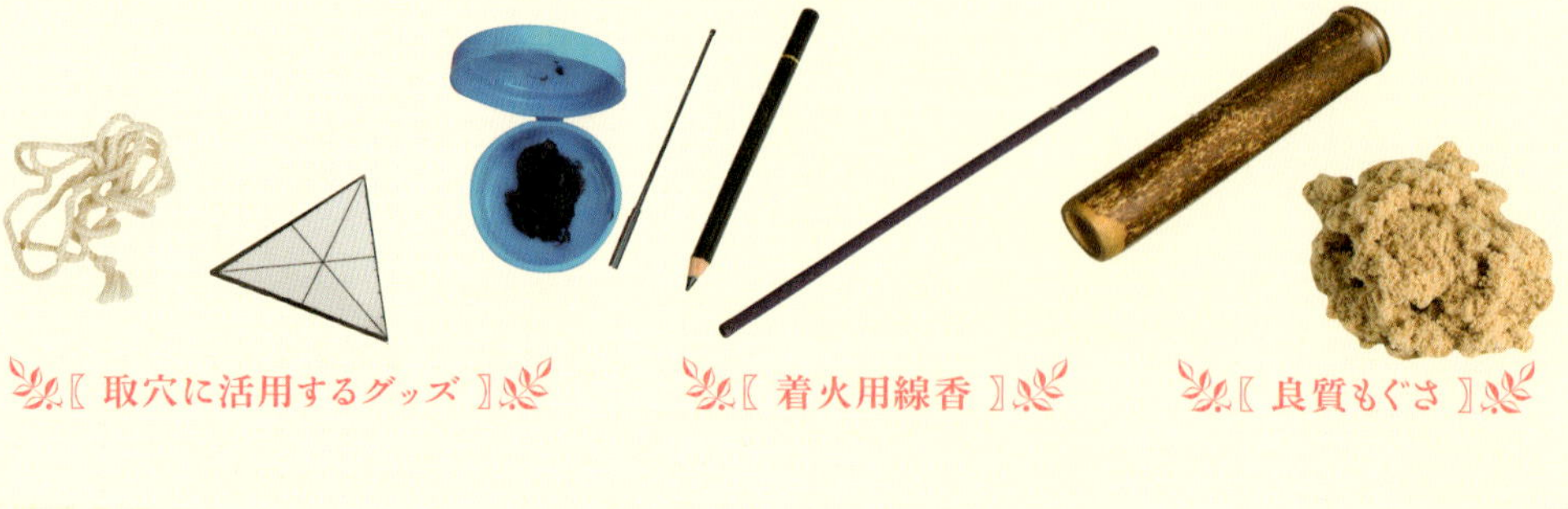

〖 取穴に活用するグッズ 〗　〖 着火用線香 〗　〖 良質もぐさ 〗

1

問診をしながら、背部を軽擦し、指が止まる感じがするところや、硬結の場所に印をつけます。さらに、その点を竹筒で軽く押します

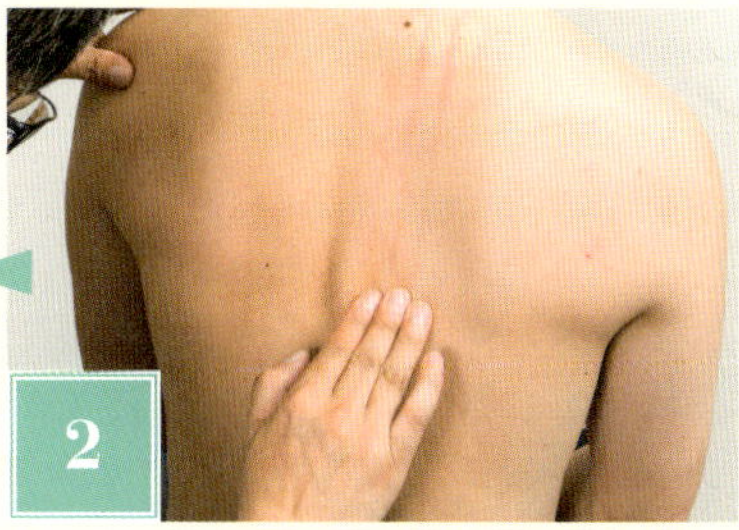

2

灸を据えるツボを探ります。骨際の夾脊穴、膀胱経第1行、膀胱経第2行を指先に圧をかけながら撫でおろします（押圧擦過）

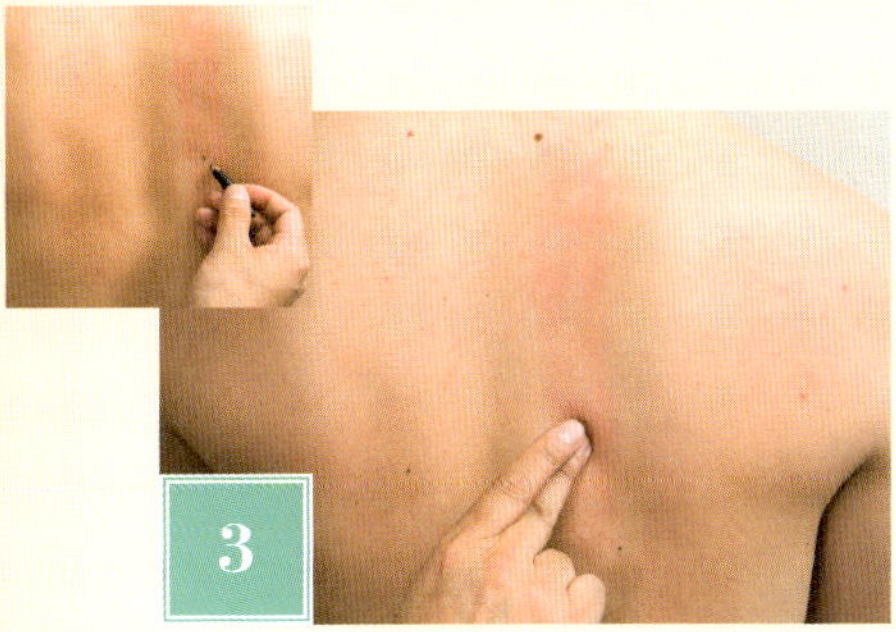

3

気になるところは指を止めて、灸点ペンで印をつけます。印の場所とその周囲を押圧して、患者さんに圧痛を確認します

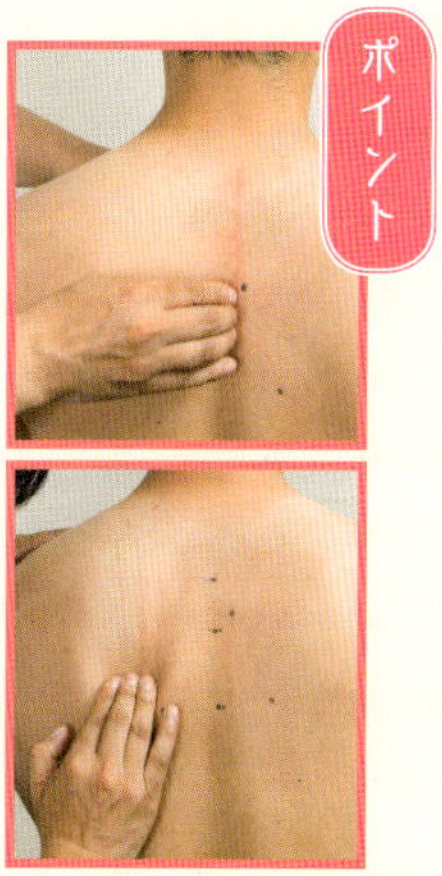

督脈は上から下へずらしながら押圧します。膀胱経第2行は肩甲骨を開くのがポイント

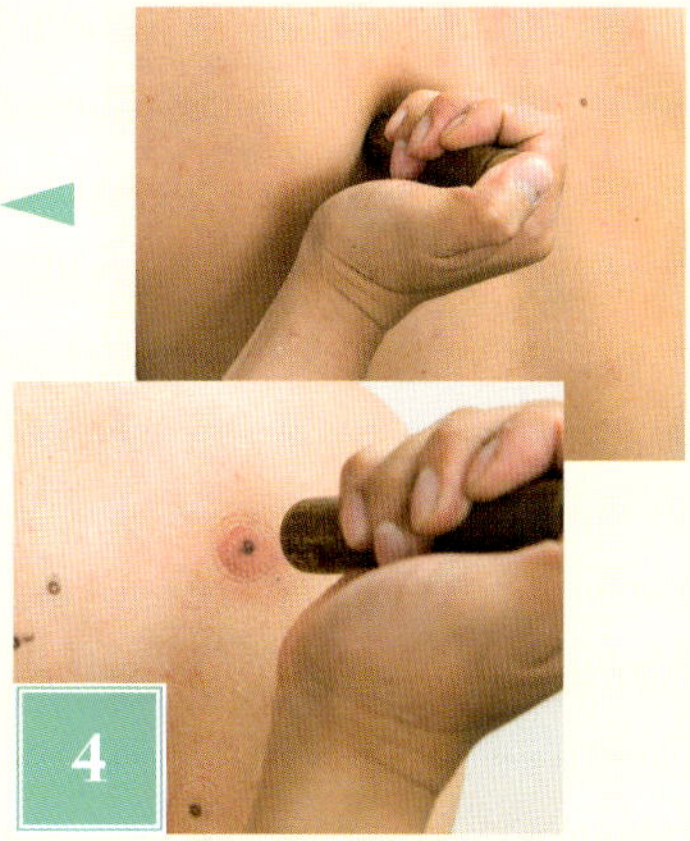

4

印をつけた部分を竹筒で数回押します。滞りが強いと赤や紫色が強く出ます（色がつかないこともあります）

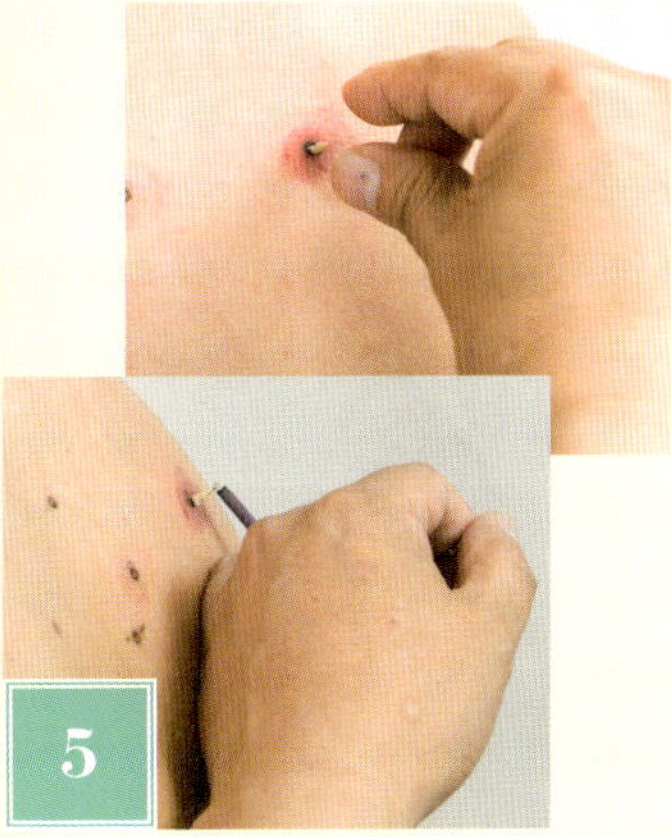

5

艾炷を立てます。灸点スミを使うと艾炷が安定しやすいです。竹筒で押圧したときに息を吐くように伝えてから、線香で点火します

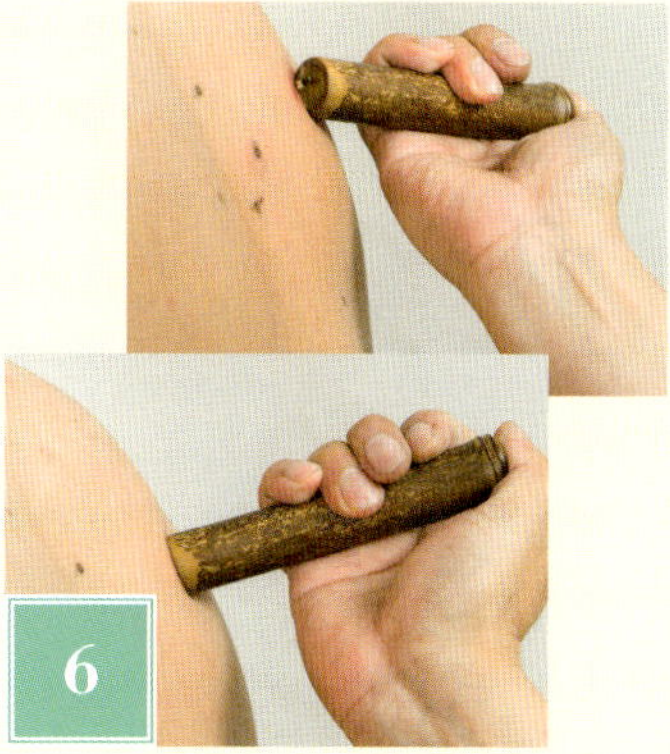

6

艾炷が半分燃焼したら竹筒をかまえておきます。9割程度になったら竹筒をかぶせて、押圧します（火を消しているのではなく、熱さを緩和させています）

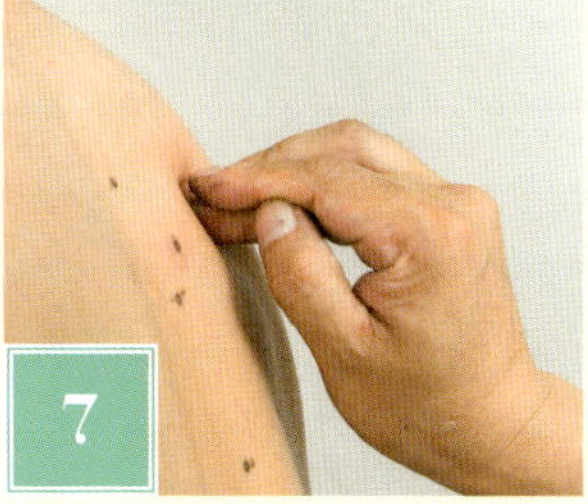

7

燃焼しきったら、毎回艾炷を取り除きます。7壮程度据えて、硬結圧痛の状態を確認します

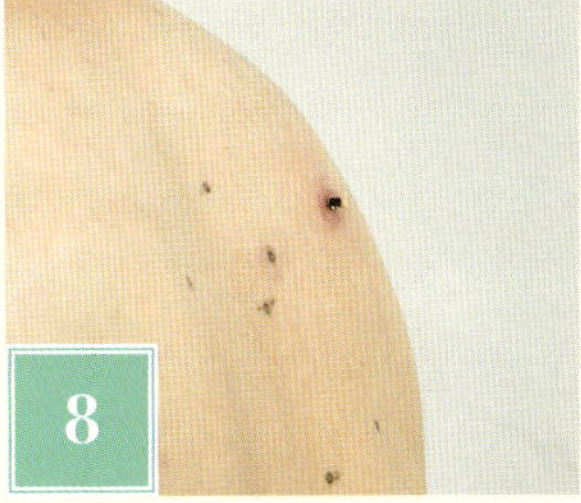

8

あまり変化がなかったり熱さが浸透しなければ、先ほどより硬く、やや太めの艾炷で施灸します

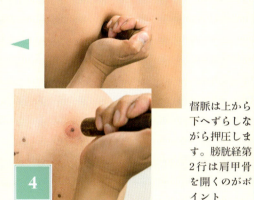

知ってる?

牛に据えるみそ灸

人間と同じように牛や豚、馬にも多くのツボがあります。近年、人工授精をした牛にお灸をすると、黄体ホルモン値が上昇し、着床しやすくなることが分かってきました。なかなか妊娠しない牛に対して、人工授精から7〜10日後の黄体開花期に百会をはじめとした9つのツボに、みそ灸(すりおろしてなめらかにしたみそを使う)を行うと効果的だそうです。

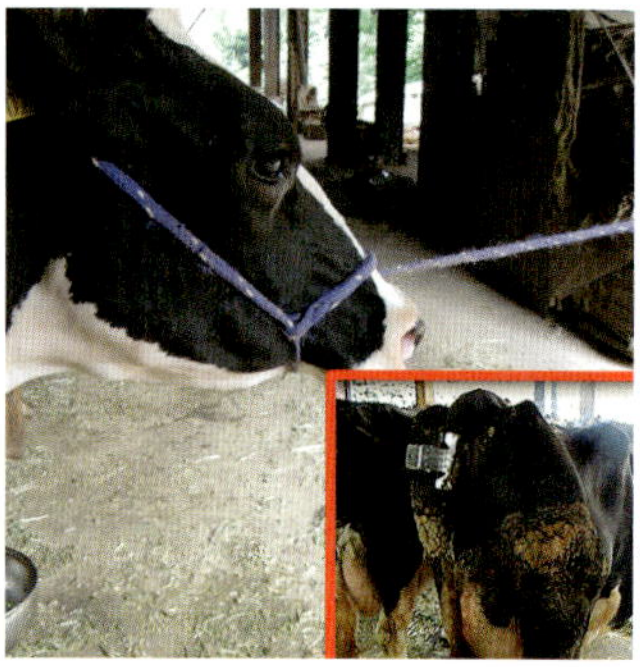

頭と尾を固定します。身体が柔らかい牛は固定しないと振り返ってみそを舐めてしまいます

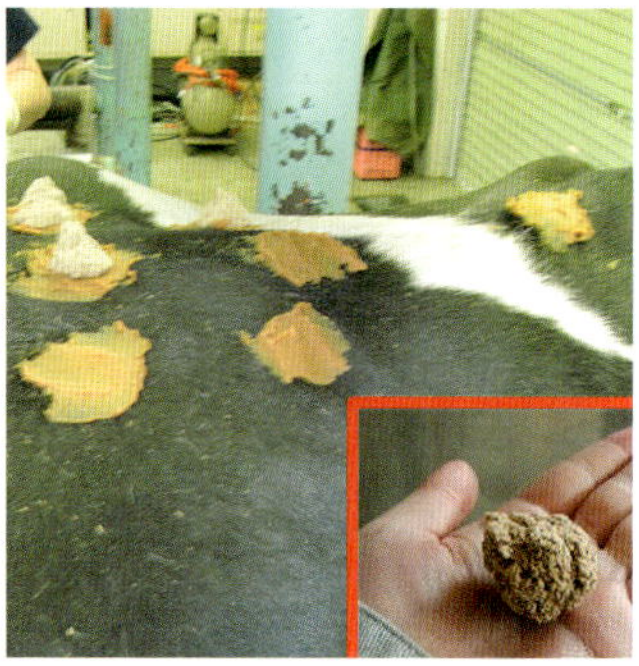

9つのツボに市販のみそを直径5cmに塗り、ピンポン玉大にもぐさを丸めてのせます

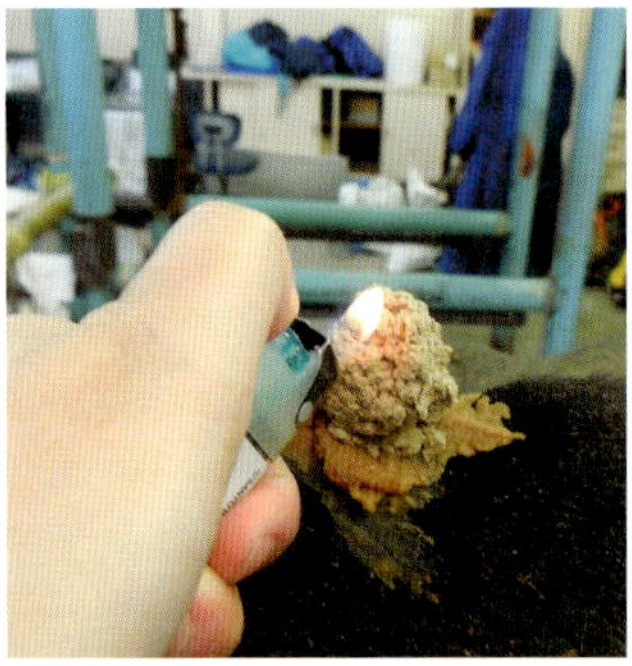

もぐさに点火します。初めてお灸をする牛は熱さに驚くことがあるので、みそを厚く塗ると安心です

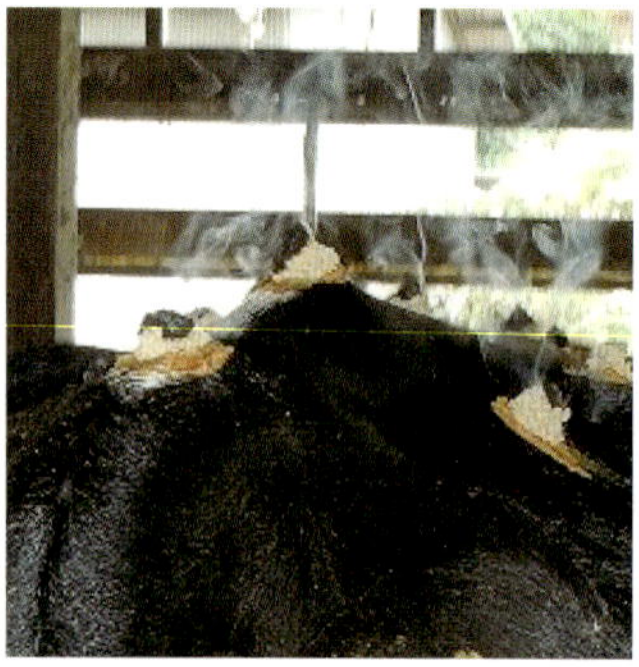

燃焼開始。お灸が気持ちよいと、よだれが出ることがあります

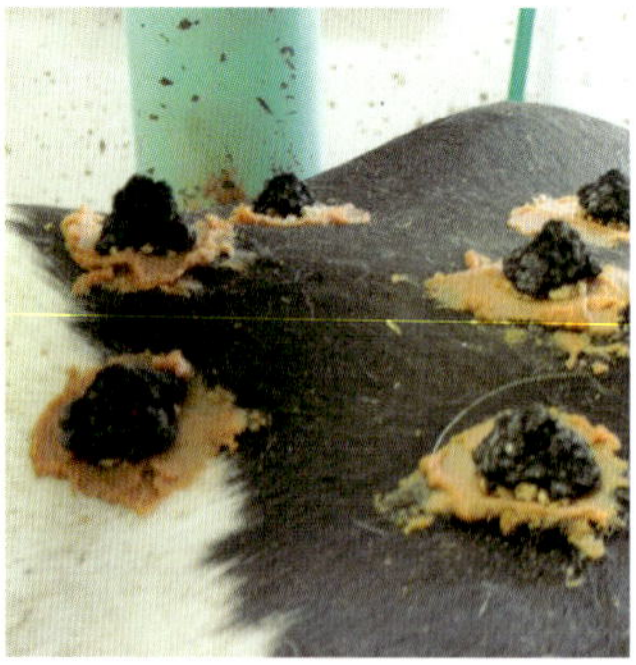

点火から10分程で燃え尽きます

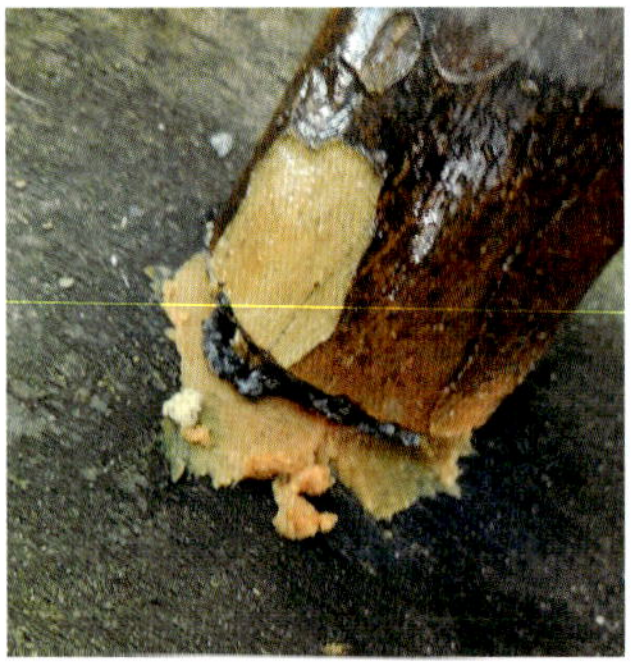

15分後、もぐさが熱くなければお灸終了。みそと木を圧着させてふき取ります

※ただし、ジャージー種など、お灸に向かない品種の牛もいるそうです!

第3章　お灸グッズ

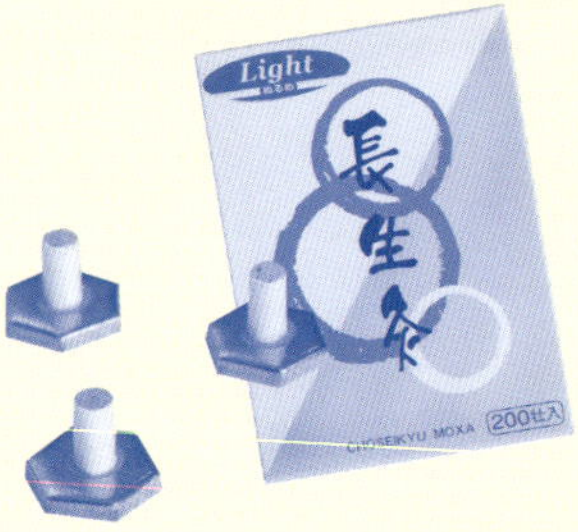

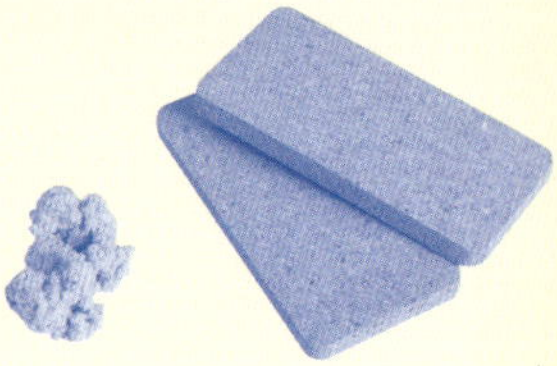

いろんな道具を集めて よりよりお灸ライフを…

お灸のよさが見直されている昨今、
より治療がはかどるようなグッズが次々と開発されています。
さらに、お灸の初心者でも簡単に据えることができるグッズもぞくぞく発売されていて、
ヨモギ以外の香りをアロマのように楽しめるものや、煙が出ない商品も登場しています。
火を使わない、電気を使うお灸も手軽に使えると人気です。
ヨモギ自体の効能も再注目されていて、
ヨモギを使った食品や石けんの愛好者が多くなっています。
3章では一度は使ってみたいお灸関連商品を厳選して紹介します。

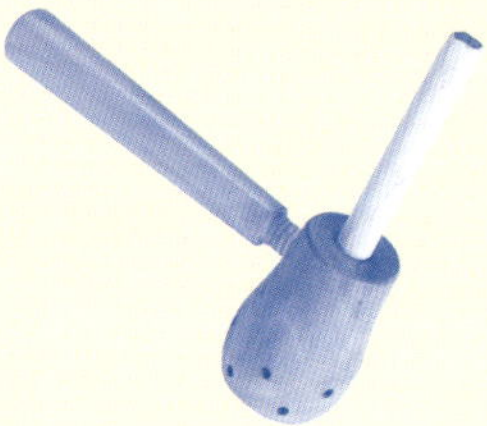

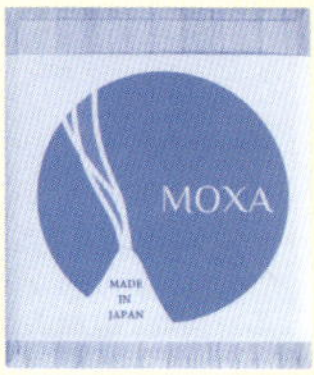

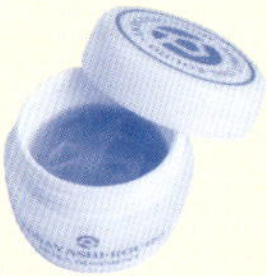

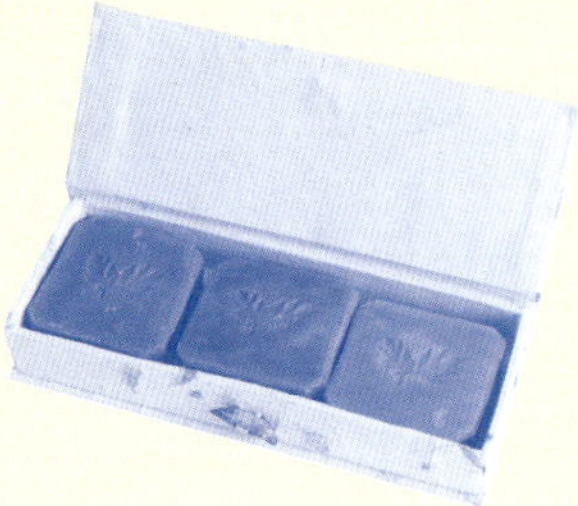

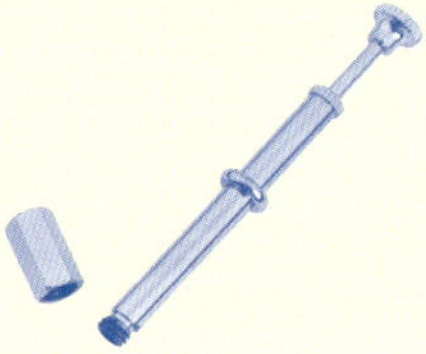

＊製品の価格は予告なく変更となる可能性があります

【もぐさ】

良質もぐさは手指になじみ、小さな艾炷でもよくまとまる

お灸に欠かせないもぐさは、ヨモギを精製して、葉裏の綿毛を集めたものです。葉や茎などの夾雑物をきれいに取り除いた良質なもぐさは主に透熱灸に使われ、夾雑物が残っているヨモギは燃焼温度が高くなるので隔物灸に使われます。良質なもぐさは線維がきめ細かくて手指になじむので、小さな艾炷でも素早くきれいにまとめられます。良質のもぐさの精製には手間がかかるので高価ですが、火もつきやすくて燃焼時間も長いので、こだわりの1点を常備しておきたいところです。まずは各メーカーイチオシの良質もぐさを紹介します。

1659年創業の老舗。伝統的な製法を守ってつくる特撰品

特撰 最上点灸用 もぐさ

釜屋もぐさ

「釜屋もぐさ」は1659年、江戸日本橋小網町で創業した老舗もぐさメーカーです。店の前に防火用の大釜があったことから「釜屋」と呼ばれ、その釜の一部は東京都中央区の文化財に登録されています。

「特撰最上点灸用もぐさ」は、鍼灸師から良品質のもぐさが欲しいとの要望を受け、伝統的な製法にさらに磨きをかけて作られた最高級品。厳選された国産ヨモギを100%使用しています。石臼挽きから長時間にわたる唐箕でのさらし、その後数年間におよぶ熟成期間を経ての製品です。糸状に長く伸びるため糸状灸、または半米粒大のお灸に最適です。

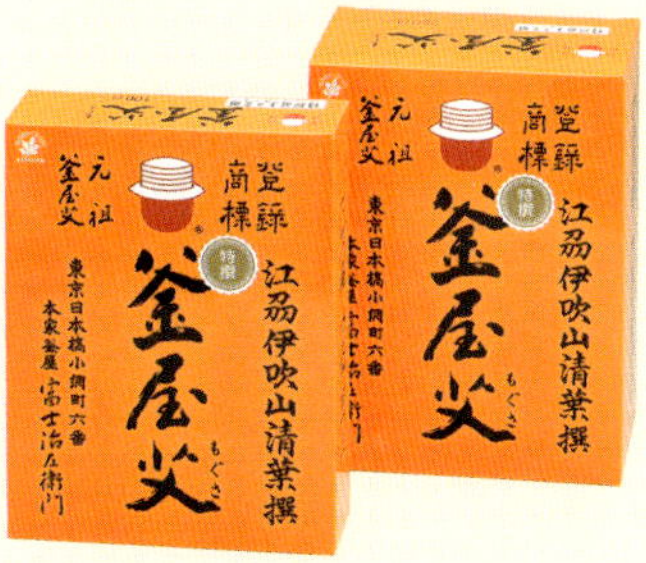

1930年頃～販売／11,600円+税（100g入り）

江戸時代から350年続くブランド品、〝伊吹のもぐさ〟

家伝もぐさ

亀屋左京商店

〝伊吹のもぐさ〟は品質のよさで知られる江戸時代からのブランドもぐさです。「家伝もぐさ」は伊吹山が見える範囲で採取されたヨモギのみを使用して製造した最高級品位の点灸用もぐさ。土蔵づくりのもぐさ蔵で数年間保管し、色や香りが深くなった商品を販売しています。

江戸時代、中山道の柏原宿にはもぐさ屋が十数件あり、ほとんどの屋号が「亀屋」だったそう。参勤交代中の諸大名にも〝伊吹のもぐさ〟は大人気でした。現在、亀屋は1店だけになりましたが、江戸時代の亀屋の主人たちが考え出した製造方法を守りぬいています。

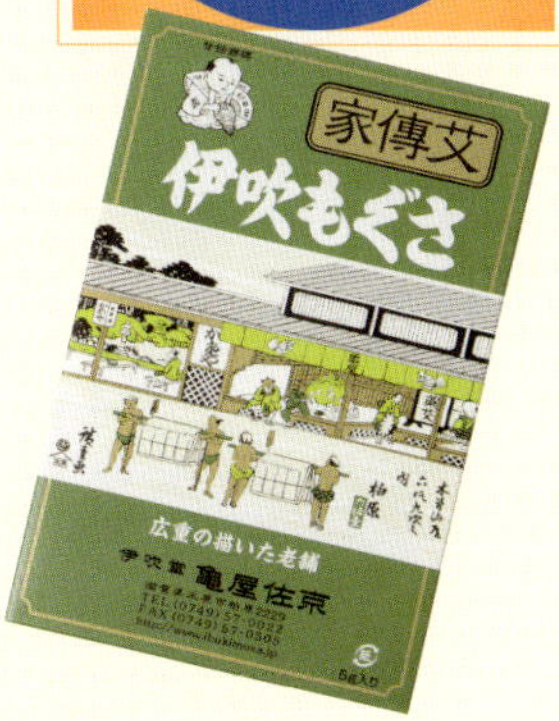

販売開始年不明／23,100円+税（300g入り）

往療に便利な桐箱入り お香にも使える格調高い香り

最高級もぐさ
桐箱入

小林老舗

厳選した国産ヨモギを100%使用して製造された糸状灸用の最高級もぐさです。小さな桐箱に入っているため、往療など持ち運びにも便利です。香りもよいので、一般の人向けにはリラックスできる「お香」としても紹介されている品です。日の丸をかたどった日本らしいスタイリッシュなパッケージで、海外の鍼灸師の方へのプレゼントとしても人気の一品です。小林老舗は7代続く老舗のメーカーで、「自然の中で人が生かされている」という東洋医学の考えを大切にしながら、多種類のもぐさやヨモギを使った製品を取り扱っています。

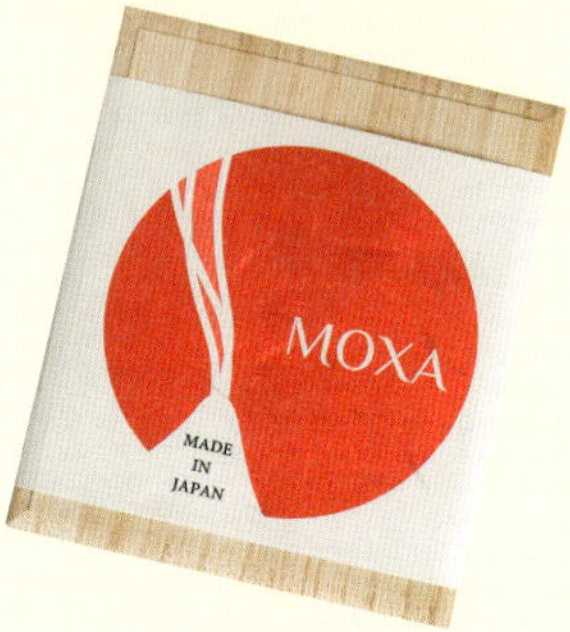

2015年～販売／
2,500円+税（10g入り）

お灸博士といわれた 原志免太郎が愛用のもぐさ

点灸用艾
白富士印
超特級品

セネファ

この製品は、104歳まで現役医師で、お灸の研究・普及に貢献し、お灸博士といわれた原志免太郎（1882年生まれ）が愛用していたもぐさです。鍼灸師からももぐさの名品といわれています。現代人は昔の人に比べて皮膚が薄いため、透熱灸は軽微な熱をコントロールする必要があります。そのため透熱灸であっても、皮膚表面への刺激をできるだけ抑え、皮膚下へ適度で心地よい熱が浸透するように、鍼灸師の指運びの通りにもぐさがまとまることが重要です。この超特級品は手指によくなじむので、リズミカルに施灸ができます。

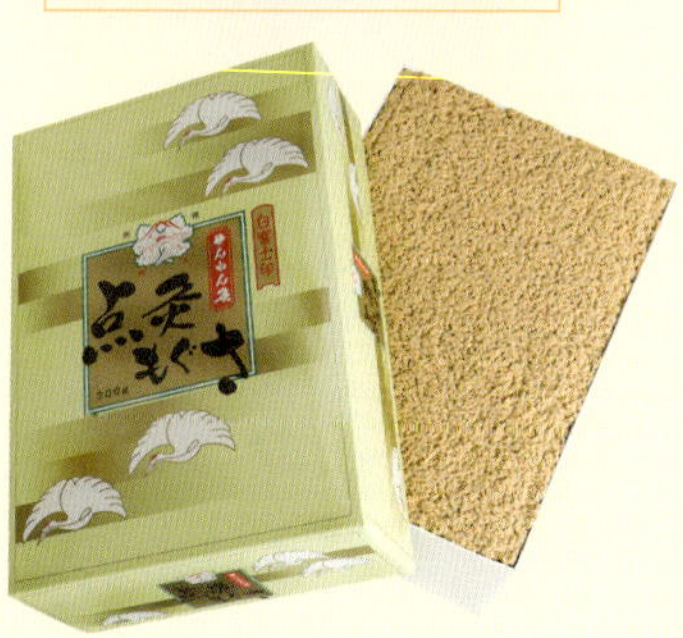

販売開始年不明／
6,600円+税（100g入り）
17,820円+税（300g入り）

淡い黄金色で独特の高い香気

日本一黄金山

山正

「日本一黄金山」は山正のもぐさ製品で最も精製度が高いもぐさです。石臼や唐箕などの伝統的な機械を使用し、時間をかけてていねいに精製していて、細かい繊維の風合いや粘り気、弾力が感じられて、繊細な艾炷をつくることができます。淡い黄金色で、夾雑物は一切含まれていません。香りには雑味がなく、独特の高い香気を含んでいます。山正は、古くからのもぐさ名産地として知られる伊吹山の麓に本社を構えるメーカーです。台座灸や煙の少ないお灸など、各種お灸用品も製造しています（p.16に工場のようすを掲載しています）。

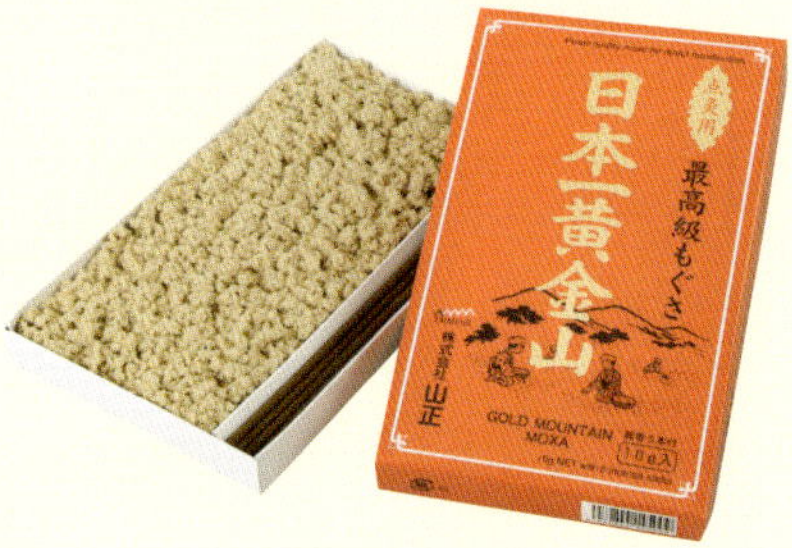

販売開始年不明／1,760円+税（10g入り）

毎日の臨床を考えた鍼灸師に寄り添うもぐさ

寿印もぐさ

医道の日本社

透熱灸用もぐさ「寿」は、100％新潟産のヨモギを使用しています。天候・温度によってさまざまな微調整をかけることで一定の品質を保つことを意識しており、鍼灸師に「いつもの」もぐさを安定的に供給できるようこころがけて製造されています。シリーズ商品として「松」「梅」という精製度と金額の違うもぐさがあり、それぞれの治療スタイルに合ったものを選べるようになっています。

「松」は、燃焼温度は「梅」と同様ですが、密度が低いため柔らかい艾炷をつくることができます。

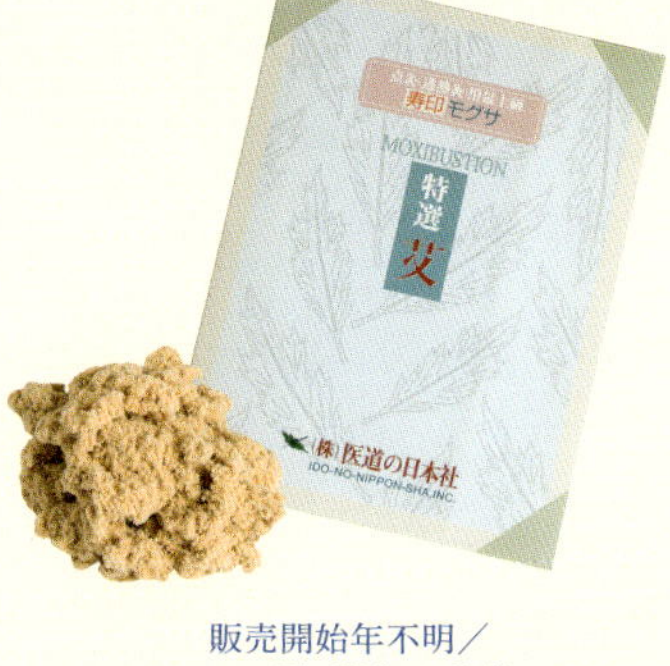

販売開始年不明／1,503円+税（20g入り）

【灸頭鍼】

匂いや煙が出ないもぐさと軽量キャップで灸頭鍼も手軽に

灸頭鍼はツボに鍼を刺し、その鍼柄にもぐさを取りつけ、火を点けて行う灸法です。ほんのりとした心地よい熱が、ツボを中心に身体の深部まで伝わります。ただ、鍼にもぐさをつけるのがむずかしかったり、燃えきったもぐさがバラバラになって皮膚やベッドに落ちてしまったりするため、「本当は灸頭鍼をやりたいけれど、難しいのでは……」という苦手意識をもった初学者も少なくありません。

そんなときは、灸頭キャップや、灰取りスプーン、匂いや煙が抑えられている灸頭鍼に適したもぐさなどを活用してチャレンジしてみましょう。

【 灰取りスプーン 】

販売開始年不明／1,300円+税

初学者も安心の必需品

「艾球を手で掴んで取り除くとき、バラバラと落下しそうで怖い……」そんな鍼灸師の要望に応えて開発されたのがこの灰取りスプーン。スプーンの先が細く割れているため、鍼柄から灰を簡単に、そして正確に取り除けます。鍼灸師ならば1本は常備しておきたい商品です。（医道の日本社）

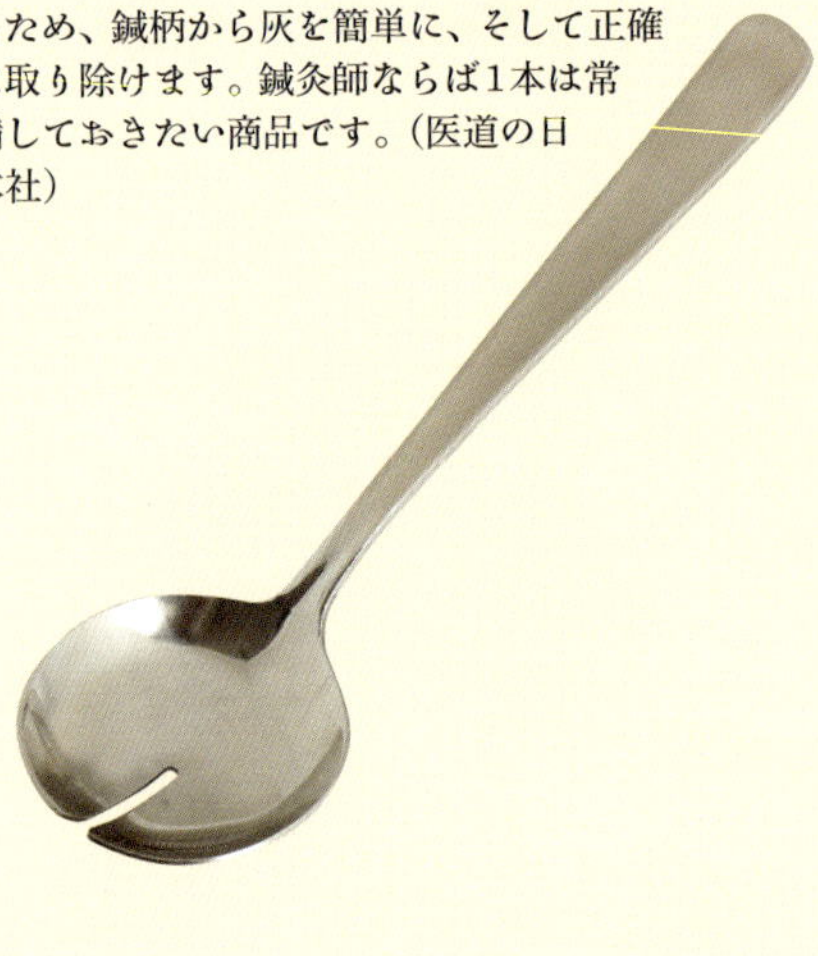

【 ラック灸 】

2007年〜販売／1,000円+税（20個入り）

軽い灸頭キャップです

灸頭鍼を安全に行うために開発された商品。従来の灸頭キャップはキャップ自体が重く、太い鍼を使わなければなりませんでした。このキャップは1本のワイヤーでできていて余分な部分がないため、細い鍼を使った治療でも灸頭鍼が可能です。キャップの底が渦巻状になっているので、熱が伝わりやすく、炭化もぐさの落下も防ぎます。煙の出ない炭火もぐさを組み合わせると、より手軽に灸頭鍼ができます。（セイリン）

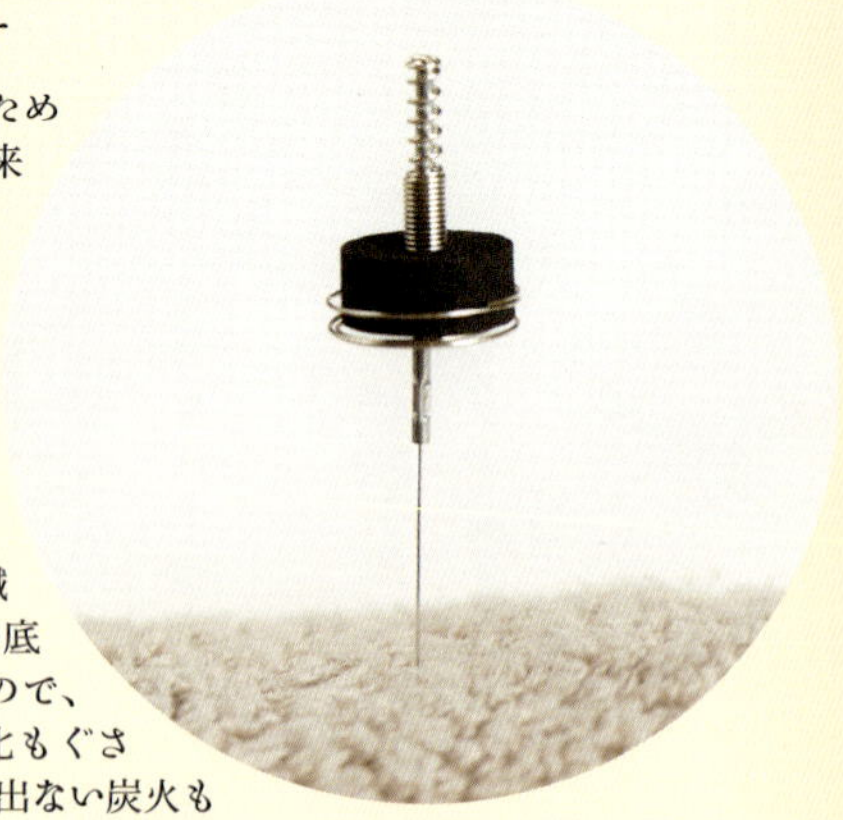

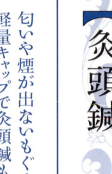

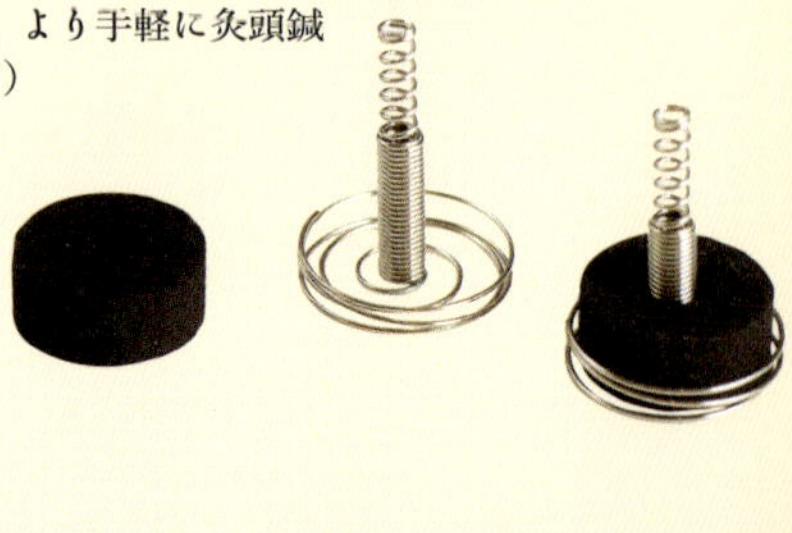

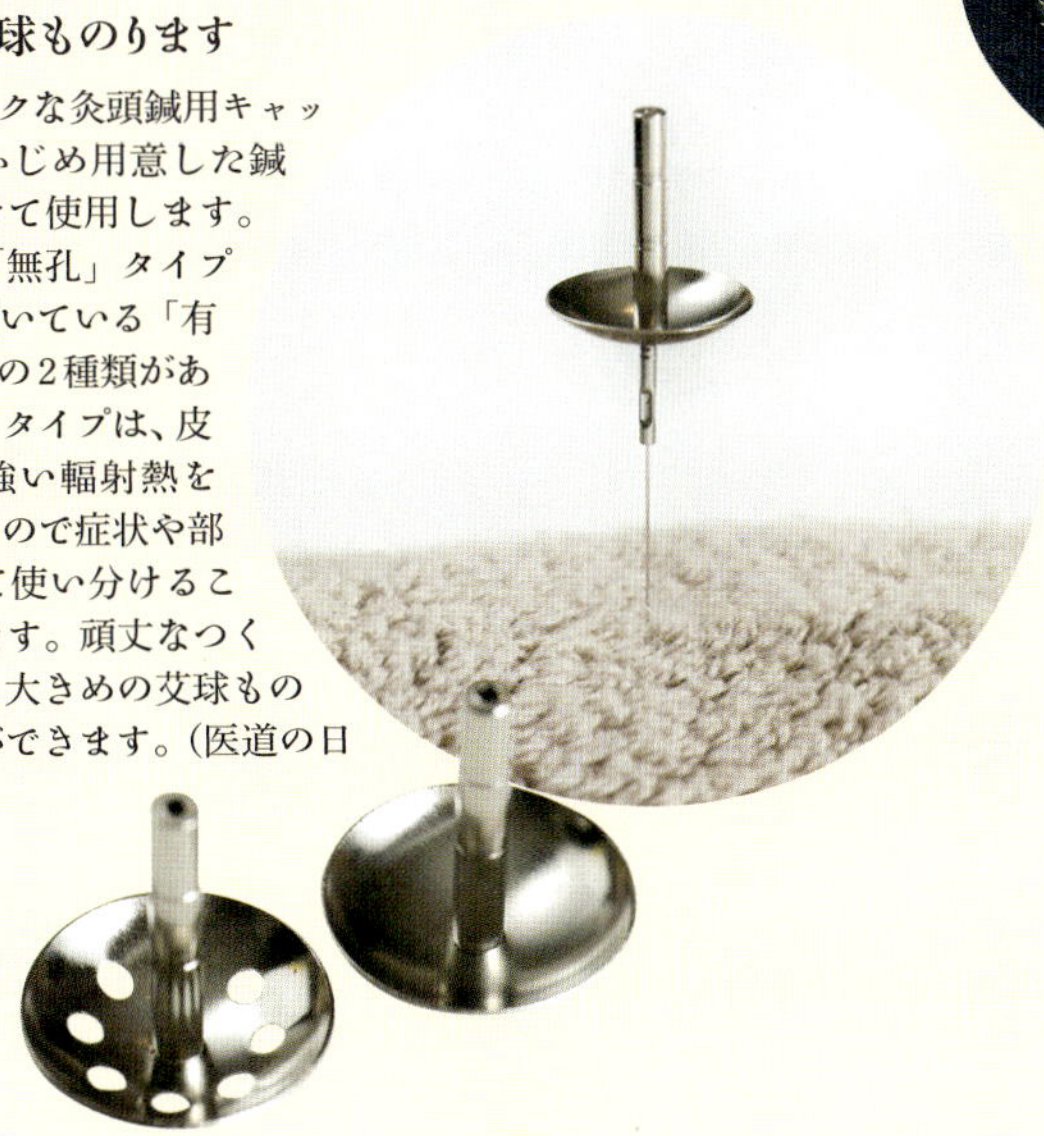

【 灸頭鍼用キャップ 】

販売開始年不明／900円+税(10個入)

大きな艾球ものります

ベーシックな灸頭鍼用キャップ。あらかじめ用意した鍼に取りつけて使用します。穴がない「無孔」タイプと、穴が開いている「有孔」タイプの2種類があり、「有孔」タイプは、皮膚により強い輻射熱を当てられるので症状や部位によって使い分けることができます。頑丈なつくりなので、大きめの艾球ものせることができます。(医道の日本社)

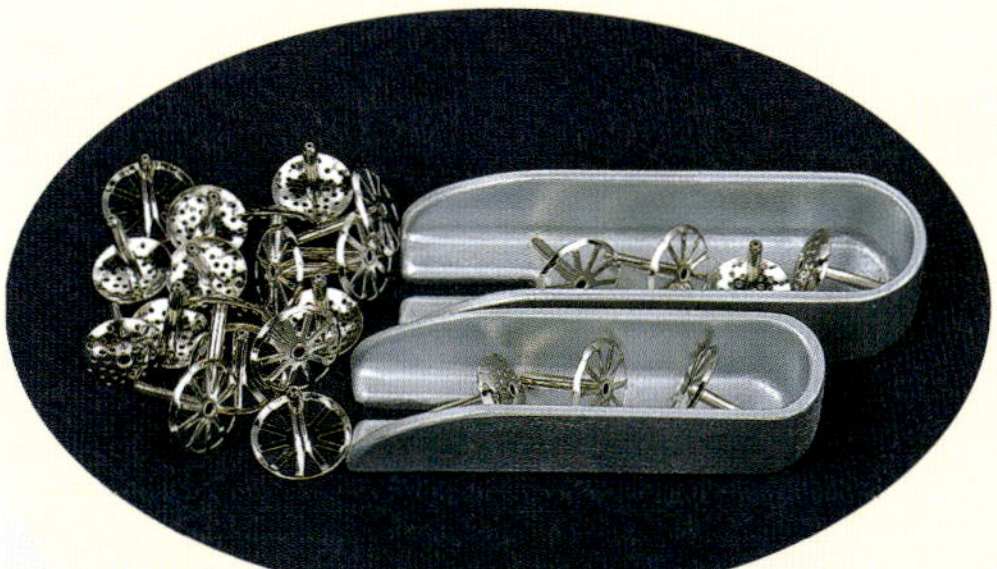

【 灸頭キャップ受皿 】

1980年代～販売／1,000円+税

灸頭鍼の心強い助っ人

もぐさが燃えきったあと、灸頭鍼用キャップをすくい取る受け皿です。視覚障害者の方の「灸頭鍼を行うとき、火傷や火災がより不安」といった声に応えて開発されました。また、灸術中に患者さんから「熱すぎる」という訴えがあったときも、この受け皿があれば即座の対応も可能です。(カナケン)

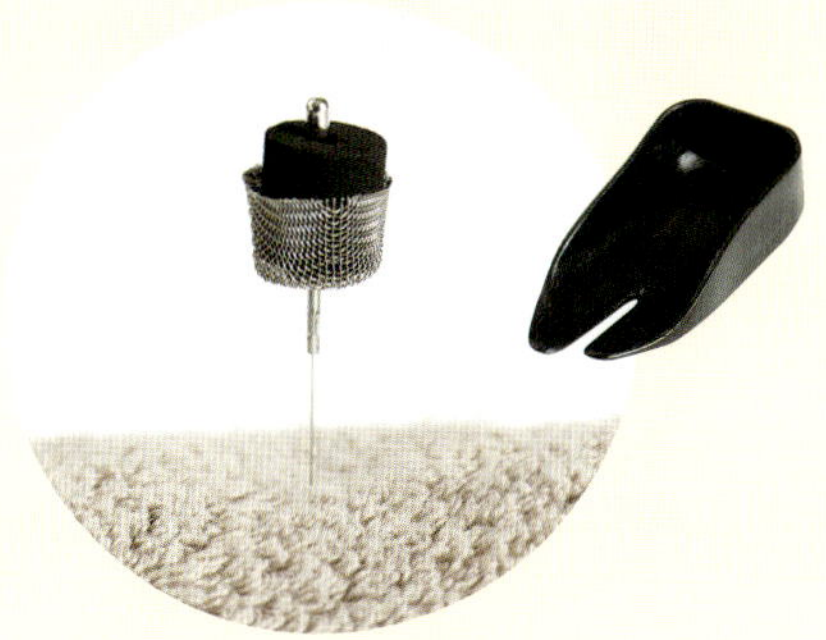

【 温暖 】

2001年頃～販売／4,100円+税(温暖　炭化もぐさ120個　温暖専用スプーン1個　温暖専用キャップ6個)

煙も匂いも気にならない！

マンションに住む人が多くなるなど、住環境の変化に伴って、昨今はもぐさ特有のにおいと煙が鍼灸師の悩みの種になっていました。多くの鍼灸師から無煙の灸が欲しいとの要望を受けて研究が始まって、もぐさの煙やにおいが気にならない灸頭鍼タイプの「温暖」の商品開発に成功し、販売に到りました。マンション内の鍼灸院や往療に好評です。(釜屋もぐさ)

【 ロールモグサ 】

販売開始年不明／3,926円(450個入)

ただ、鍼に刺すだけ！

ロールモグサは、より簡単に、より手間なく、灸頭鍼を行うためのもぐさです。一つずつ紙に包まれて、くしに刺さっているもぐさを取り出し、鍼柄に刺すだけで着火できるので素早く施灸できます。燃焼時間や燃焼温度が持続するように、もぐさはある程度硬く巻かれています。(医道の日本社)

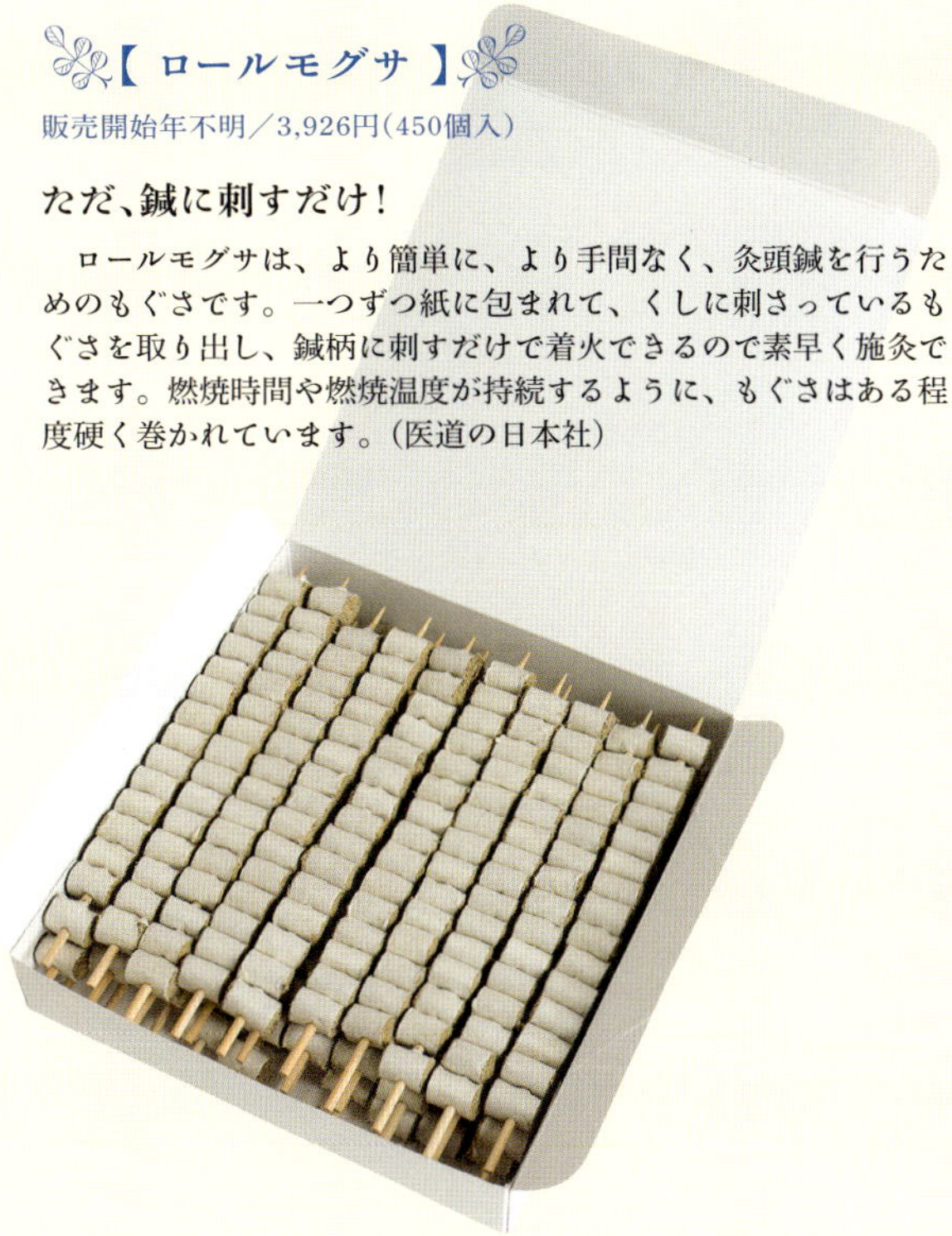

【台座灸・円筒灸・その他】

台座灸と円筒灸の開発で、お灸が簡単にできるようになった

台座の底に貼られているシールをはがし、肌に貼るだけで簡単にお灸ができる台座灸の開発は、一般のお灸愛好者を増やすことに大きく貢献しました。その後も台座灸は改良を重ね、煙や匂いが出ないタイプ、熱が弱いもの、強いもの、ヨモギだけでなくさまざまな香りを楽しめるもの、そして火を使わないものまで次々と製品化されています。

円筒灸はもぐさを紙筒に詰めたお灸で、臨床でも家庭でも使いやすいです。筒の下縁には粘着剤がついていたり、不安定な場所に置いても、転倒することが少なくなるなど、こちらも改良が重ねられています。

【 火を使わないお灸 太陽 】

1983年～販売／550円+税(6個入り)、1,100円+税(12個入り)、2,200円+税(30個入り)

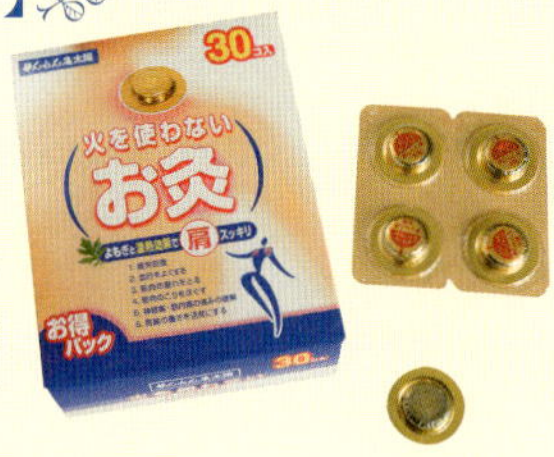

火を使わないお灸

貼るだけで温熱効果が3時間続き、いつでもどこでも、衣服の下でも使えるお灸。発熱材(酸素と結合すると発熱する)を使用して、火に代わる熱源としています。皮膚との接触面にヨモギを施して、発熱材の温熱とヨモギが本来持つ保温性能により、施灸箇所をしっかり温めます。(セネファ)

【 はじめてのお灸 moxa 】

2006年～販売／900円+税(50個入り)

お灸のイメージを変えた台座灸

これからお灸を始める人を対象に、お灸の心地よい温もりと香りで、心身ともにリラックスできるものをめざして製品化されました。ほんのり甘いりんごやレモンの香りづけがしてあります。ヨモギも果物の香りも火をつけて燃焼してから発生する香気。燃焼試験を繰り返して香りを調合した労作です。(セネファ)

【 ユニコ らくらく灸 】

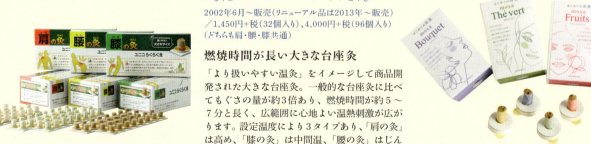

2002年6月～販売(リニューアル品は2013年～販売)／1,450円+税(32個入り)、4,000円+税(96個入り)(どちらも肩・腰・膝共通)

燃焼時間が長い大きな台座灸

「より扱いやすい温灸」をイメージして商品開発された大きな台座灸。一般的な台座灸に比べてもぐさの量が約3倍あり、燃焼時間が約5～7分と長く、広範囲に心地よい温熱刺激が広がります。設定温度により3タイプあり、「肩の灸」は高め、「膝の灸」は中間温、「腰の灸」はじんわり温まるやや低めとなっています。(日進医療器)

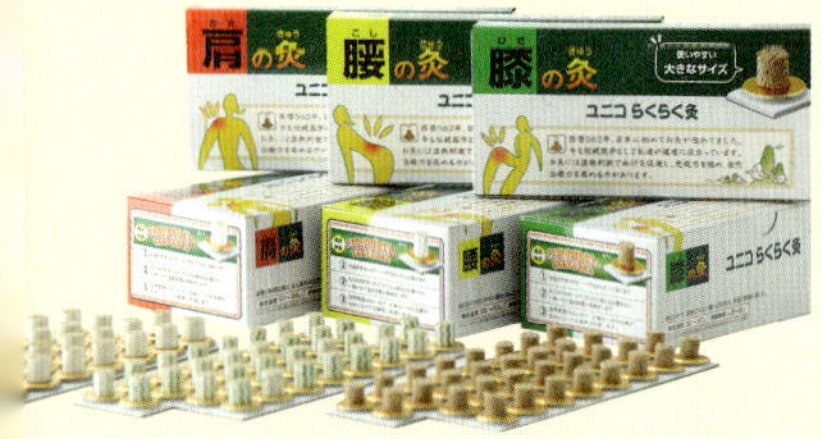

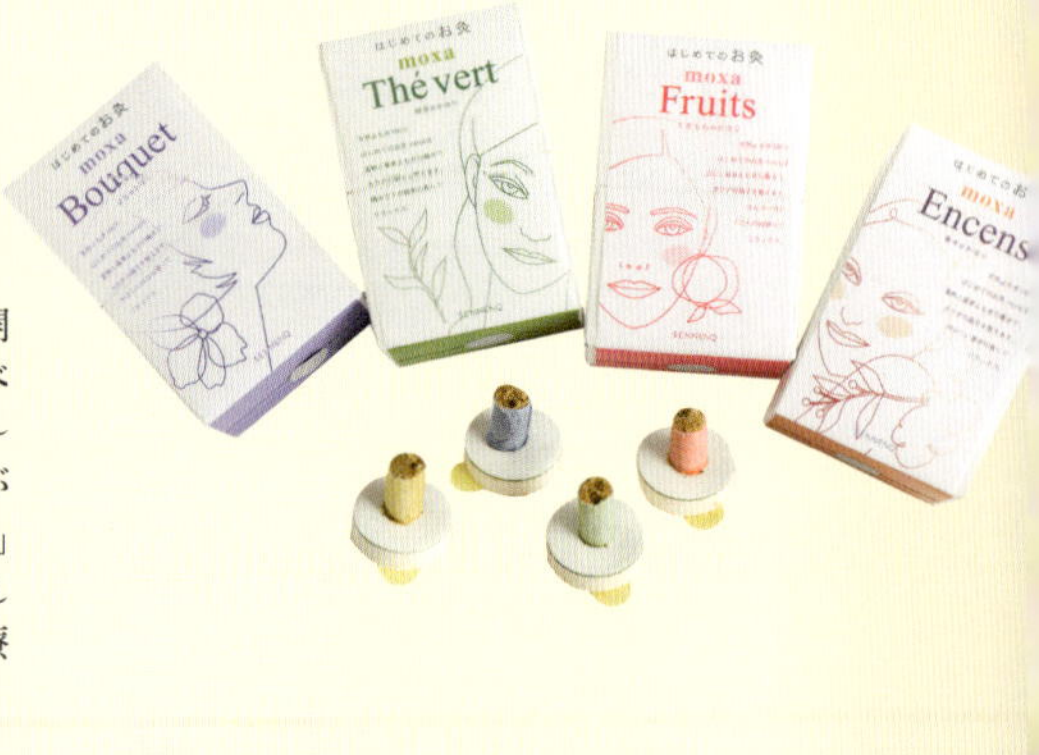

【達磨ST（スーパータックル）】

1995年〜販売／7,800円+税（600個入り）

ヘビーユーザー用の円筒灸

もぐさを紙筒に詰めた円筒灸（温筒灸）。もぐさと皮膚との間に紙筒で空間をつくって使用します。紙筒の下辺には皮膚に優しい糊がついているので、皮膚にそのまま貼れます。ヨモギの精製工程、もぐさの量、もぐさの圧縮率などにこだわり、温度別に、強、弱、マイルド、ソフトの4種類のバリエーションがあります。付属の押し棒つきリストバンドで手間なく施灸できます。（大和漢）

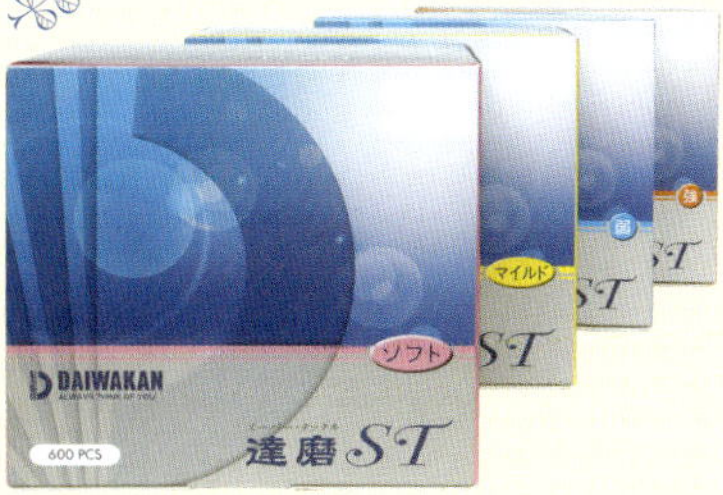

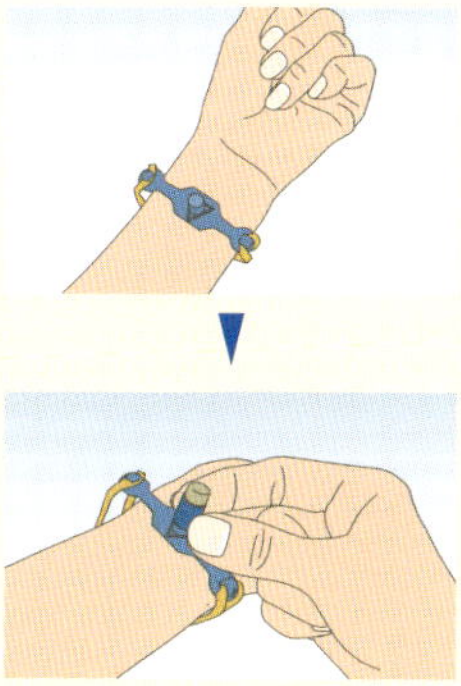

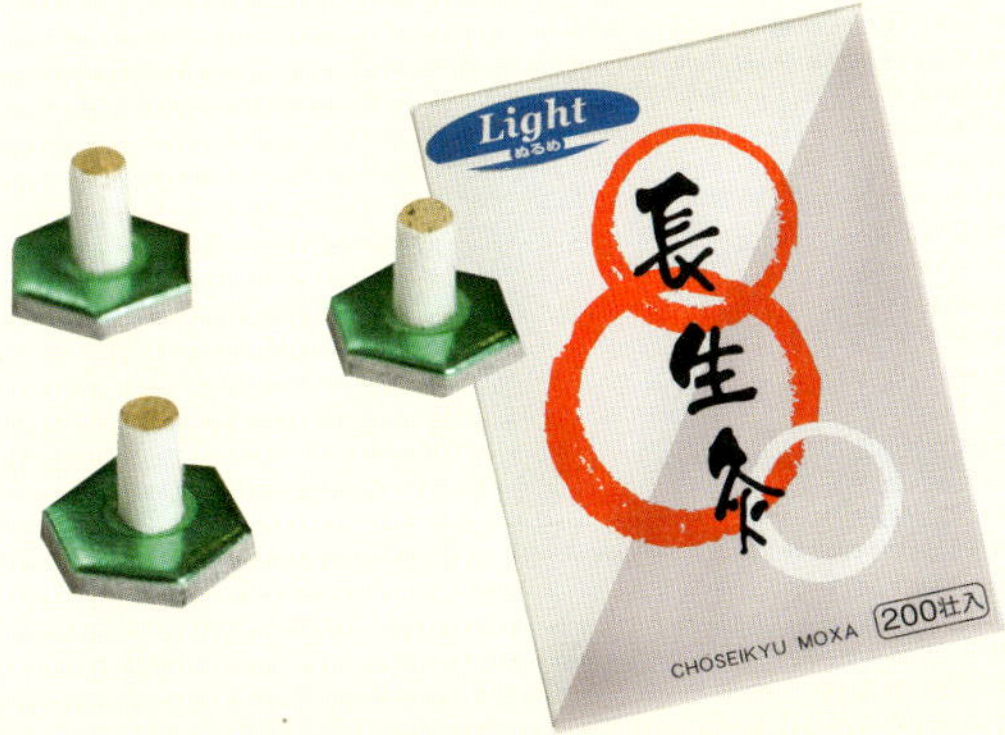

【長生灸】

販売開始年不明／2,600円+税（200個入り）

便利なプロ御用達の台座灸

燃焼温度の上昇・下降のスピードが速く、直接灸に近い温熱刺激の感覚が味わえる台座灸。50個が1枚の台紙に並んでいて、台紙からはがすだけで皮膚に据えられるため、ゴミが少なく、手間もかかりません。用途に合わせて4つの温度タイプと、煙の出ないタイプをラインナップ。主に治療院で用いられている、プロ御用達の商品です。煙や匂いが比較的少ないことも特徴です。（山正）

【せんねん灸オフ】

1973年〜販売／1,100円+税（70個・80個入り）、2,200円+税（150個・170個入り）

お灸大革命と呼ばれた台座灸

1970年、紙パルプの台座と巻もぐさの組み合せによる「せんねん灸」が発売になったとき、「お灸大革命」と呼ばれました。現在は台座の質や厚さなどに改良を重ね、バリエーションも増えています。にんにくやみそなどの種類があり、体質・肌質・施灸の部位などによって使い分けることができます。（セネファ）

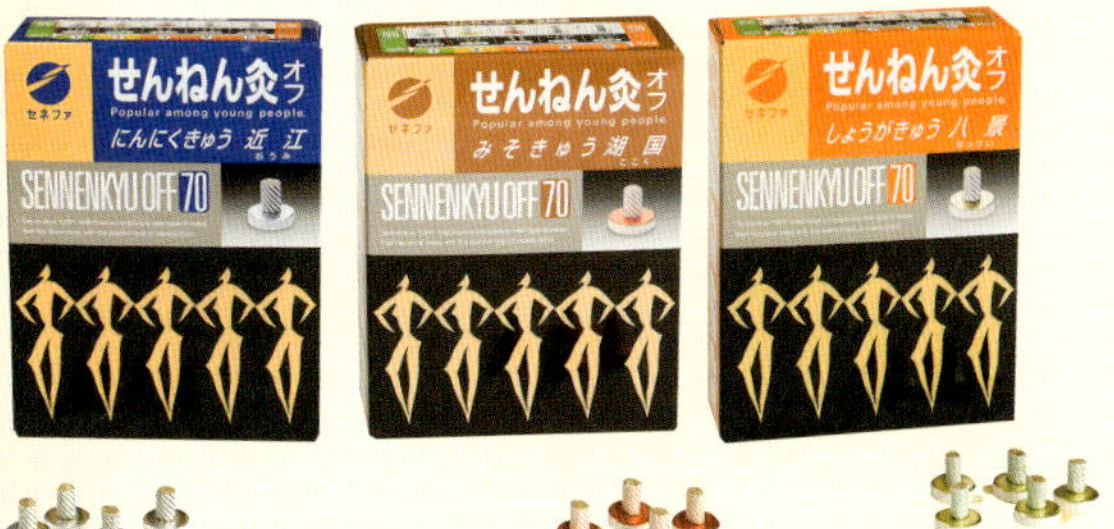

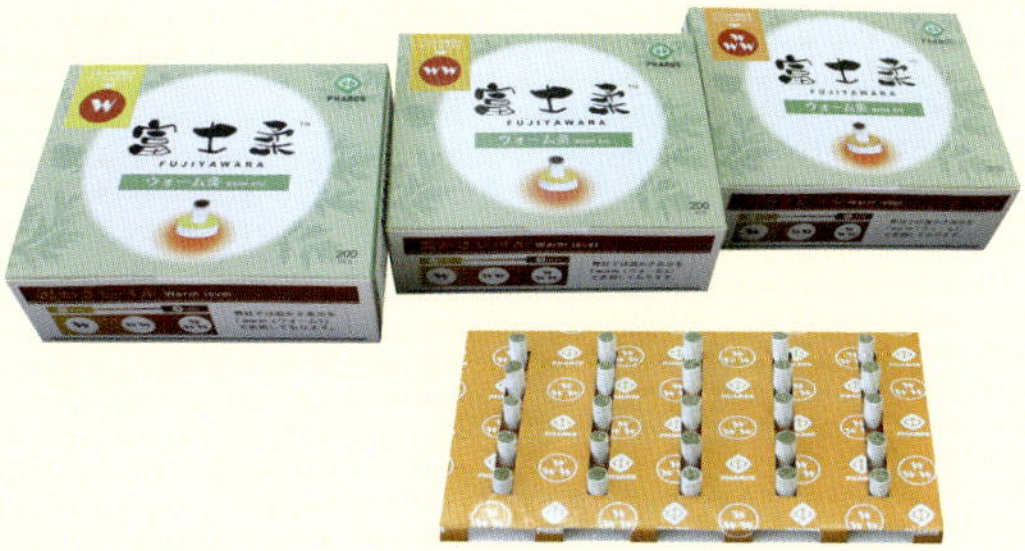

【富士柔™ウォーム灸】

2016年〜販売／2,800円+税（200個入り 1シート25個×8シート）

清潔に使用できる台座灸

必要なときに必要な分だけ取り出せるホルダーが採用されているので、管理しやすく、清潔に使える台座灸です。設定温度もやさしい温かさの「ワンウォーム」、基本の温かさの「ダブルウォーム」、しっかりした温かさの「トリプルウォーム」の3種類。粘着力が強く、倒れづらいのもポイントです。（ファロス）

【箱灸・棒灸ホルダー】

セルフケアでも鍼灸院でも使えるこだわりたい道具

棒灸や箱灸はもぐさの香りとともに、広範囲をじんわり温めることができる温灸で、肩や腰のコリや胃腸の疾患に多く使われます。

自分自身でお灸を行いたくても、背中や肩は手が届きにくい……といったときも、扱いやすい棒灸用の補助器具が市販されているので、セルフケアとしても活用することができ、ツボを外すことなく効果的に温められます。

箱灸は、国産ヒノキでつくった手づくりで安心な器具も販売されているほか、海外ではちょっと変わった箱灸も販売されています。

箱灸・棒灸ホルダーはアイディア次第で新しい商品を生み出しやすいジャンルともいえます。

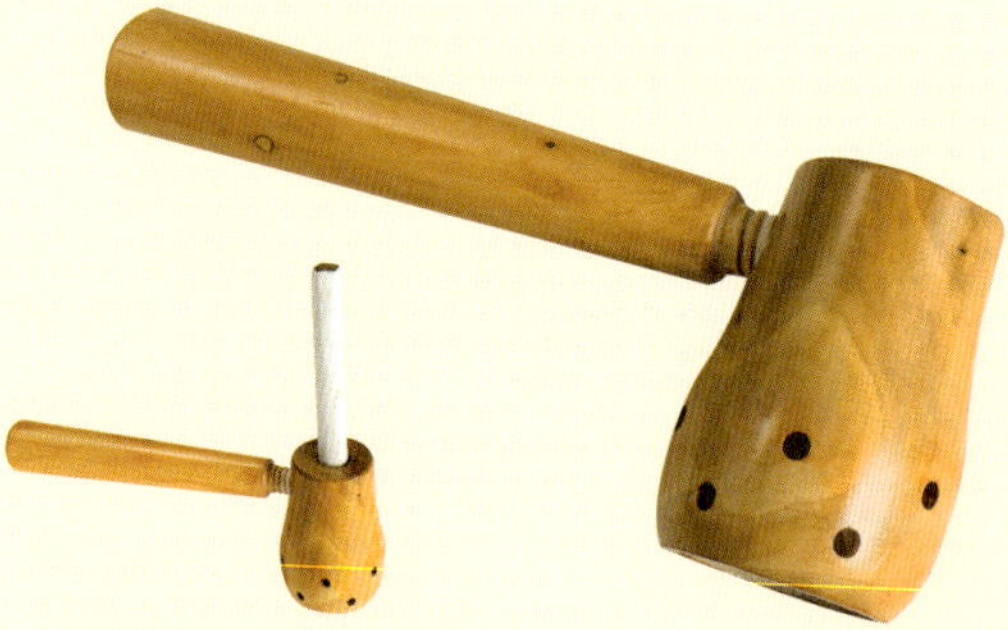

【らくらく温灸】

販売開始年不明／2,700円+税

家庭での棒灸が手軽に

点火した棒灸をホルダーに差し込み、治療したい場所に開口部を当てて使います。火傷の心配もなく、だれでも簡単に操作でき、手が届きにくい肩や腰にも当てられます。持ち手の柄が長いので、皮膚からの距離を調節しながら温灸を行うことも簡単。冷え症、肩こり、風邪などの治療のほか、ビワ温灸としても使用できます。国産の木を使い、こけしを製作している日本の工場で製造しています。（明健社）

【桝おんきゅう】

1992年〜販売／9,300円+税

国産ヒノキを使った日本式箱灸

ヒノキの五合桝は1点1点木工職人の手づくり。ツボが集中する、腰・腹・背中への温灸補助具として使います。内側に石膏をほどこしてあるため、箱が熱くなりすぎることはなく、肌に当たる本体の底部分は肌ざわりがよいです。桝のふたには、活性炭の袋が装着され、煙や匂いもカット。「円形もぐさ」（同社製品）を使用した場合、燃焼時間は約15〜20分。（小林老舗）

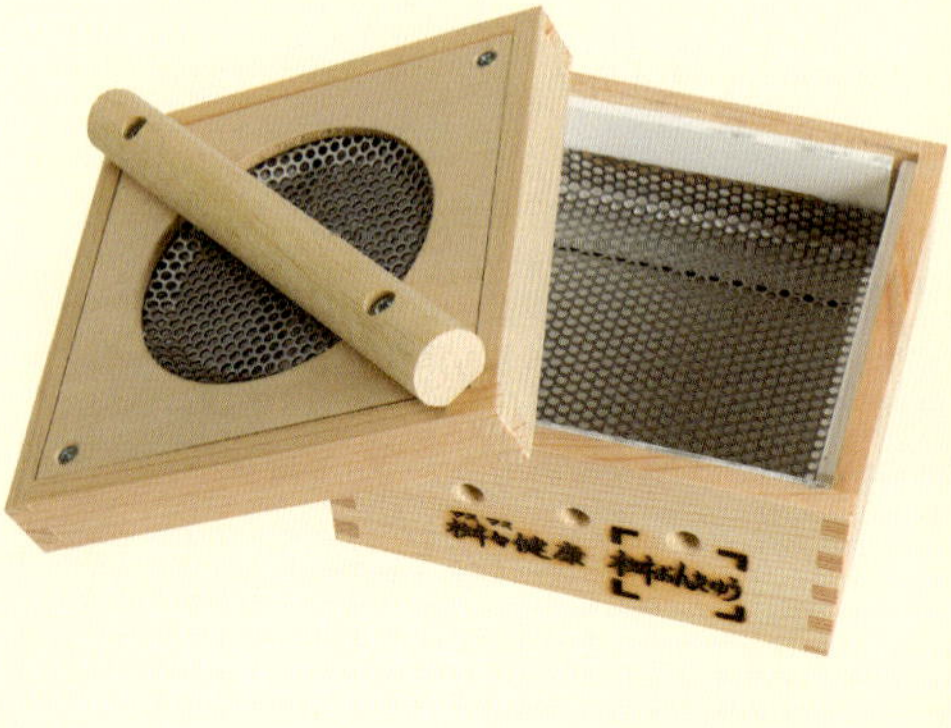

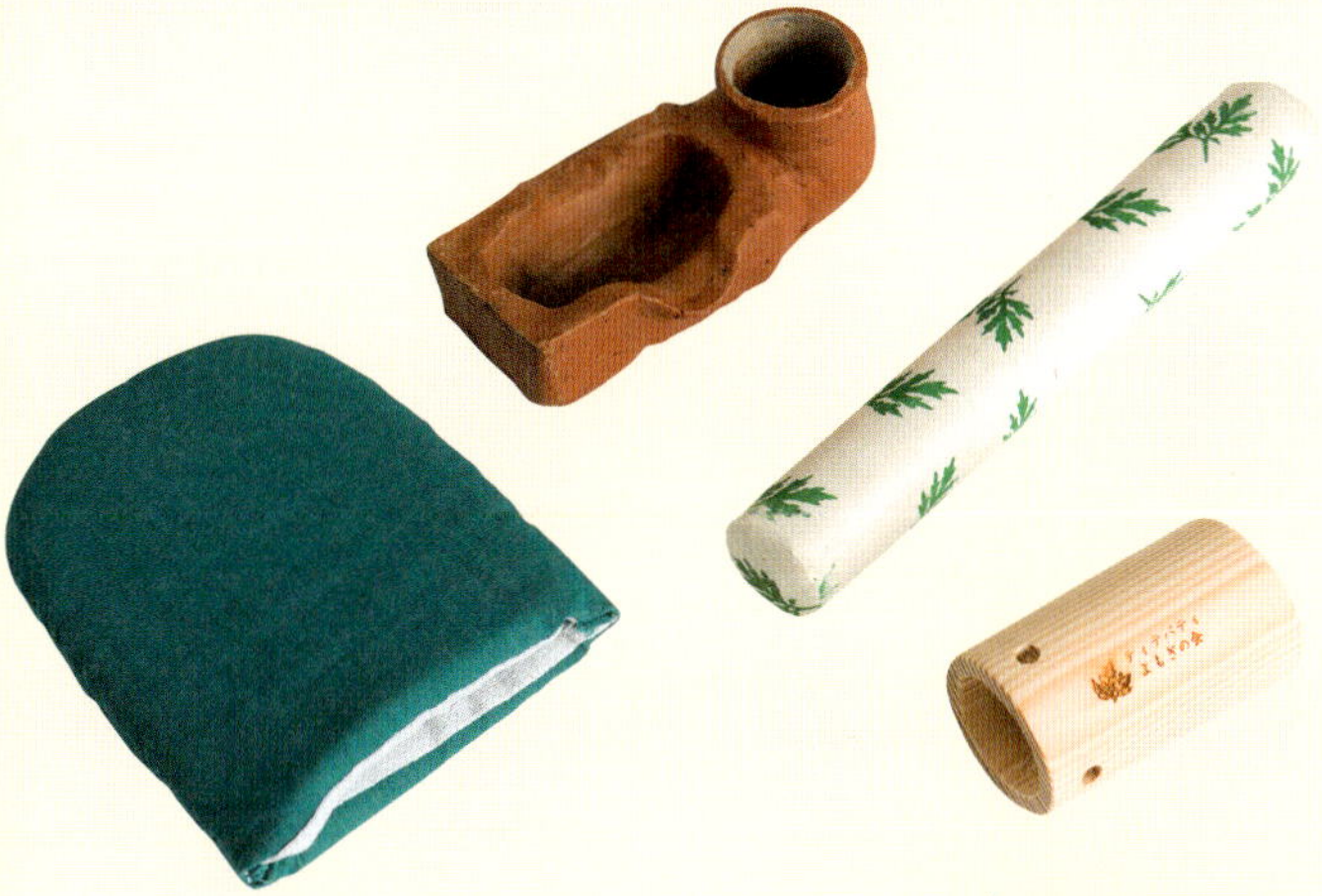

【 ネパール式棒灸セット 】

2000年〜販売／10,000円+税(棒灸3本、専用灰皿、専用手袋、棒灸サポーター)

ネパール自生のヨモギで棒灸

この製品を企画販売しているティテパティよもぎの会は、ネパールで無医村を訪問して無料巡回医療の実施や、ネパール自生のヨモギからつくったネパール産のもぐさでのお灸トレーニングやもぐさづくりなどの普及活動を行っています。このネパール産の棒灸は1本1本手づくりのもので、サポーターや灰皿もついています。(ティテパティよもぎの会)

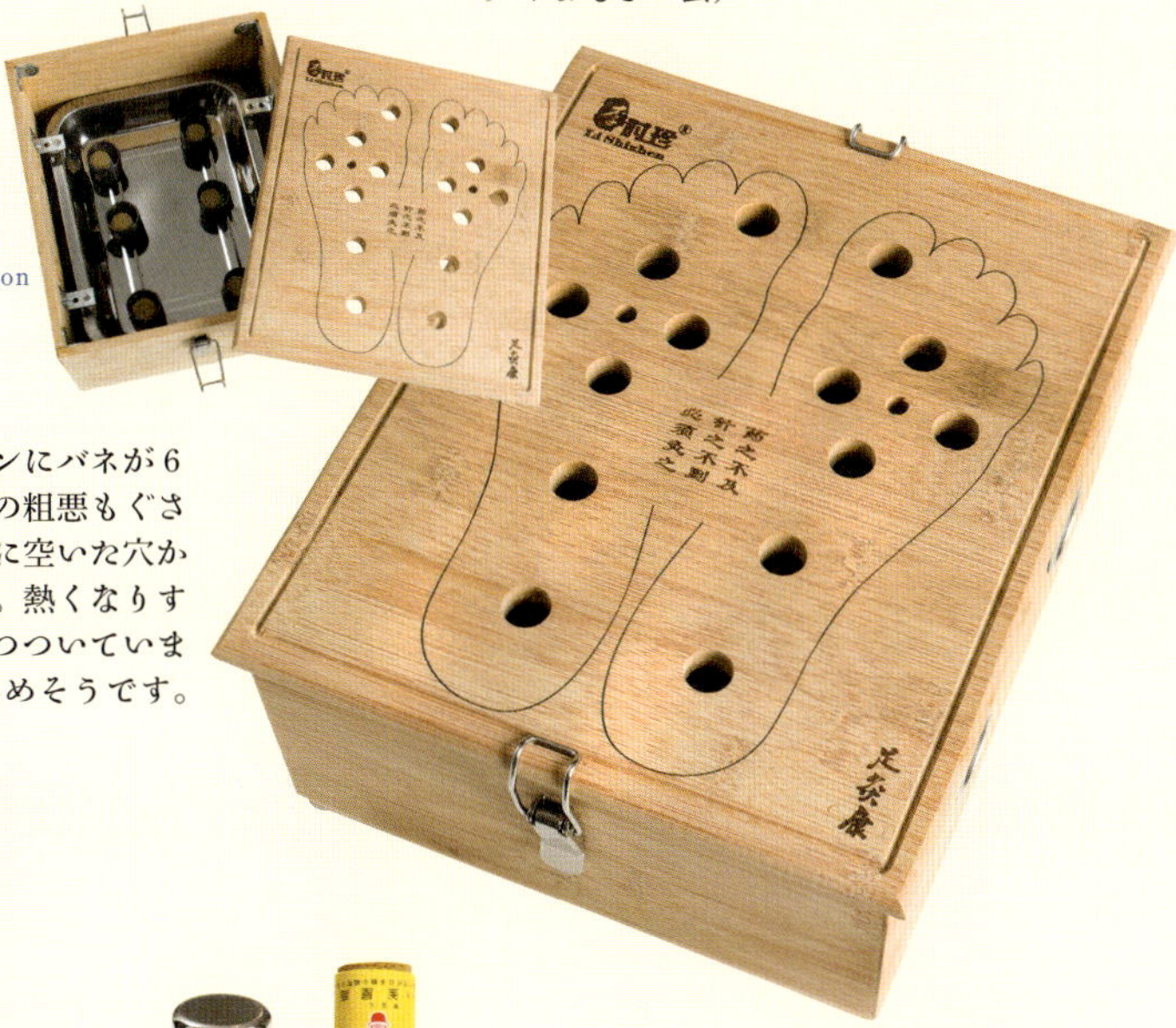

【 足用箱灸 】

Foot Moxibustion Box Remove beriberi dehumidification

販売開始年不明／US $79.99

足裏専用の箱灸

竹でできた箱灸です。内部はアルミ製のパンにバネが6個取りつけられていて、バネの内部に円柱形の粗悪もぐさを入れて点火します。ふたを閉めると、ふたに空いた穴から煙がもくもく出てきて、足裏が温まります。熱くなりすぎないように、煙を逃がすファンも側部に4つついています。テレビや本を見ながら手軽にお灸が楽しめそうです。(中国製)

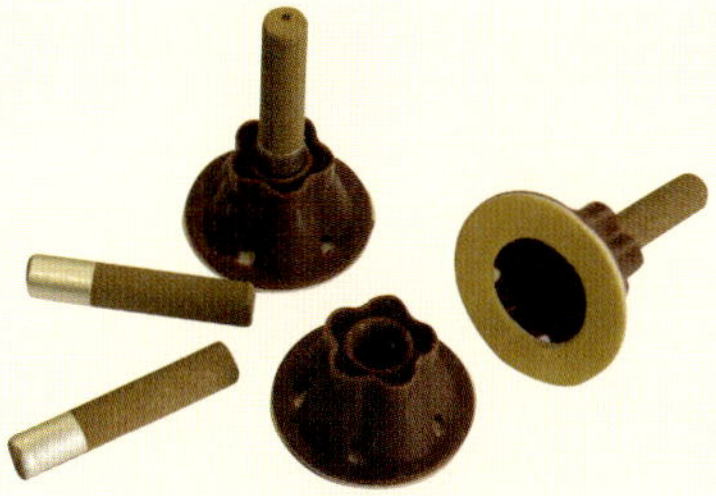

【 棒灸マイクロスモークチューブ 】

moxa meridian moxibustion moxa stick Acupuncture body micro-smoke tube

販売開始年不明／US$13.50(50個入)

その発想はなかった!

日本ではあまり見慣れない、直径3cmの棒灸ホルダーと専用棒灸が50個入ったセット。プラスチック製のホルダーの底部はシールになっており、台座灸のように貼って使います。棒灸の上から点火し、1〜3分施灸します。「台座灸でもよいのでは……?」という声もありそうですが、使ってみると新しい発見があるかもしれません。(中国製)

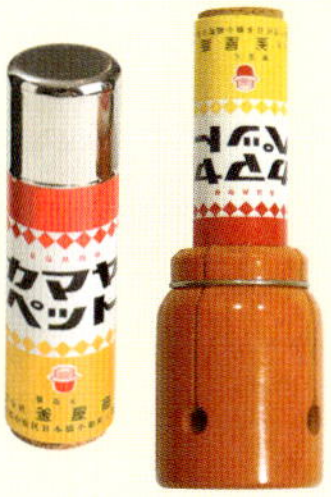

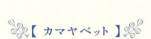

【 カマヤペット 】

1937年〜販売／4,600円+税(6本入り)、フード付きは5,500円+税

ロングセラーの棒灸です

「胃腸病など広い範囲を温めたいときに、お灸をもっと手軽に使用したい」「自分1人でもお灸をしたい」という要望を取り入れて開発。国産のもぐさを使い、安全かつ手軽に使用できるようにした製品です。使い方はいたって簡単。棒灸をフード(木枠)にはめ込んで肌に当てるだけ。ほどよいお灸の温かさが徐々に浸透してコリや痛みを広く捉えます。(釜屋もぐさ)

【灸点・点火・火消】

安全にお灸をするための、点火や火消の便利グッズも登場

鍼灸師にとって点火や火消は、施灸をスムーズに進めるために重要なことでもあります。また、お灸は火を使用して行う治療なので、火傷や火災防止のために火の管理はしっかりしておきたい――。そんな利用者の要望に応えて、火を使わずに点火ができたり、火の管理や火消が着実に行えるグッズも開発されています。

また、スムーズな治療のために重要なことはもう一つ、施灸場所であるツボを決める流れです。灸点器や灸点棒を使うと印がつけやすく、順調に施灸を進めることができます。

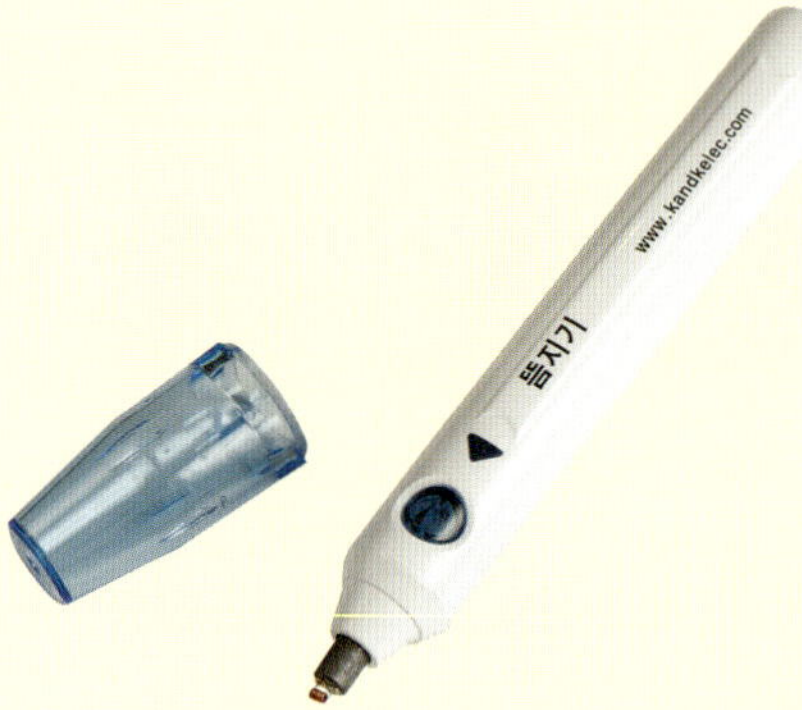

【 電子線香セット 】

販売開始年不明／9,500円+税

電気でもぐさに直接着火！

スイッチ一つで簡単に艾炷に着火できる優れもの。線香に着火する手間を省き、直接艾炷に火をつけることができます。USBケーブルで充電してから使用します。ボタンを押すと先端が点灯し、7秒後に消灯します。（韓国製）

【 せんねん灸点火器 】

販売開始年不明／2,310円+税

【 せんねん灸点火器ハンディータイプ 】

2017年〜販売／1,800円+税

火を使わずに安全に点火

台座灸（せんねん灸）の巻もぐさを挿入口に差し込み、スイッチを押せば電熱線が発熱して点火できる装置です。ライターもマッチも不要。安全で簡単に着火できる点火器は好評。あまり目立っていませんが、せんねん灸の愛用者のヒット商品となっています。期待に応えるかたちで持ち運びしやすいハンディタイプも新発売となりました。（セネファ）

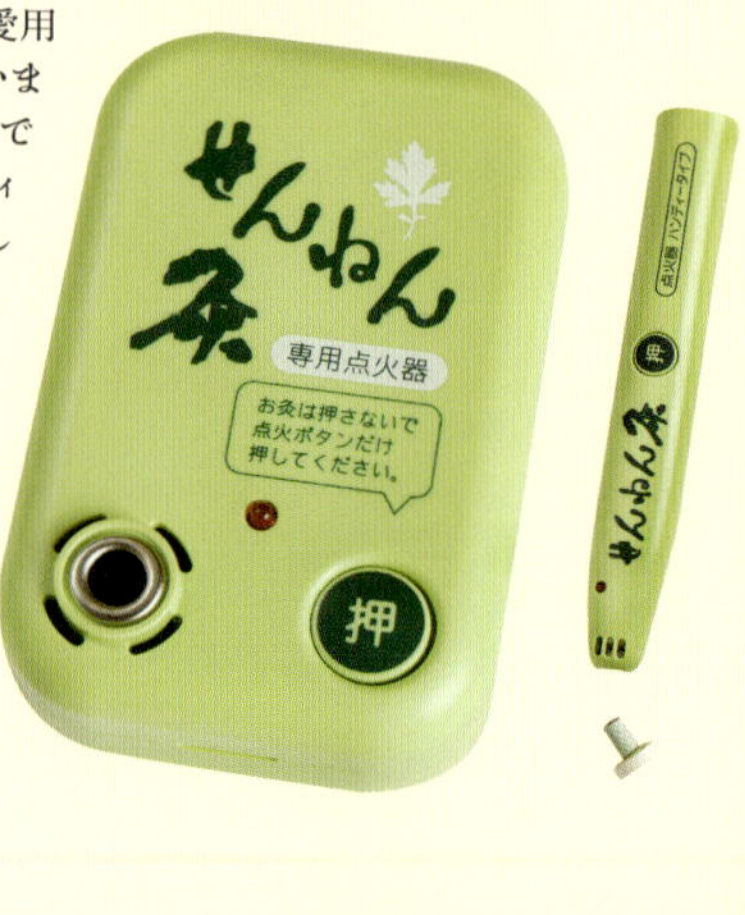

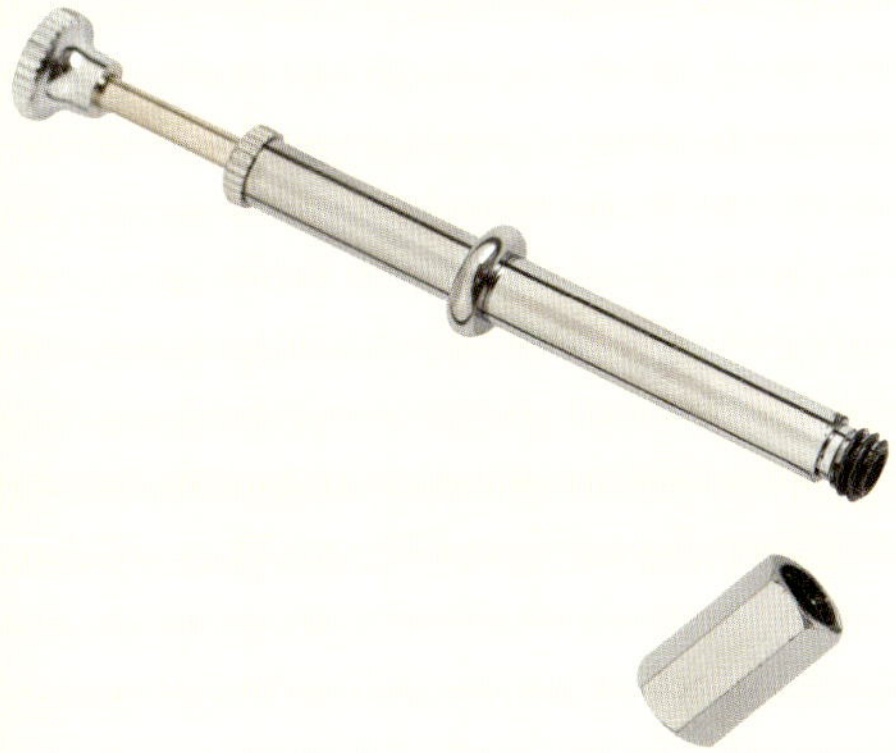

【 灸点器 】

1960年代～販売／1,500円+税

ツボに印をポンッとつける

お灸の効果を上げるためには、正確なツボの場所を把握することが大切。これは、ポンッと簡単に印がつけられるペンタイプの灸点器です。先端に「墨」が入っているスプリング（ばね）式なので、皮膚に軽くポンッと押しただけで複数のツボに素早く印をつけられます。この墨を使うと灸熱の温度が少し低くなり、艾炷も立ちやすくなります。（前田豊吉商店）

【 灸点棒・灸点墨 】

販売開始年不明／灸点棒800円+税、灸点墨500円+税

艾炷が立ちやすい灸点墨

灸点棒は、灸治療の治療点に軟膏やハンドクリームなどのクリーム状のものを塗るときにも使います。軟膏は温度や保存状態によっては固まってしまい、つまようじなどを使うと折れてしまうものがあります。灸点棒なら折れることもなく、上手に薄くつけることができます。

灸点墨は墨の代用として開発したもので、艾炷がくっつきやすいので艾炷が立ちやすいのが特徴。灸点が見やすく、灸熱温度も低くなります。（三景）

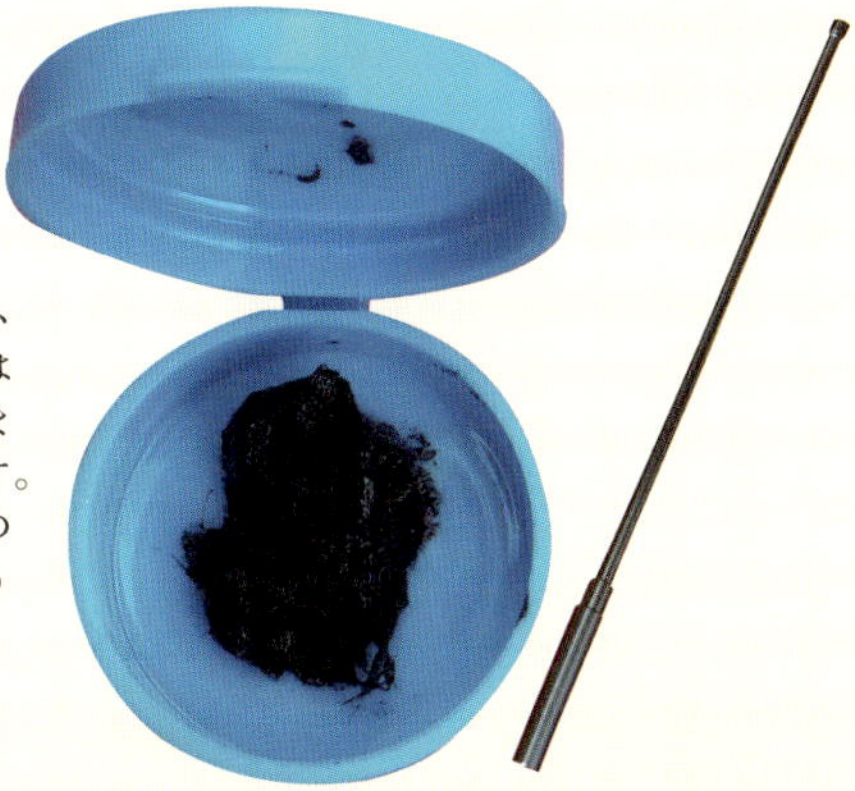

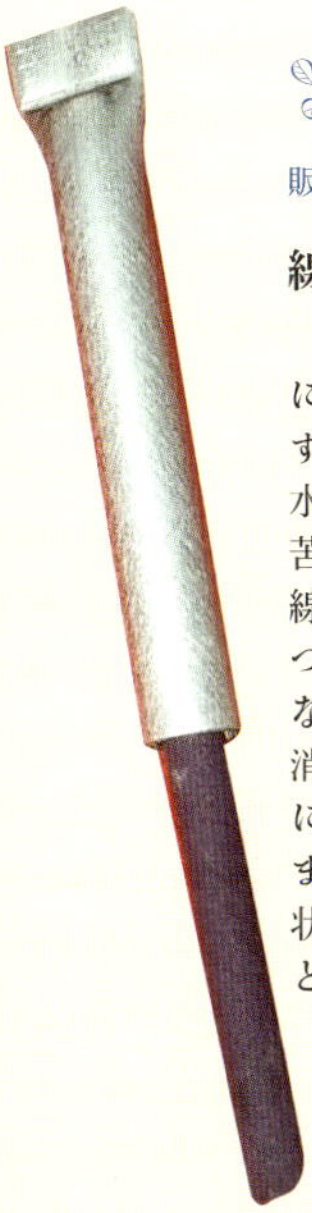

【 線香消し 】

販売開始年不明／100円+税

線香消火のお供に

仏壇用の細い線香と違い、灸治療に使う線香は消えにくくできています。そのため線香の火を消すときは、水をかけたり、折ったりといろいろ苦労しますが、どちらの方法も次に線香に点火しようとするとき、火がつきにくくなります。この線香消しなら線香にかぶせるだけで、簡単に消火できます。線香が短いときは中に入れたまま線香入れとしても使えます。しかも線香のとんがり頭の形状のまま消えるので、次に点火するときもラクラクできます。（三景）

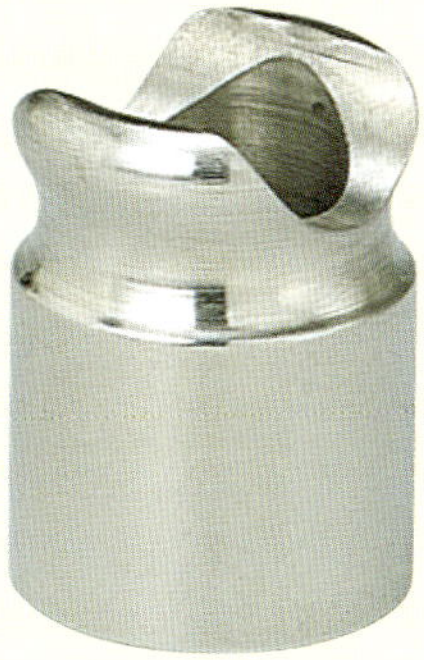

【 新火消しつぼ 】

2000年～販売／1,400円+税

棒灸を置ける火消しつぼ

「棒灸での施術中に一旦手をはなせるものがあったら便利」ということで、火消し器を探し、中国より輸入した製品です。上部に、燃焼中の棒灸をのせられる便利な切込が入っています。ただし、完全に消火できない場合があるので、そのときは水をかけたり、密閉の火消しつぼを使ってください。

サイズは直径2.8cm×高3.6cm。重さは100g。金属製。（カナケン）

【器械灸】

お灸の効果を追及した器械灸が続々と開発されている

近年の大きな変化といえば、火を使わない電子温灸器が一般にも普及しつつあることです。お灸の研究が進み、特定の部位に熱刺激を与えることによる生体反応を利用してさまざまな症状を改善することが解明されました。それに伴い、火を使わずに熱刺激を与える電気をつかった温灸器が続々と開発されています。

　これらの温灸器は温度に気をつければ火傷にもならず、火災の心配もないと幅広い方々に好評です。煙もにおいもないのはちょっと味気ないような気もしますが、旅先のホテルでもマンション内にある治療院でも気にせずお灸ができるのはメリット大です。

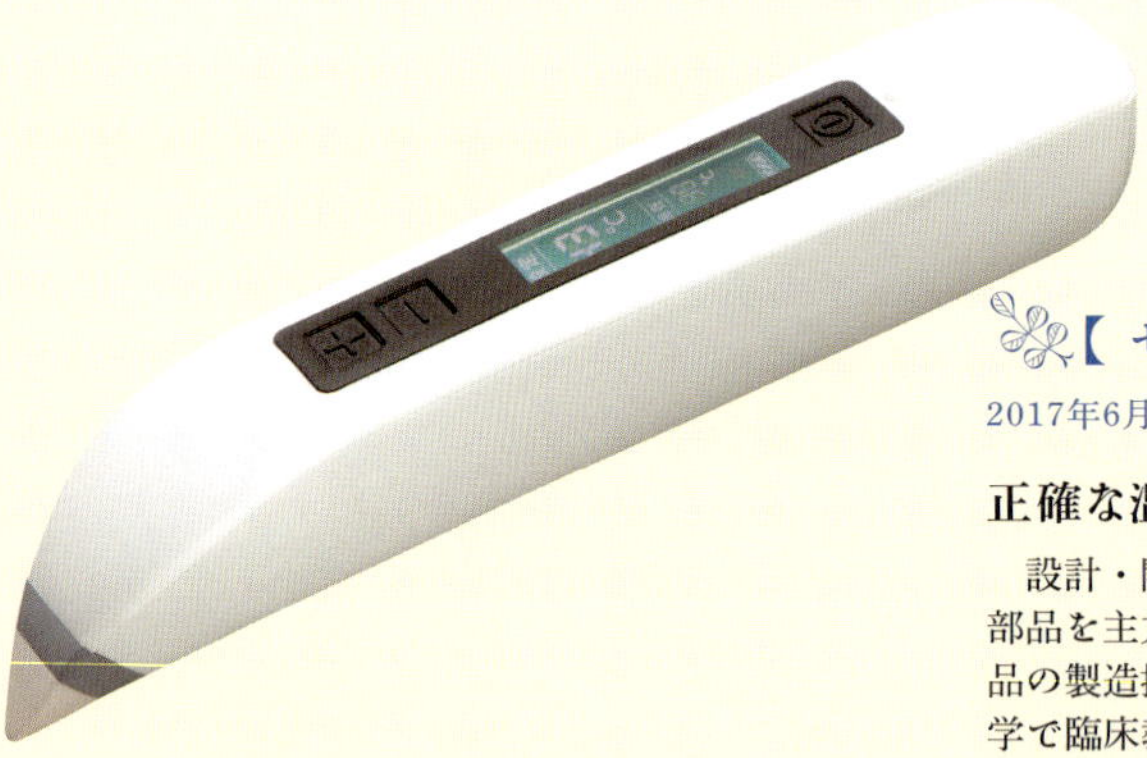

【セラミック電気温灸器】

2017年6月～販売／80,000円+税

正確な温度調整が可能な最新温灸器！

　設計・開発を行った村田製作所は、日本有数のセラミック機能電子部品を主力とした総合電子部品メーカーです。これまで培った電子部品の製造技術で社会に貢献したいという社員の想いがきっかけで、大学で臨床教育をしている鍼灸師の助言をもとに、セラミックを使った温灸器の製品化が始まりました。

　この温灸器は業界初の現在温度のリアルタイム表示と精密な温度調整（温度設定は43℃/46℃/49℃/52℃/55℃の5段階設定）を兼ね備えているので、安全に正確な温度で使用することができます。そのため、それぞれの人、それぞれの施術に合った温度をピンポイントで与えることができるようになっています。

　また、先端の発熱部はセラミックでできているのでアレルギーのある人でも安心です。先端は鋭角な形状で、本体は流線形で手にフィットして使いやすく、高級感のあるデザインもおしゃれです。

　コードレス（充電式、60分充電で90分以上使用可能）なので携帯性に優れ、エタノールによる拭き取り消毒が可能なため、いつでも清潔に使うことができます。また、煙も匂いも出ませんので、どこでも好きな場所で使えます。（セイリン）

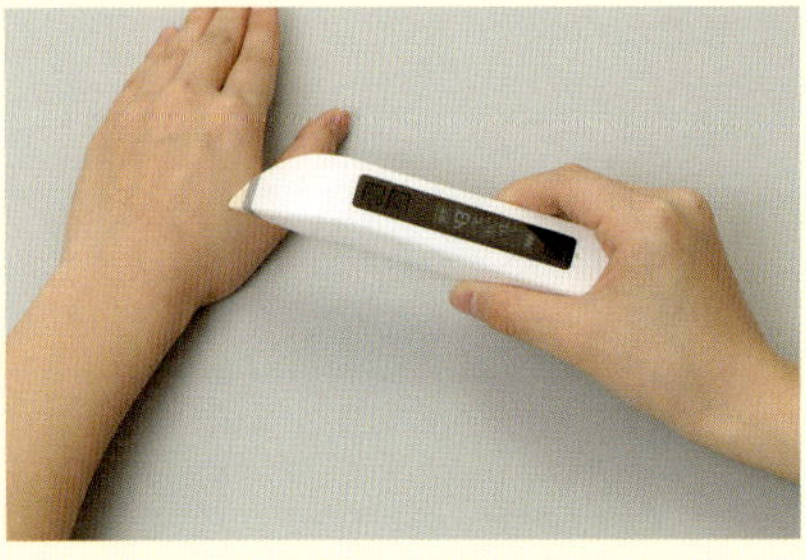

【 電子温ねつ灸 】

1978年～販売／16,500円+税（もぐさキャップ8個付き）

もぐさの香りが漂う電子温灸器

「もぐさの香りのないお灸なんてお灸じゃない」という人向けの電子温灸器。先端にもぐさキャップを付けて、もぐさの香りを堪能しながら、やけどの痕の心配もなく、煙やにおいが残らない安全なお灸ができます。灸点温度は60～70℃。もぐさキャップは1日20分の使用で7～10日が交換の目安。別売りの「もぐさキャップ」は、そのほかに「にんにくもぐさキャップ」もあり（どちら12個入りで1,700円＋税）。（丸央産業）

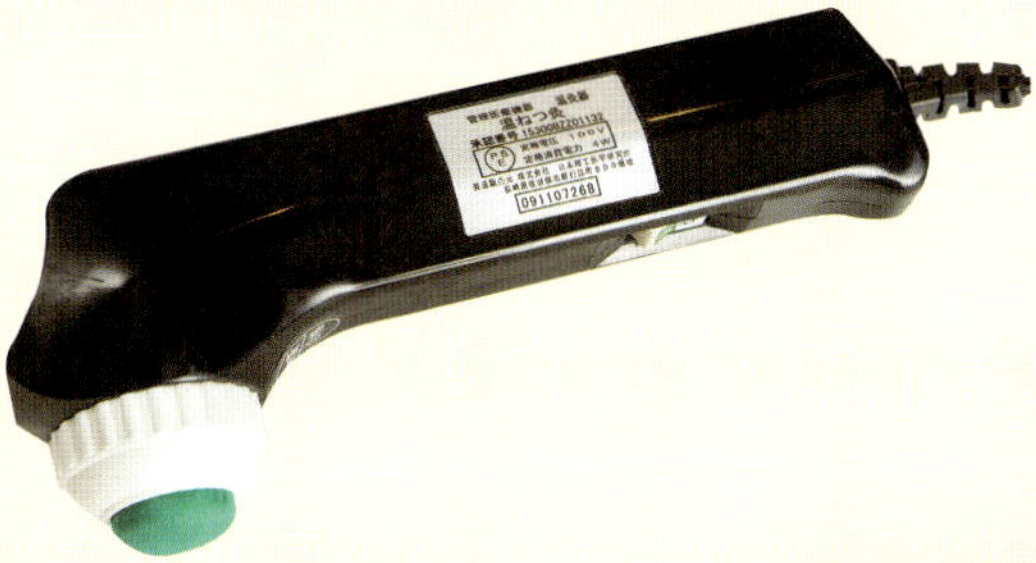

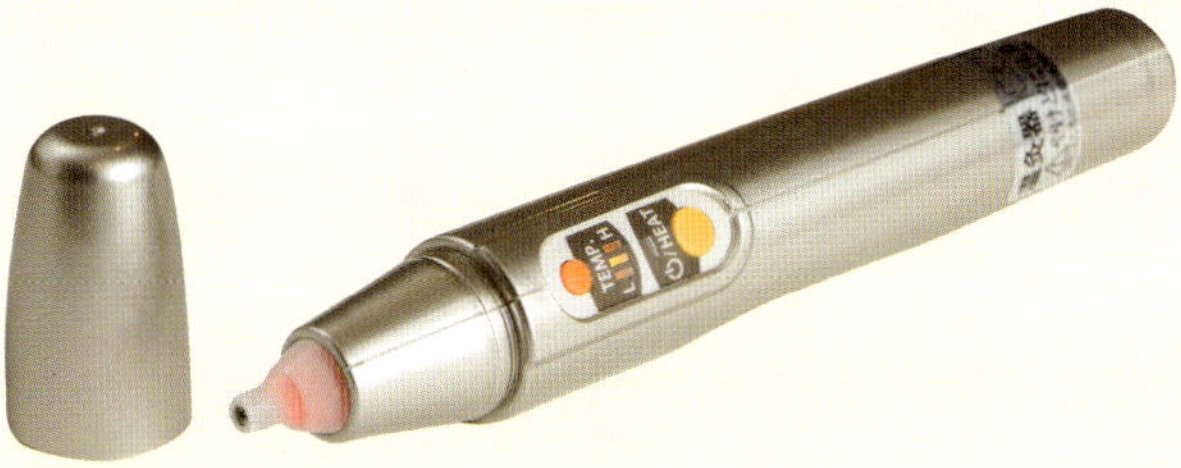

【 バンシンプロ　BS-20 】

2017年2月～販売／74,000円+税

安全に、直接灸と同じ熱刺激

火、煙、におい、灰を気にせずに使用できる新しい電子温灸器。長さ18cm、直径26mm、重さ約92ｇと小型なので、施灸もしやすく、持ち運びも簡単。いつでもどこでも何度でも、同じ刺激を与えることが可能です。先端子が小さく、スイッチをクリックするだけで、60℃/65℃/70℃の温熱刺激を皮膚に与えることができます。連続発熱機能もあり。音と光で出力表示をしてあり、視覚障害者にも安心設計です。（チュウオー）

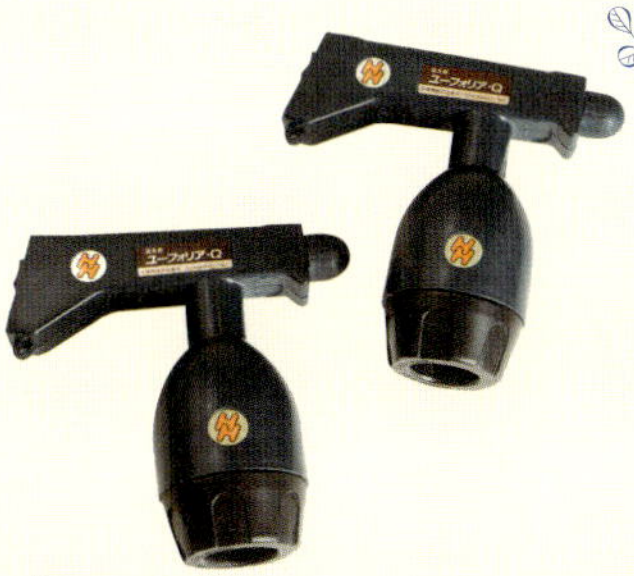

【 ビワの葉温灸器　ユーフォリア・Q 】

1993年2月～販売／74,286円+税

伝統のビワの葉温灸を再現

もぐさにしみ込ませたビワの葉エキスを遠赤外線ヒーターで加熱。器具の先端が熱くなるのではなく、ビワエキスの蒸気で身体を温める湿温灸です。ミストサウナのようなやわらかな熱感です。煙も匂いも出ないので病室やホテルでも使用できます。2個セットなので効果も高く効率的です。（ティー・エス・アイ）

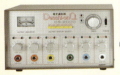

【 電子温灸器 】

1989年頃～販売/498,000円+税

灸頭鍼の輻射熱量を再現

火災の心配をする視覚障害者の治療家の声に応えて、安全に灸頭鍼をすることをコンセプトに3年かけて開発した医療機器。灸頭鍼の輻射熱を忠実に再現し、温熱子から遠赤外線も同時に放射し、鍼刺激と温熱刺激が同時にできます。観測装置つきなので火傷の心配がなく、体位・部位に関係なく施灸できます。（カナケン）

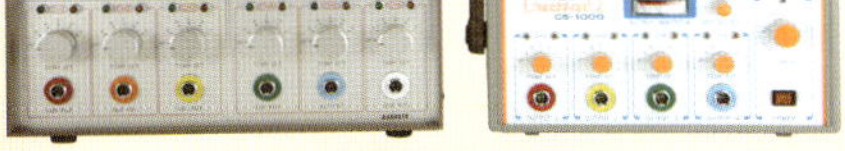

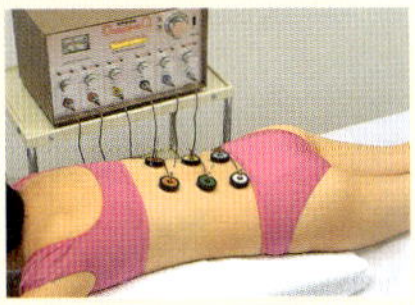

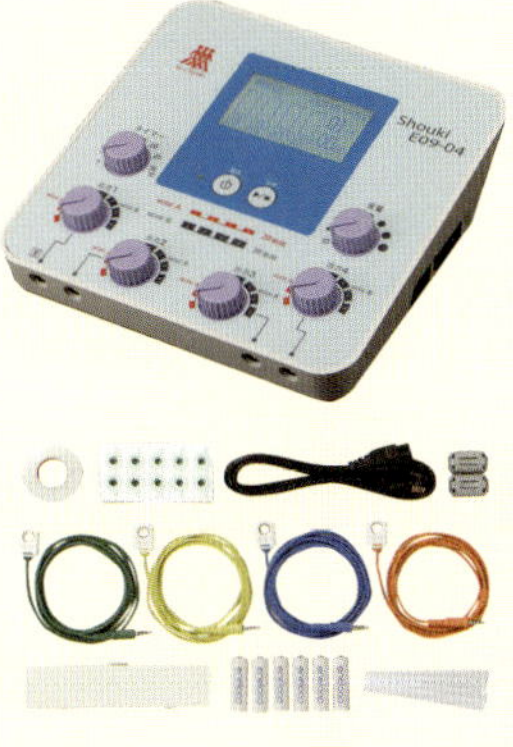

【 電気温灸器Shouki E09-04】

2011年～販売／118,600円+税

加温は知熱灸と温熱灸の2通り

伝統のお灸をより安全に、簡便に行うために生まれた電気温灸器。知熱灸の加温を意識したモードと、温熱灸の加温を意識したモードがあり、各モードに4段階の温度設定が可能です。こだわりの熱導子はツボの大きさに近い直径8mmの透明セラミックスで、患部をしっかり温め、扱いやすさも抜群。AC電源でも、ポータブルでも使用可能です。（全医療器）

【お灸便利道具】

施灸に便利な道具をそろえると お灸が楽しくなり、技術も向上

お灸を安全に行うために、さまざまな便利グッズが開発されています。上手な施灸には訓練はもちろん必要ですが、使いやすい道具も技術向上に役立ちますし、お灸がさらに楽しくなったりもします。さらに、使いやすい道具があれば施灸も早く安全に進めることができますし、もぐさや線香をきれいに管理して、きちんとした道具をそろえて使うことは、患者さんからの信頼を得ることにもつながります。ベテランの鍼灸師はそれぞれ自分の施灸スタイルに合わせて、使いやすい道具をそろえているもの。自分に合う便利グッズを探してみてください。

【よりし板Q】

平成初期〜販売／550円+税（2枚1組）

艾炷をより簡単につくれる板

板の間にもぐさを挟み、軽く擦り合わせると簡単に「よりもぐさ」ができるという製品。施灸治療を早く進めることができると評判です。患者さんは自分ではなかなか艾炷をつくることはできませんが、この製品を使えば簡単につくることができます。患者さんが来院できない場合、これを渡して使用してもらうという補助道具としても人気があります。（前田豊吉商店）

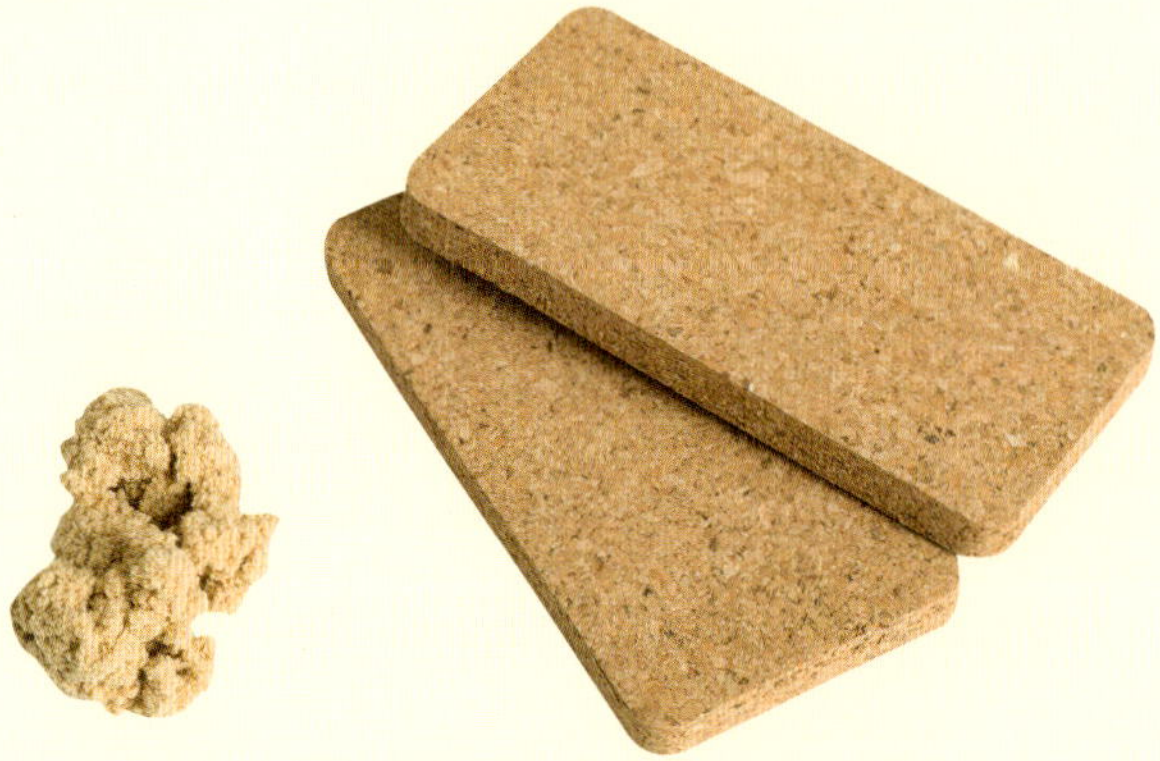

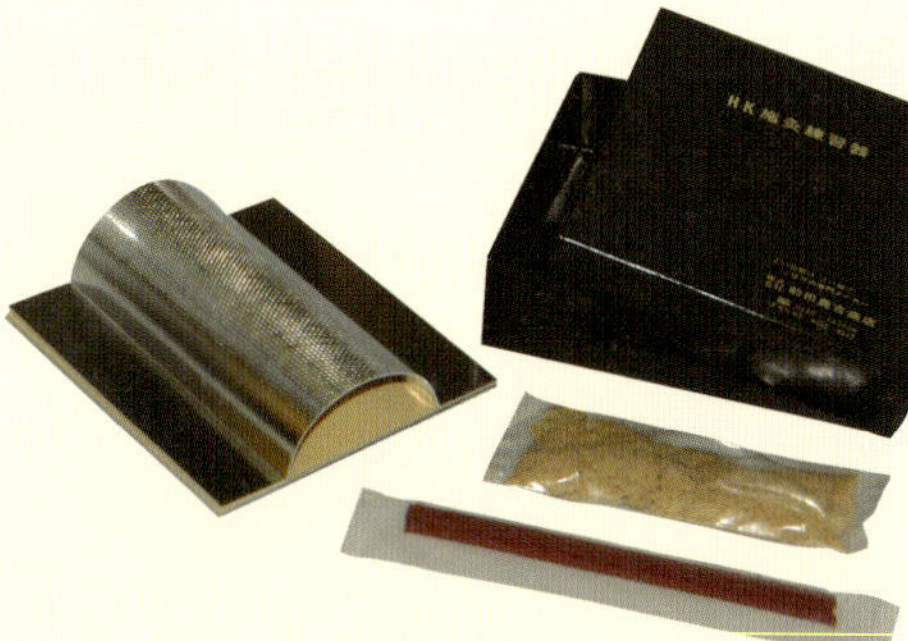

【施灸練習台セット】

1975年頃〜販売／3,200円+税

灸師の技術向上の必需品

燃焼時間が一定で、燃焼度が均一なお灸を据える技術を習得できるお灸専門の練習器です。「施灸練習台」「もぐさ」「線香」がセットされていて、持ち運びができ、どこでも施灸の練習ができます。

東京都鍼灸師会元会長の故・木下晴都との共同開発で、「灸師はより一層の知識と、技術の研鑽が必須である」という考えから商品化されたものです。（前田豊吉商店）

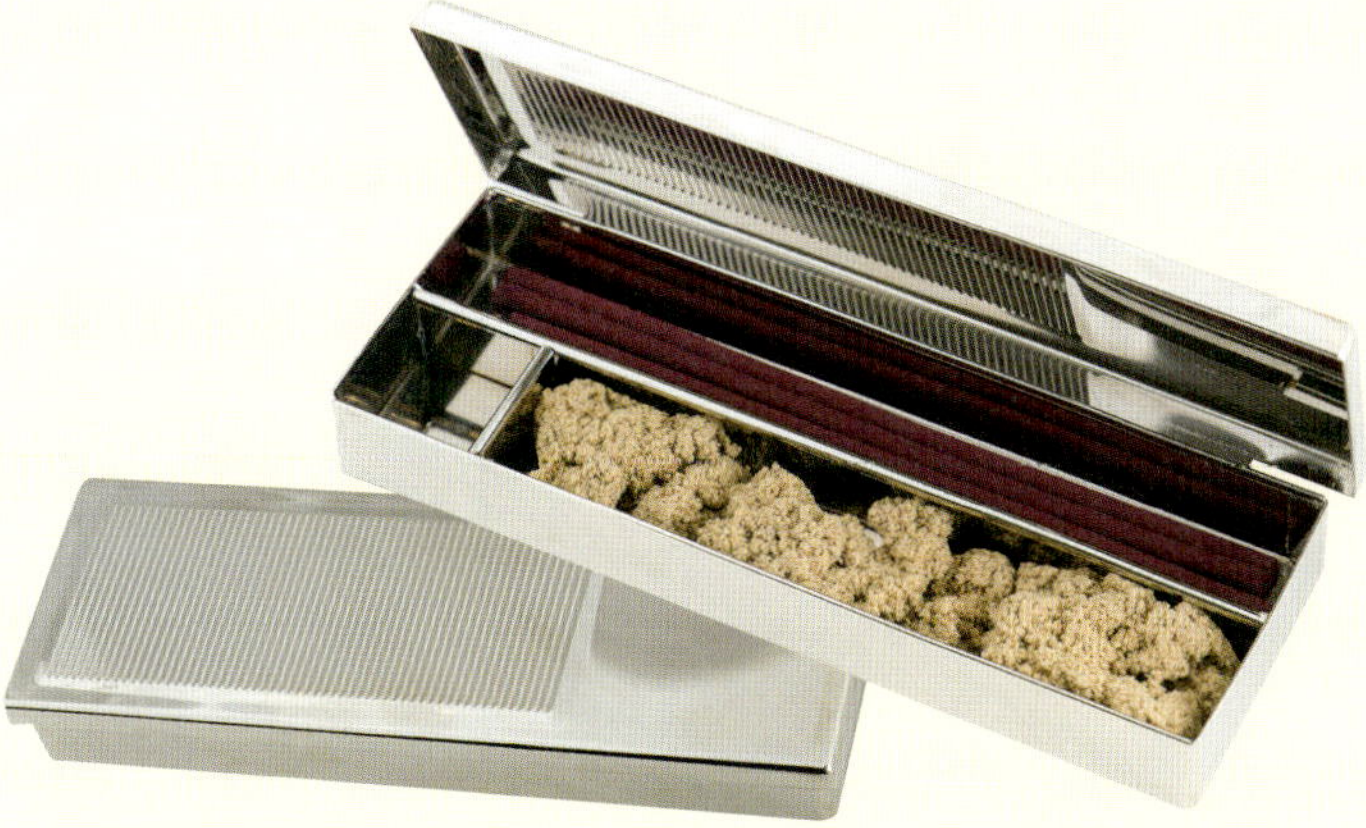

【もぐさケースセット】

1965年頃〜販売／4,000円+税

持ってますか？　専用ケース

「もぐさ」「線香」「墨」を保管できる施灸治療用ケースです。往療のときの持ち運びにも便利。ふた部分には「より板」が付属しているので、施灸を早くすすめることができます。ケースはクロムメッキ仕上げで光沢があり、高級感があります。もぐさケース＋もぐさ、線香、墨のセットもしくはケースのみの販売もあり。ほかにステンレス製のケースもあります。（前田豊吉商店）

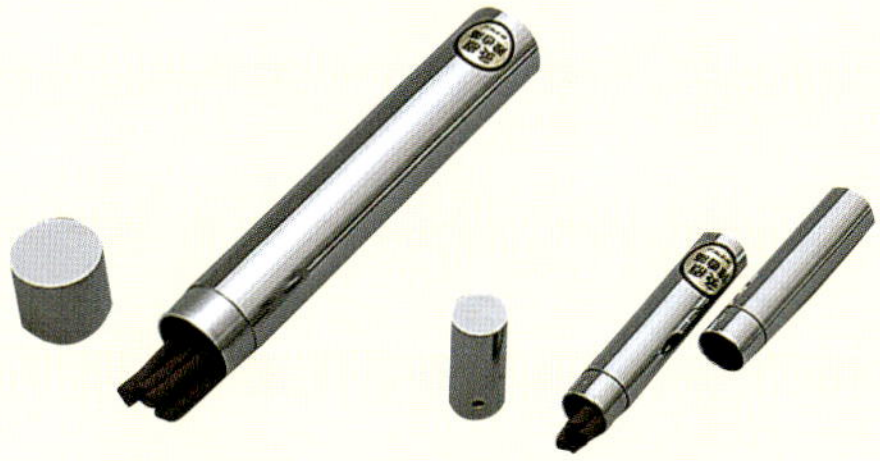

【線香入れ】

1980年〜販売／細型（7〜8本収納）3,000円+税、太型（約20本収納可）3,300円+税

灸用線香を大切に保管

灸用の線香は通常の線香より3倍ほどの太さがあり、純度の高い生地で作られた良質品なので、点火しやすく香りもよく、折れにくくできています。しかし、灸用の線香は減りも早いうえに金額も張るため、管理するために線香入れはぜひ持っていたいもの。この線香入れは線香が折れにくい構造で、湿気も防止できます。（カナケン）

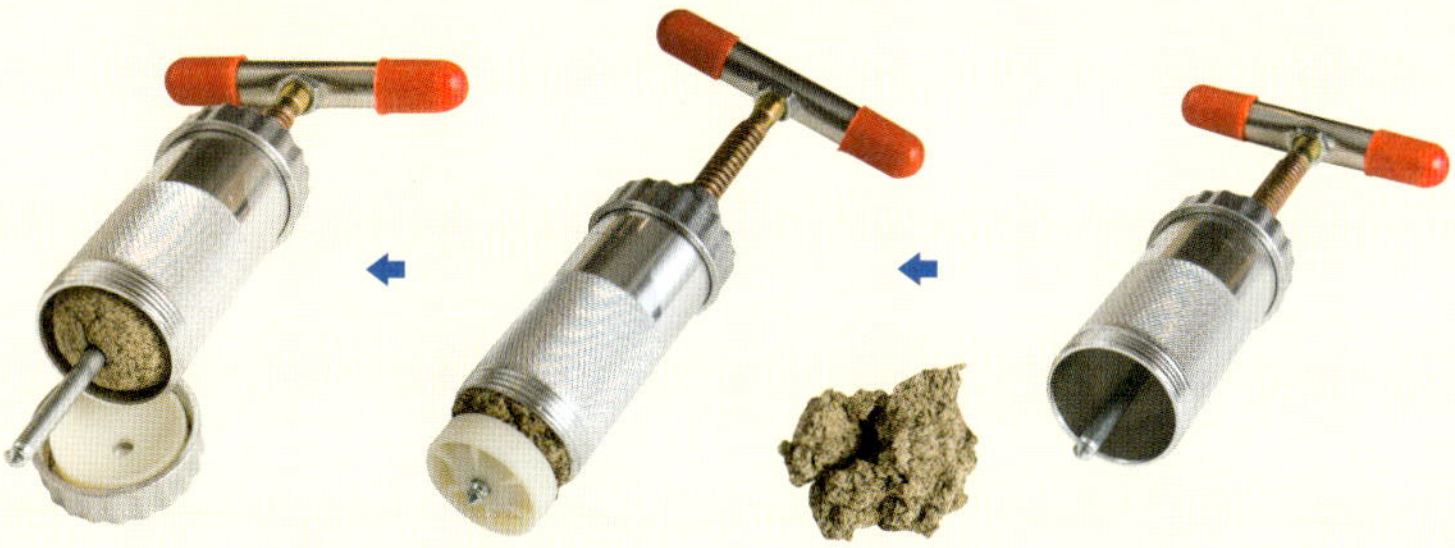

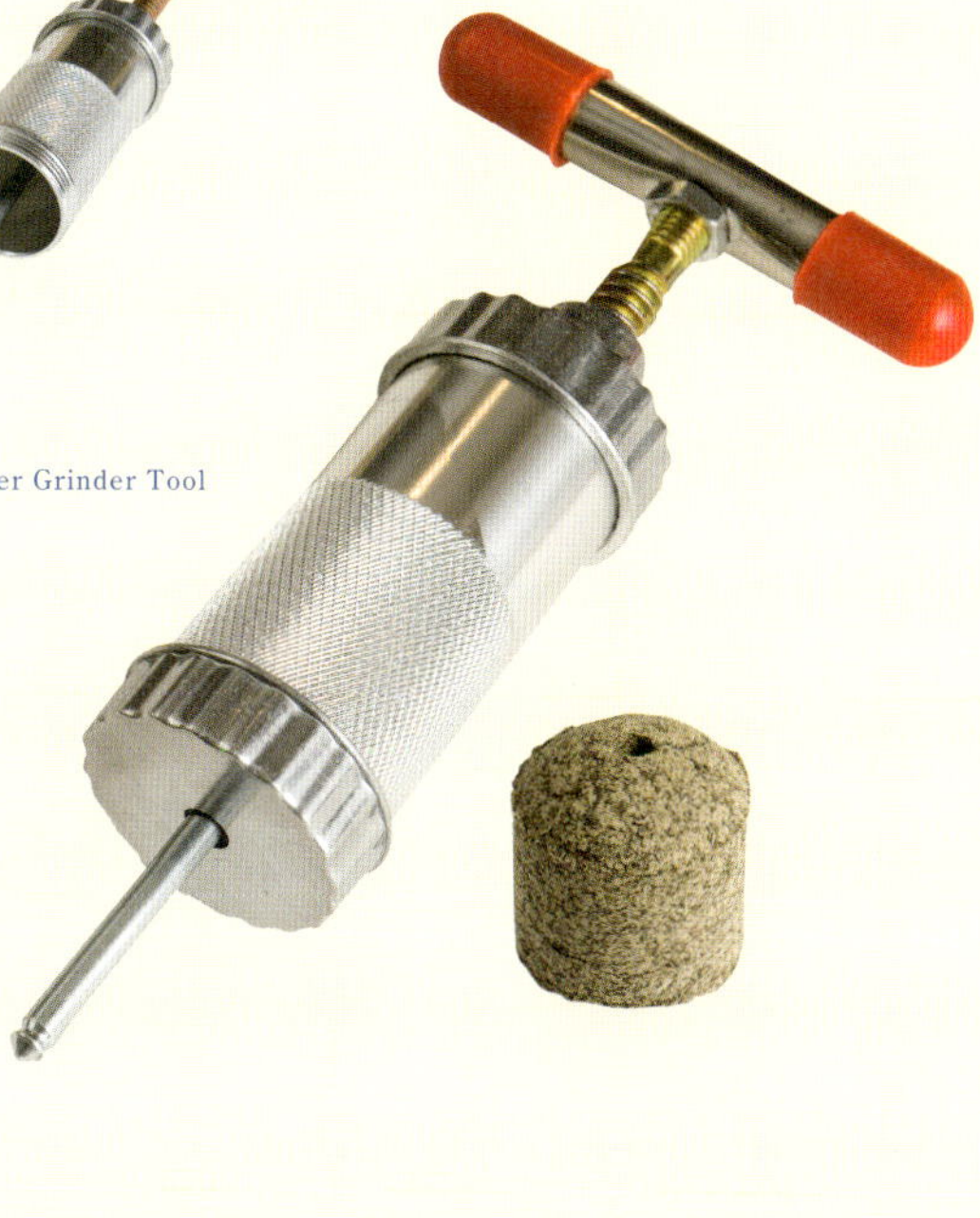

【艾炷製造器】

Mugwort Moxa Cautery Moxibustion Powder Stick Roller Maker Grinder Tool

販売開始年不明／US $18.50

硬くて大きい艾炷を量産!!

散もぐさを入れる艾炷製造器。器械のふたを取り、中に粗悪もぐさを入れ、ふたを閉めてハンドルを回すと、隔物灸用の艾炷ができます。手でつくるのはちょっと大変な硬い艾炷が仕上がります。できるだけたくさんもぐさを押し込むのがポイント。直径5cm程度の艾炷になるため、箱灸などにおすすめです。（中国産）

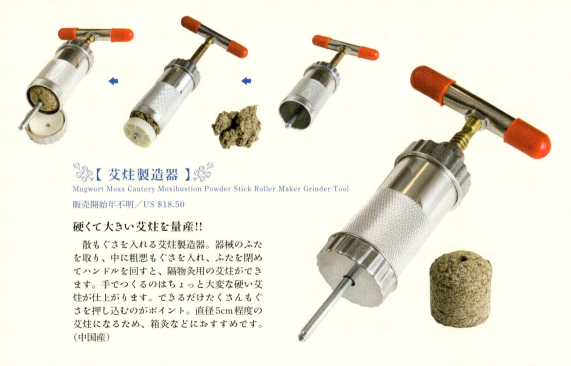

【隔物灸】

鍼灸師は、お灸を立たせるテクニックのため、お灸の熱を緩和させるため、お灸の効果をより引き出すために、皮膚ともぐさの間になんらかの物質・物体を介在させることがあります。また、時代と共に患者さんの認識が変わり、現在は「熱くない、痕が残らない」お灸を求めている人も増えています。シチュエーションに合ったお灸を据えるため、何らかの介在物を使うのもよいでしょう。

【 灸点紙 】

1974年～販売／700円+税(200片入り)

言わずと知れた使える道具

鍼灸師だったら、一度はこのパッケージを見たことがあるのではないでしょうか？　灸点紙は皮膚の上に貼りつけて、その上から施灸することで熱さを緩和して灸痕を残さないようにするグッズです。もぐさをのせる部分は薄い紙の膜になっていて、ほどよく温かさが伝わります。また、1回ずつ使い捨てのため、とても衛生的です。初学者にもおすすめの1品です。(医道の日本社)

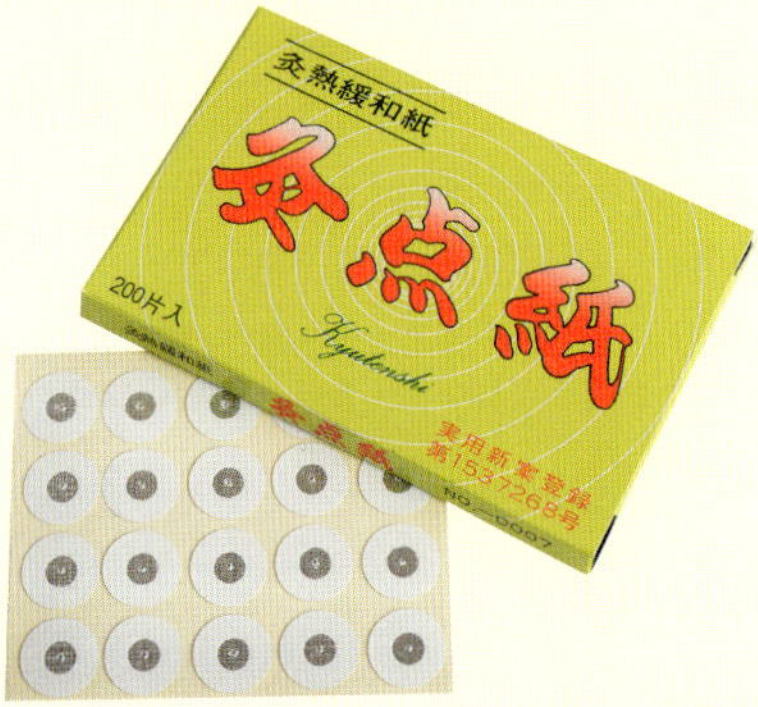

【 モグサバーム(軟膏) 】

販売開始年不明／2,000円+税

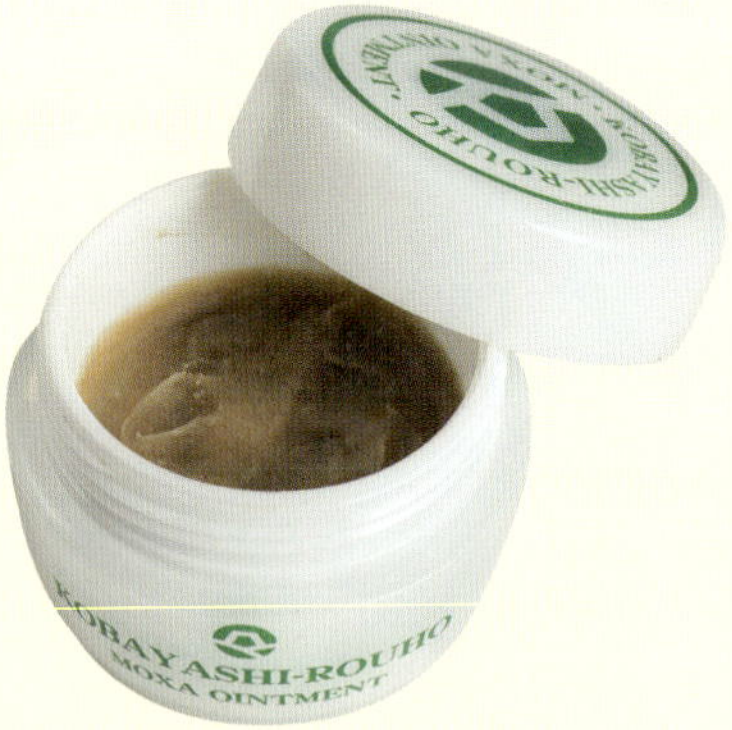

ヨモギエキス入りクリーム

歴史あるお灸メーカーが作ったヨモギエキス入りのバームクリーム。防腐剤不使用の無添加素材で、軟膏としてや、手足の保湿クリームとして活用できます。しかし実は、モグサバームをひと塗りした上に艾炷を据えることも可能で、艾炷が立ちやすくなるのでとても便利です。ミツロウ、ごま油、ひまし油、ヨモギ葉エキス、トウキエキスでできています。(小林老舗)

【 トンバン医療用灸道具 】

DONGBANG Medical Acupuncture Moxibustion Moxa

販売開始年不明／US $18.99

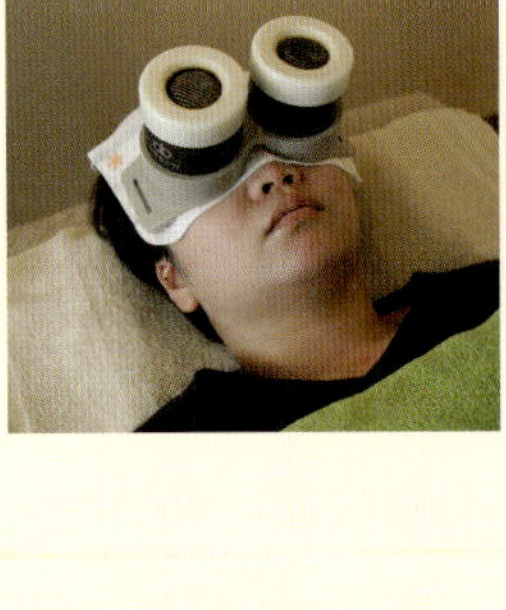

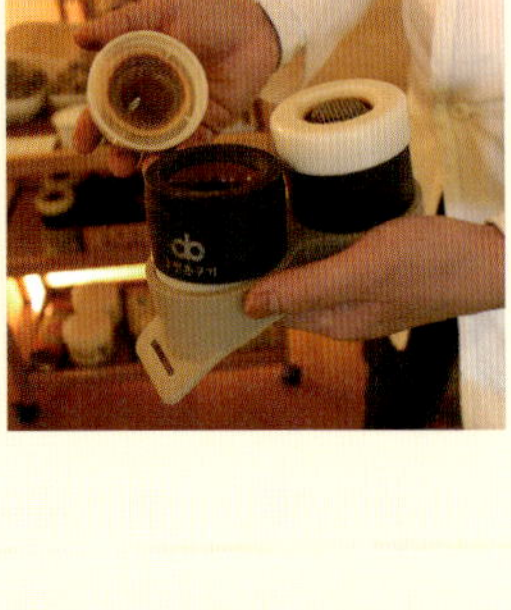

目の治療に最適！

目の治療に便利な竹筒型のプラスチック製品。専用のボール状の炭化もぐさにバーナーで火を点けて、左右の穴にもぐさをそれぞれ入れ、目の上に置いて使います。炭化もぐさなので灰が落ちる心配はありません。15分～20分ほど熱を保つことができます。実際に治療メニューに加えている治療院もあります。(韓国製)

【ヨモギ】

もぐさの原料のヨモギは、多くの効能効果を持つ植物です。古代より珍重され、「ハーブの女王」とも呼ばれます。
そんなヨモギを使った食品や化粧品や入浴剤がたくさん製品化されています！

【よもぎ粉末】

2007年～販売／600円+税

ヨモギ粉末でヨモギラテ！

徳島県産ヨモギを100％使用し、特殊粉砕加工した微粉末のヨモギです。この粉末のヨモギの細かさは100メッシュという細かさ！　香り高い微粉末ヨモギなので、冷たい牛乳にもさっと溶けてしまうほどサラサラです。さまざまな料理や飲み物にも手間をかけずに使うことができます。

良質もぐさをつくっているお灸メーカーならではの信頼できる食品です。ほかにヨモギアメやヨモギ茶もつくっていて、どれもヨモギの香り高い風味を楽しむことができます。（小林老舗）

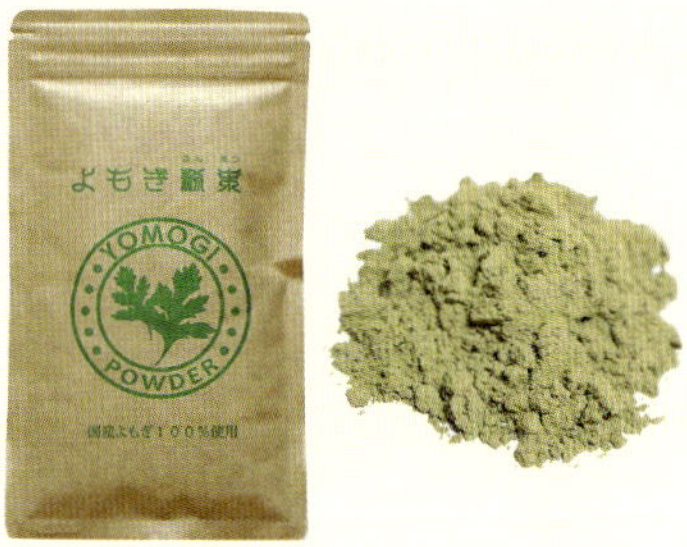

【よもぎの温もり】

〈医薬部外品〉

2002年9月～販売／4,500円+税（20g×30包）

ヨモギ成分（ガイヨウエキス）が1000mg/包の入浴剤

ヨモギの成分が温浴効果を高め、湯冷めしにくく、温もりが持続する入浴剤です。

主な効果は２つあり、１つ目は心やすらぐアロマ効果。オリジナルの心地よい香りが緊張をほぐし、リラックスできます。2つ目は皮膚のかゆみを抑える働きです。入浴後、シャワーで洗い流さずタオルで軽く拭き取ると、ヨモギの温もりをより実感できます。（日進医療器）

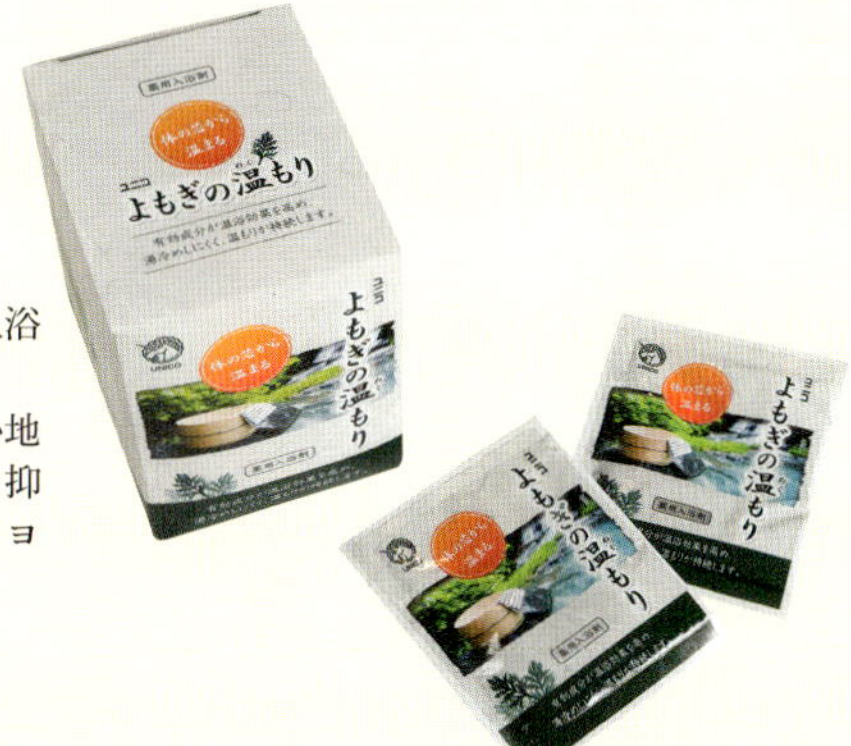

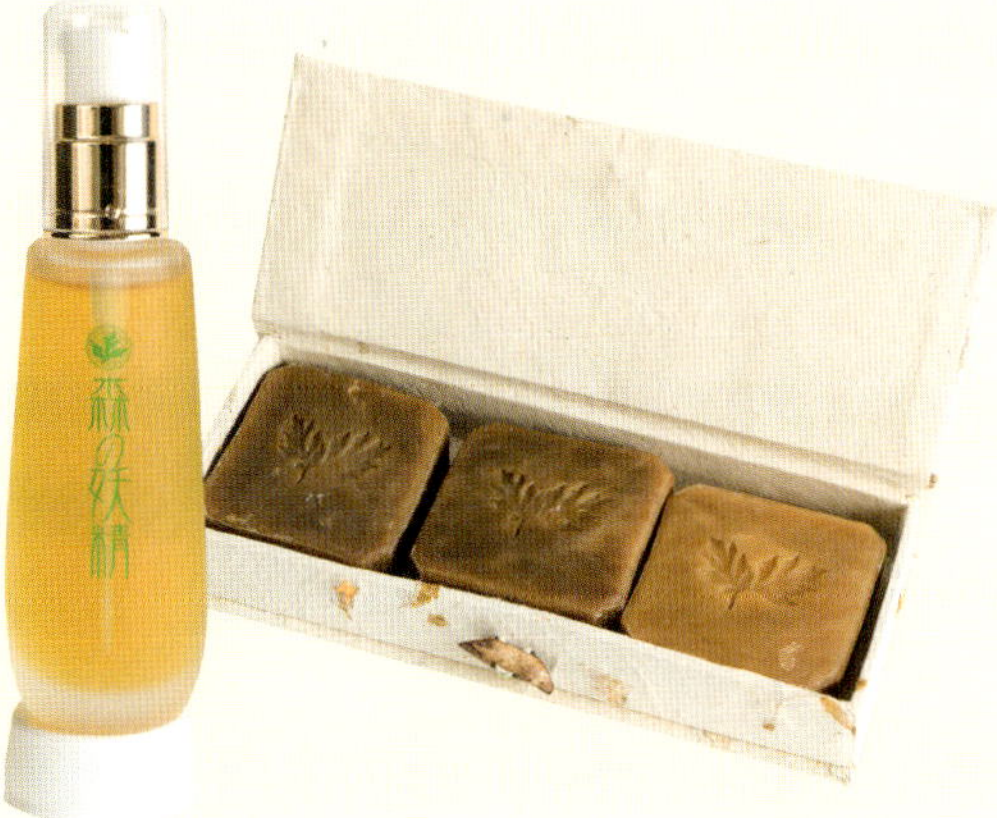

【よもぎ石鹸&よもぎエッセンシャルオイル】

よもぎ石鹸「シリーズ753」
2000年～販売／5,544円+税

よもぎエッセンシャルオイル「森の妖精」
2000年～発売／7,728円+税

わずかしか採取できないヨモギオイル

よもぎ石鹸は、ヨモギから抽出したエッセンシャルオイルを練り込んでつくっています。

エッセンシャルオイルは、口内炎や歯肉炎などの粘膜トラブルや虫刺されなどに原液のまま塗りつけてください。またアロマオイルとして、香りを楽しみ、心身の健康に役立てることもできます（製品数に限りがあるため、時期によっては欠品になることもあります）。（ティテパティよもぎの会）

古くから伝わるお灸の道具

ご紹介した通り、現在も各メーカーから、いろいろなお灸道具が発売されています。しかし、庶民にとってお灸がさらに身近な存在だった時代はどんなお灸道具を使っていたのでしょうか？　日本ならではのお灸道具と全国各地のお灸にまつわる風習の関係性を、ほんの少しのぞいてみましょう。

【羽箒（はぼうき）】

今ではほとんど使われていませんが、羽箒はお灸を据えた後に灰を集めるほうきです。茶室で炉から抹茶や灰が飛び散ったときに払うのにも用いられました。鷹の羽でつくられていて、正確には「三つ羽箒」と呼ばれています。黒い羽に白い斑点のあるものが高級とされていました。羽箒は俳句にもたびたび登場しています。

【灸饗（やいとぎょう）】

灸饗は、お灸を据えるときに、熱さや痛みを和らげるため口に含んでいたお菓子などのことです。干飯と黒豆を煎ったもので、歯を食いしばって我慢するためのマウスピースの役割を担っていました。口の中が出血したときは止血剤にも用いていたそうです。のちに灸饗は、お灸を我慢できた子供にご褒美としてあげるものへと変化していきました。

【灸箸（やいとばし）】

灸箸は、「やいとばし」と読み、文字通りお灸を据えるときに用いる箸です。現在、箸を使って灸を据える施灸法は家伝灸で行われている以外は、なかなか見られません。しかし、江戸時代中期まではむしろ灸は箸で据えるほうが主流だったのではないか、と考えられています。江戸時代は散もぐさよりも切もぐさが主流で、切もぐさを素早く多壮したり、手の火傷を防ぐために用いられたようです。

また、灸箸は日常での使用のほか、歳時の習俗に用いられていたという記録もあります。小正月に火祭りを行う「左義長《さぎちょう》」の習慣は、古来より全国各地に広く伝わっています。地域によっては「どんど」「トンド」など呼び方はさまざまですが、「トンドで正月の門松を焼き、焼け残った竹を持ち帰り灸箸をつくって灸を据えると身体が丈夫になる」といった風習を行っていた地域もあるそうです。

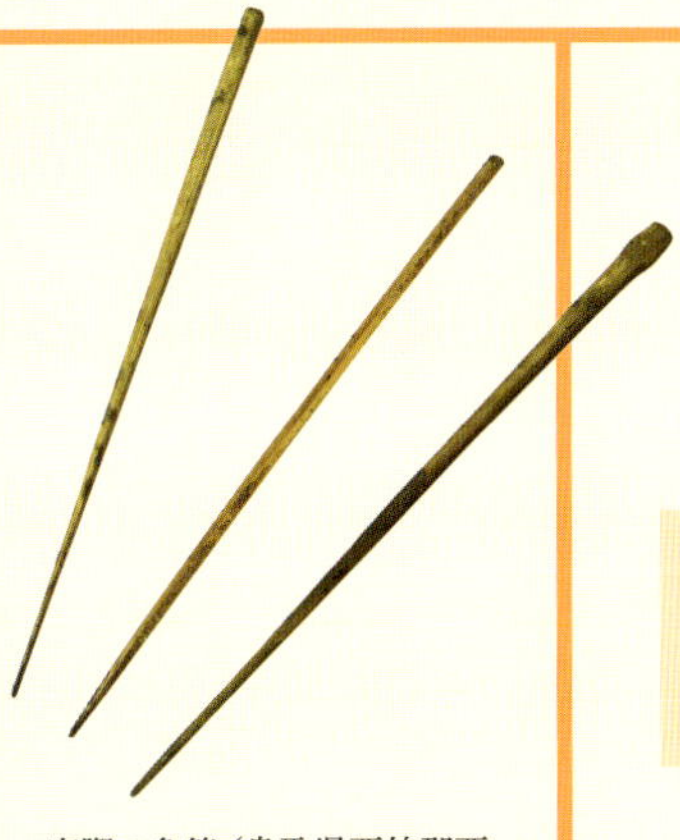

実際の灸箸（鳥取県西伯郡西伯町）。いずれも、昭和20年～45年ごろにつくられたものです。この地方では、左義長を「とんどさん」と呼び、火の中心に立っている大きな竹で灸箸をつくっていたとのこと。灸箸は毎年つくるのではなく、古くなったらつくり変えていたそうです（藤田淳史氏より寄贈）

左義長とお灸にまつわる伝承

大晦日に神迎えのトンドをする。焼いた後の焼竹をお灸に使用して健康を祈る。兵庫県（城崎郡竹原町）

1月15日は「ヤイトウはじめ」としてトンドの火で灸を据えるとよく効く。岡山県（真庭群新庄村）

1月15日の早朝ドンドの火を持ち帰って老人や子供に灸を据えると1年中患わないといわれている。福井県（大飯群高浜町）

トンドのときに松の枝を拾って取っておき、2月2日に線香の代わりにしてお灸を据える。島根県（隠岐郡知夫村来居地区）

Column 3

使ってる?

灸療リング物語

鍼灸学校の教科書にも使用法が解説されている、艾炷をうまく立てるための道具「灸療リング」。しかし、実際の治療で使用している鍼灸師は実は少ないかもしれません。昔は、艾炷を立てるときに自分の唾液を糊代わりにしていたこともあったそうです。現在は、軟膏やクリームを利用したり、リップケースに綿棒と水を入れている、という鍼灸師もいます。

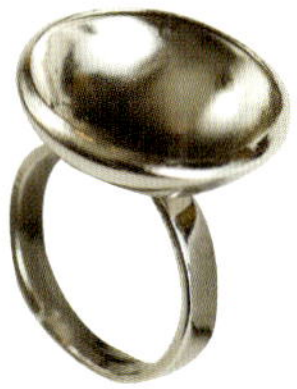

脱脂綿さえあればどこでも艾炷が立ちやすくなる灸療リングは初学者の強い味方。普段使いもできる、自分だけのおしゃれなオリジナル灸療リングを特注する……なんて楽しみ方もあるかもしれません。

【脱脂綿を切る】

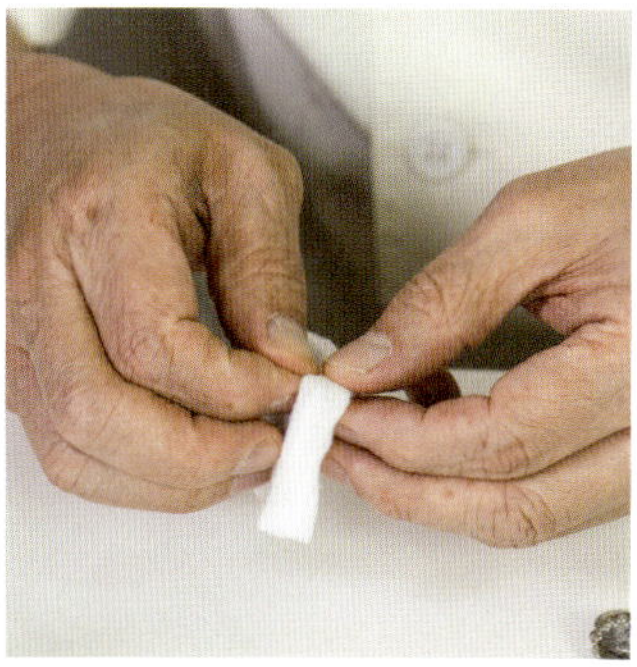

【丸めて入れる】

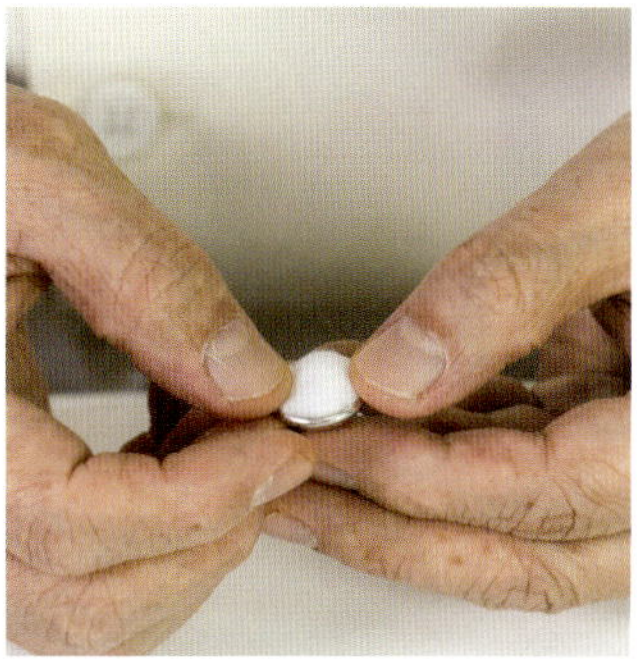

【水につける】

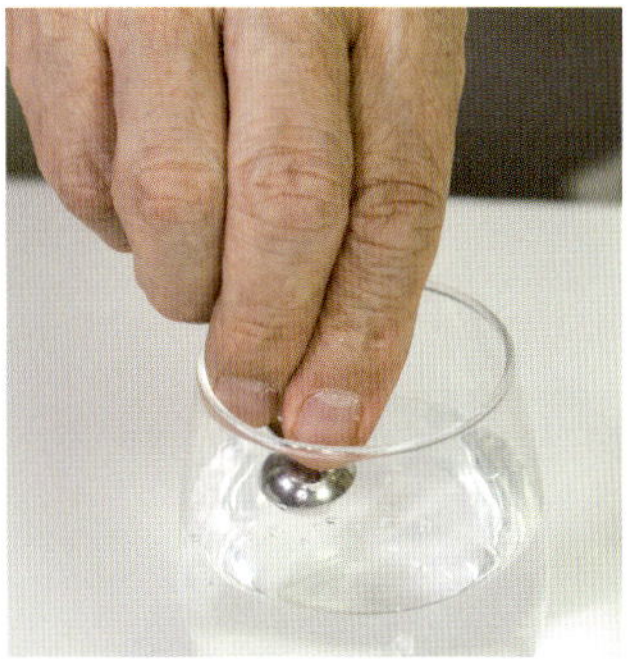

【艾炷の底につける】

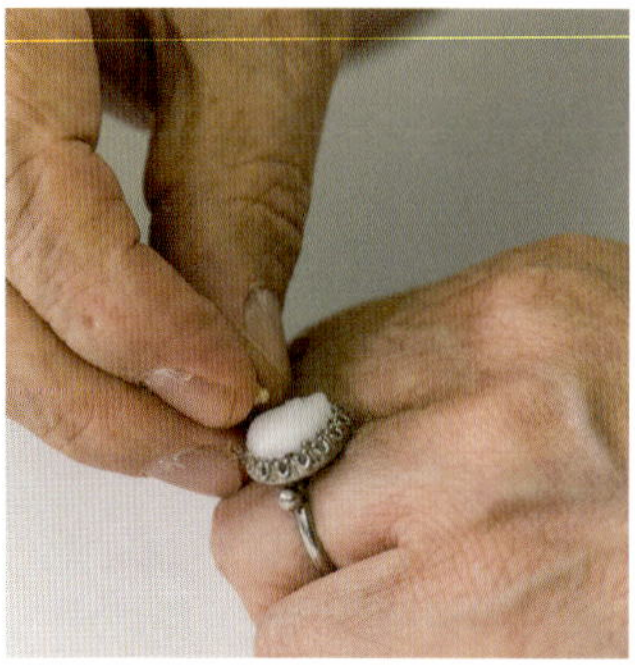

【立てる】

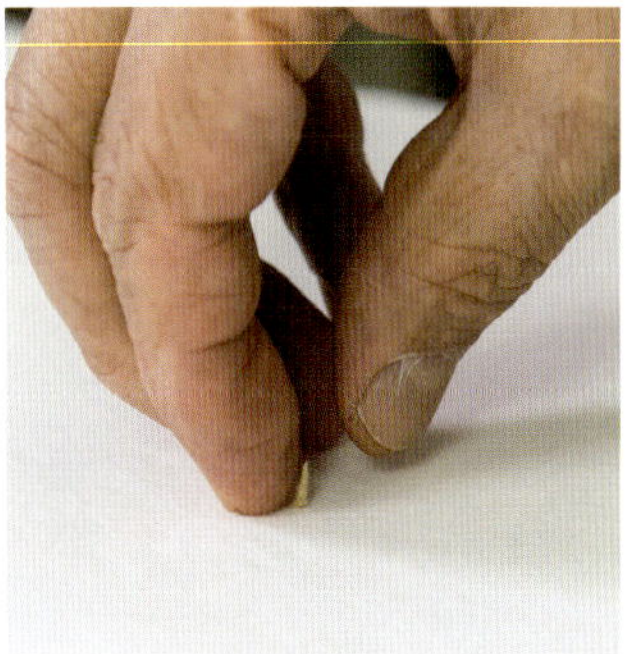

【指にはめる】

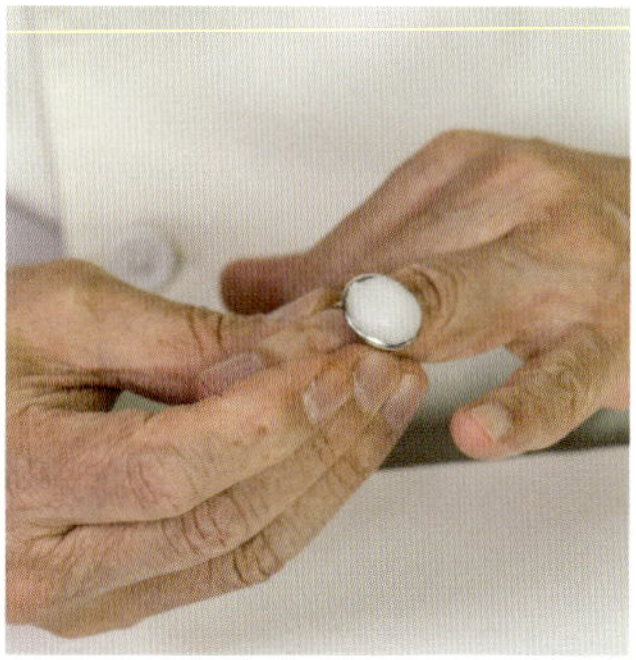

第4章　お灸の治療

4章では症状別のお灸の据えかたを紹介します。各症状では東洋医学的な観点での解説もしていますので、まずは簡単なチャート分類で体質を理解して、病気の予防や改善に役立てましょう。

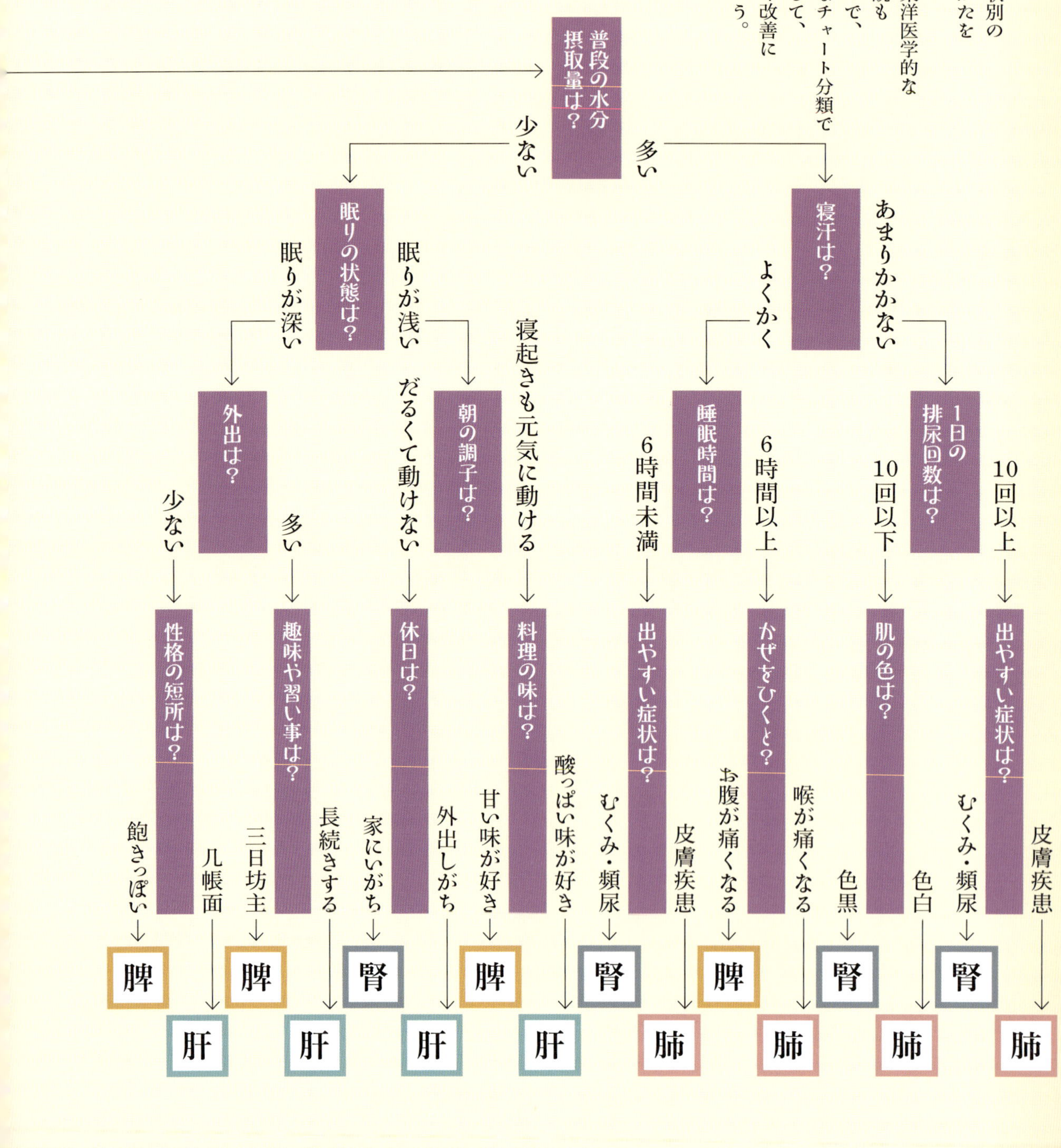

お灸体質チャート

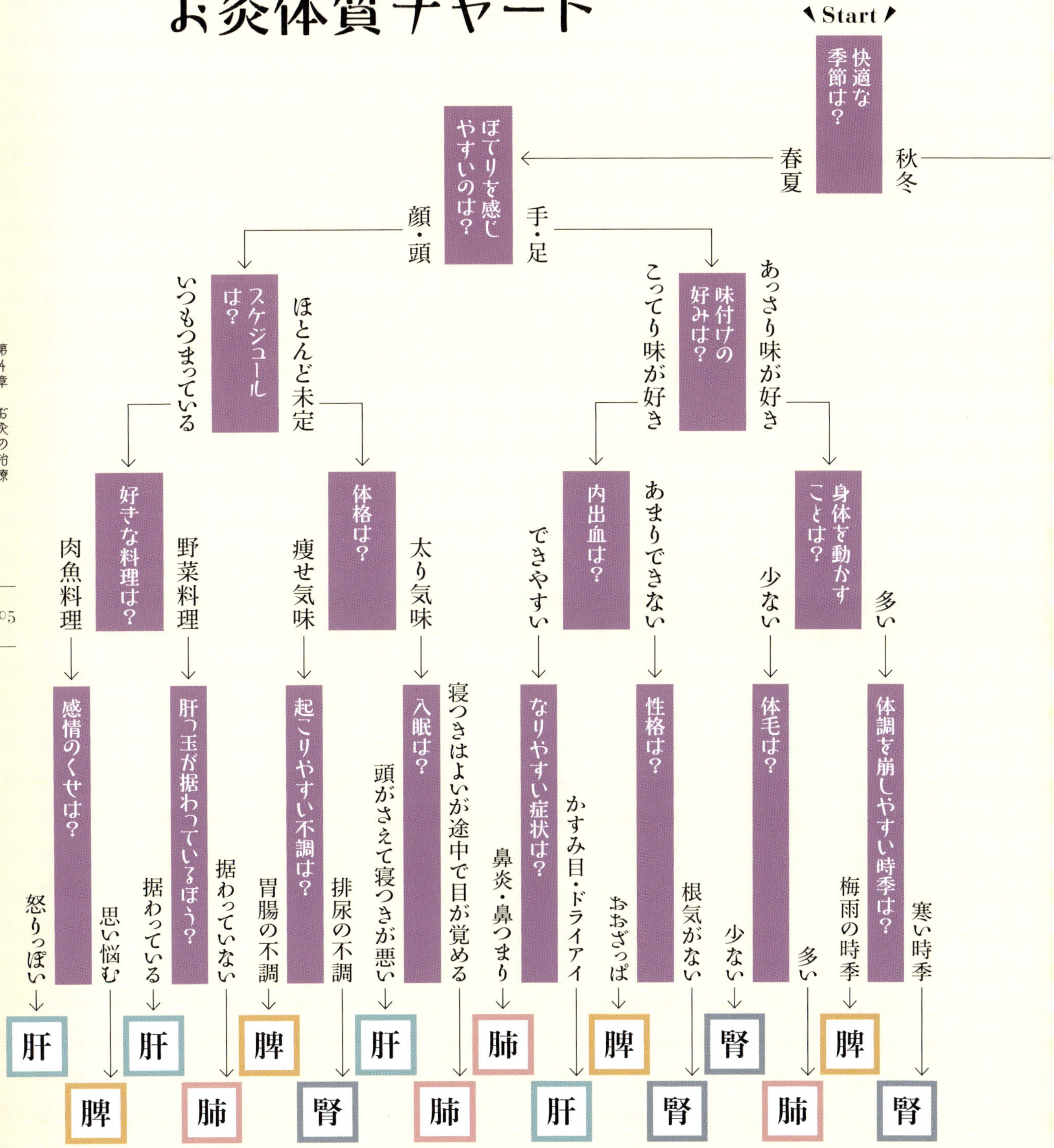

⇦ 4つのどのタイプ？… 肝・脾・肺・腎 のタイプがわかったら、次のページでさらに細かい体質分類を見てみましょう

あなたの体質は？

肝・脾・肺・腎の4つのタイプは、**「身体のバランスが崩れたときに、どの臓が主《つかさど》っている機能に影響が出やすいのか」**という基本的な分類です。ここから、身体や心の特徴別に体質をさらに詳細なカテゴリーに当てはめると、注意すべき症状がわかります。東洋医学的な解釈でも病気の特徴を捉えることができるように、体質を分析してみましょう。

肝タイプ

「肝」は、気血水を円滑にすみずみまで行きわたらせ、よどみなくのびやかにする働き（疏泄作用）と、血を貯蔵し調節する働き（蔵血作用）があり、血液の総合マネージメントを担っています。

肝実証

【注意すべき・なりやすい症状】

肩こり／月経痛（月経困難症）／高血圧／更年期障害／頭痛（偏頭痛）／糖尿病／膝の痛み（変形性膝関節症）／肘の痛み

その他、顔や頭がほてる、婦人科疾患などの症状

【心や性格の特徴】

太っ腹で親分肌／少しのことでは動揺しない／天真爛漫／感情が高ぶりやすい／あまり怒らないが怒ると近寄れないほど激しい／仕事をテキパキとこなす／食欲はいつも旺盛で食べ過ぎる／お酒をよく飲む／活動的でスポーツをするのが大好き

【身体の特徴】

◆外見

目が大きく印象的／色黒でシミが多い／がっしりとした筋肉質

◆傾向

暑がり／目が充血／声が大きい

肝虚熱証

【注意すべき・なりやすい症状】

肩こり／ギックリ腰（急性腰痛）／月経痛（月経困難症）／月経前症候群（PMS）／腱鞘炎・バネ指／五十肩／頭痛（偏頭痛）／坐骨神経痛／めまい・立ちくらみ／疲れ目（眼精疲労）／不妊症／不眠／慢性腰痛

その他、血塊があるなどの症状

【心や性格の特徴】

几帳面で潔癖症／何事もキッチリ片づけないと気が済まない／他人のことが気になる／体力や能力以上の仕事を抱え込んでしまう／イライラしやすい／計画通りに進まないと気がすまない／考えすぎて不眠になりやすい／眠りが浅く夢を多く見る

【身体の特徴】

◆外見

目が細くつり上がってる（切れ長の目）／肌色は青みがかった明るさがある／痩せていて引き締まった筋肉質

◆傾向

手足がほてる／声に張りがある

肝虚寒証

【注意すべき・なりやすい症状】

意欲がわかない・脱力感／月経痛（月経困難症）／月経不順・無月経／下痢症／痔疾・痔の痛み／疲れ目（眼精疲労）／疲れやすい・過労／低血圧／ノイローゼ・神経症／不妊症／冷房病／めまい・立ちくらみ

その他、しもやけ、貧血、夜中に足（ふくらはぎ）がつるなどの症状

←

【心や性格の特徴】

被害妄想的／何事にも弱気・無気力／落ち込みやすい・人に会うのが嫌になる／弱気と強気が交錯しやすい／決断力に欠ける／ため息が多い／計画を立てるのが下手／食欲はないが食べれば食べられる／ストレスに敏感／イライラしやすい／気配りをし過ぎる

【身体の特徴】

◆外見

目が小さい／肌は静脈が青筋立ち目立つ／肌色は青みがかった透明感がある／痩せていて筋肉が貧弱

◆傾向

手足が冷える／声に覇気がない／爪色が悪く艶がない／爪に縦しわがあり、もろい

「脾」は、食べたものをエネルギーに変換して全身に輸送する（運化作用）と体内のものを昇らせ、臓腑や器官が下がらないようにする働き（昇清作用）を担っています。

脾 タイプ

脾虚熱証

【注意すべき・なりやすい症状】

胃痛／（胃熱による）おなかが痛む／関節リウマチ／下痢症／口内炎・口角炎／糖尿病／太りやすい／便秘症

その他、手足や全身倦怠感、口唇ヘルペスになりやすい、胃下垂や脱肛など内臓下垂の症状

←

【心や性格の特徴】

おおらかな性格／盛り上がるとついつい大げさな話をしがちで、歌うのが好き／食欲旺盛で暴飲暴食の傾向があり、胃もたれする甘いものが無性に食べたくなる／口内が渇き気味／便秘をすると苦しく、下痢をするとスッキリする／お腹にガスが溜まりやすくおならをするとスッキリする／動くとお腹から水音がする／ゲップがよく出る

【身体の特徴】

◆外見

頬骨が張っている／口が大きく唇が分厚い／肌の色は赤みがかった黄色

◆傾向

手足のほてりがある／内出血しやすい

脾虚寒証

【注意すべき・なりやすい症状】

胃痛／花粉症・アレルギー性鼻炎／関節リウマチ／下痢症／食欲不振／低血圧／冷え性／むくみ／めまい・立ちくらみ

その他、内出血、脱肛、胃下垂などの症状

←

【心や性格の特徴】

何事にも消極的／根気がない／もの思いにふけることが多い／やる気がなく怠けがち／食欲はあまりない／全身倦怠感／記憶力が弱い／食べ過ぎると下痢をして疲れる／夜中に足がつる（膝下前面の筋肉）／昼間もだるくて居眠りする／梅雨時は特に身体が重い

【身体の特徴】

◆外見

口が小さい／口の周囲が黄色い／唇が白っぽい／筋力が弱く痩せている

◆傾向

手足に力が入りにくい／唾液が溜まりやすい／全身が冷えやすい／膝や足首に冷えがある／足がむくむ

肺 タイプ

「肺」は呼吸による酸素の循環と供給の役割を担っています。また、濁気の排出をする（粛降・宣発作用）、発汗調節や体温調節、外界からの防衛的な働きも果たしています。

肺虚熱証

【注意すべき・なりやすい症状】

アトピー性皮膚炎・じんましん・湿疹／息切れ／肩こり／花粉症・アレルギー性鼻炎／気管支喘息／下痢症／動悸／鼻水・鼻閉／慢性気管支炎

その他、扁桃腺が腫れやすいなどの症状

←

【心や性格の特徴】

自分に自信がある／気配りが下手／香辛料が多い料理が好き

【身体の特徴】

◆外見　色白／皮膚がきめ細かい／アトピー性皮膚炎などの皮膚疾患がある／体毛が多い（特に背中上部に産毛が多い）／顔にニキビがある

◆傾向　声が低音、またはかすれ声／皮膚が乾燥しやすくかゆい／暑いのに汗をかかない／暑くないのに汗が出る／部分汗をかきやすい（特に顔や頭）／のぼせ・ほてり／鼻がよくつまる／手足が冷たい／汗や尿、便が出にくい

肺虚寒証

【注意すべき・なりやすい症状】

息切れ／かぜ／咳と痰／鼻水・鼻閉／冷え性／不安症（落ち込む）

その他、肌荒れしやすい、うつ状態になりやすいなどの症状

←

【心や性格の特徴】

行動力がない／取るに足らないことで悩む心配性／落ち込みが激しい／愚痴が多い／子供の頃に小児喘息を患った

【身体の特徴】

◆外見

色白／皮膚がきめ細かく乾燥しやすい／見た目は虚弱／肩甲骨間部に産毛

◆傾向

声に力がない／身体が熱くないのに汗が出る

「腎」は、生命活動を維持する基本的な栄養物質のエネルギーと生殖用のエネルギーを貯蔵して、水分をコントロールする働き(納気作用・蔵精作用)を担っている生命力の根源です。

腎

タイプ

腎虚熱証

【注意すべき・なりやすい症状】		【心や性格の特徴】	【身体の特徴】
息切れ/花粉症・アレルギー性鼻炎/高血圧/更年期障害/のぼせ症/頻尿/不妊症/便秘症/慢性気管支炎/耳鳴り・難聴/むくみ/めまい・立ちくらみ その他、夜間排尿が多い、歯槽膿漏、抜け毛、中年以降に太りやすいなどの症状	←	へりくだった物腰/ついつい無理しがち/空腹感はあるが食べるとすぐにお腹がいっぱいになる	◆外見 耳が大きい/皮膚は浅黒くて光沢がある/肌にシミが多い/むくみで太って見える/白髪が多い/髪にコシがない ◆傾向 手足がほてる/足がむくむ/顔がむくむ/のぼせやすい

腎虚寒証

【注意すべき・なりやすい症状】		【心や性格の特徴】	【身体の特徴】
意欲がわかない・脱力感/インポテンツ/虚弱体質/月経不順・無月経/下痢症/前立腺肥大症/痔疾・痔の痛み/冷え性/膝の痛み(変形性膝関節症)/肘の痛み/頻尿/不安症(落ち込む)/不眠/膀胱炎・尿道炎/耳鳴り・難聴/むくみ/物忘れ・集中力がない/夜尿症/冷房病 その他、インフルエンザや風邪にかかりやすいなどの症状	←	異常に恐がり/根気がなく何事も続かない/気力が無く弱気で消極的/仕事が長続きしない/テレビを観ていても横になることが多い/疲れやすい	◆外見 耳が小さい/立ち耳/水太り/白髪が多い/髪にはりがない ◆傾向 手足が冷えて寒がる/足がむくむ/節々の痛み/夏でも汗をかかない

⇦ 次のページからは、各症状の説明と施灸法を五十音順に紹介します。本来、お灸をするツボを選ぶためには、人それぞれの体質を診ることも必要となってきます。チャートでわかった注意すべき症状と4つのタイプの特徴を意識してみてください。

アトピー性皮膚炎・じんましん・湿疹

脾 腎 肺

皮膚病はさまざまな要因によって起こり、感染症、自己免疫疾患、アレルギー反応など多岐にわたるため、抗菌剤、ステロイド剤（消炎剤）などでは治りにくいものもあります。アトピーなどの皮膚病のお灸は、直接灸は避けて間接灸にします。患部に棒灸を近づけ、間接熱で皮膚上を殺菌します。これはお灸の熱による皮膚のタンパク変成を促す効用もあります。別の疾患に対して直接灸を行いたいときも、皮膚病のない場所のツボを選んでください。

【ツボ】

患部	

【目的】

血行改善／殺菌

【据えかた】

棒灸	患部に近づけ、ピリッときたら離すを反復する

息切れ

肺 腎

息切れの多くは、高齢による心肺機能の低下が原因となります。高齢の男性に多いのが肺気腫からくる息切れ（呼吸困難）で、若い女性の息切れには鉄欠乏性貧血や精神不安からくる過換気症候群があります。東洋医学的には、息切れは**肺と腎の働きの低下**や、気持ちが落ち込む気うつでも起こるとされています。また、気候変動の激しい季節の変わり目などに風寒の邪気に侵襲されると発症しやすくなります。対策として心肺機能を高めるお灸を日常的に行うようにします。

【ツボ】

内関	孔最
膻中	大椎
肺兪	膈兪
腎兪	

【目的】

心肺機能を高める

【据えかた】

透熱灸	半米粒3壮
台座灸	2個
棒灸	発赤する程度

胃痛

脾

胃痛には機能性疾患（消化器の動きの異常による病気）と器質性疾患（形などによる病気）があります。お灸が適しているのは機能性疾患で、不規則な生活や過労によるストレスで正常な胃の働きが阻害された場合に起こる胃もたれ、胃痛です。器質性疾患は専門医の診察を受けてください。東洋医学的に胃痛は、「寒邪によるもの」「暴飲暴食によるもの」「精神疲労」「不規則な食生活」によるとされ、気血の巡りをよくして改善します。膈俞と肝俞、脾俞の左右6か所は胃の六つ灸と呼ばれています。

【 ツボ 】

足三里	中脘
天枢	胃俞
膈俞	脾俞

【 目的 】

痛みの軽減／食欲増進／疲労回復

【 据えかた 】

透熱灸	半米粒大5壮
台座灸	3個
棒灸	3cm間隔で1分

意欲がわかない・脱力感 気力不足

肺 腎 肝

精神的な疲労が溜まったり、あるいは加齢によって、やる気がなくなってきて、集中ができなくなることがあります。すると、しだいに疲労感や脱力感が強くなり、頭痛、動悸、発汗、食欲不振、下痢、不眠などの身体症状も出てきますが、検査をしても原因となる病気が見つからず、つらい状態が続いている人が多くいます。東洋医学的には疲労感や脱力感は、**肝と腎の病証**で、全身の気血のめぐりが悪くなるのが原因と診て、血の流れをよくして、不眠を解消するお灸を行います。

【 ツボ 】

百会	中脘
関元	足三里
肝俞	腎俞

【 目的 】

血の流れを改善／不眠を治す

【 据えかた 】

透熱灸	半米粒3壮
台座灸	2個
棒灸	発赤する程度

※百会には台座灸・棒灸は不適、フード付き棒灸は適

インポテンツ

腎

性交時に有効な勃起が得られないために性交が行えない状態をインポテンツ（性的機能障害）といいます。性器などの性機能に関係する器質的病変のほか、心理的・精神的要因による機能性・心因性インポテンツもあります。東洋医学的には「陽萎」といい、遺精、滑精、早泄を伴いやすいとされています。房事過多、過食や過度の飲酒によって血流が滞っていることが多く、血流改善のお灸を行います。老化や精力の不足で**腎虚**のときは腎兪や関元にお灸をします。

【 ツボ 】

中脘	天枢
関元	足三里
太衝	大椎
身柱	腎兪
次髎	

【 目的 】

血液の循環をよくする／健康増進／腎の回復

【 据えかた 】

透熱灸	半米粒3壮
台座灸	2個
棒灸	発赤する程度

おなかが痛む

脾

腹痛は腹部の疼痛の総称で、消化器系、泌尿器系、血管系、神経系、代謝系疾患などの広範囲にわたります。中でも多いのが消化器系による痛みです。東洋医学的には寒邪（身体が冷えている状態）によるもの、暴飲暴食による**脾虚証**、精神的ストレスによるものが多いとされ、お灸では腹部を温めるような治療が中心となります。胃が弱っていると感じたら、胃をコントロールするツボの中脘や、胃腸の調子を整える万能のツボ、足三里にもお灸をします。

【 ツボ 】

中脘	天枢
関元	梁丘
足三里	内関
膈兪	脾兪
胃兪	

【 目的 】

血流の改善／冷えを取り除く

【 据えかた 】

透熱灸	半米粒5壮
台座灸	3個
棒灸	発赤する程度

かぜ

肺

一般的には発熱、咽頭の痛み、くしゃみ鼻水などの症状を伴うものをかぜといっています。多くはウイルス感染によりますが、正式な病名は「かぜ症候群」といわれるほど症状や原因は多岐にわたり、いまだにかぜの正体は不明なのです。東洋医学的には風寒に邪気の侵襲による外感性発熱と、不規則な生活（食事や睡眠の不節）による内傷性発熱があります。そして後者を**肺虚証**と診ます。特にかぜのひき始めには中府、風池、風門、肺兪などにお灸をして、身体を温めて症状を緩和します。

【 ツボ 】

天突	中府
肩井	大椎
風池	風門
太淵	中脘
肺兪	脾兪
腎兪	復溜

【 目的 】

血流の改善／飲食・睡眠の改善

【 据えかた 】

透熱灸	半米粒2壮
台座灸	1個
棒灸	発赤する程度

肩こり

肝　肺

肩こりは、頸部から肩甲骨の上部、肩甲骨の間が堅くこわばった症状の総称です。頸・肩周辺の筋肉疲労、精神的緊張、自律神経の影響などによって起こります。東洋医学的には風寒の邪気、**肝血の偏り**、気血の流れが悪いことが多いとされます。ですからお灸も冷えや血行の改善、不眠解消のツボに行います。このような肩こりのツボのなかでも、肩のちょうど真ん中あたりにある「肩井」は有名です。セルフケアを行いやすい場所にあるので毎日据えるとよいです。

【 ツボ 】

肩井	風門
身柱	曲池
足三里	天柱
風池	中脘

【 目的 】

冷えの改善／血行の改善／不眠解消

【 据えかた 】

透熱灸	半米粒3壮
台座灸	2個
棒灸	発赤する程度

花粉症・アレルギー性鼻炎

肺　脾　腎

おまかにいって花粉症はアレルギー性鼻炎の症状に目のかゆみが加わったもの。どちらも症状を起こすアレルギー物質（アレルゲン）が体内に侵入して起こります。東洋医学的には、体内の水分代謝に関係していると診ます。**肺虚証、脾虚証、腎虚証**によるため、水分の吸収や排出を改善するお灸を行います。注意事項は、お灸の煙を鼻から吸わないこと。両眉毛の中央にある印堂は花粉症や蓄膿症、鼻血、めまいなどによく効くツボですが、鼻に近いので要注意です。

【ツボ】

印堂	孔最
合谷	天柱
風池	中脘
脾兪	足三里
三陰交	

【目的】

血流の改善／
津液の代謝を改善

【据えかた】

透熱灸	半米粒2壮
台座灸	1個
棒灸	発赤する程度

関節リウマチ

脾

関節リウマチは全身の結合組織の疾患で、免疫反応と病態形成が密接に関連しています。手足の左右の関節に炎症が出ることから始まり、しだいに炎症が全身に広がり、しびれや痛みが出て関節が変形します。東洋医学的には**痺証**といい、風・寒・湿の外邪により引き起こされる病証とされています。関節の炎症を抑えてこわばりを和らげるために、関節痛がある局所へお灸をします。リウマチ検査で異常がない関節痛の人も、同様のお灸を行ってかまいません。

【ツボ】

関節痛の局所	

【目的】

炎症を抑える／
関節の動きの改善

【据えかた】

透熱灸	半米粒3壮
知熱灸	3壮
台座灸	2個
棒灸	温まる程度

気管支喘息

肺　脾　腎

気

管支喘息は慢性の炎症性気道障害で、気道の炎症や浮腫によるものと、アレルギー性のものがあります。ステロイド薬や気管支拡張剤が広く使われます。東洋医学的には**肺・脾・腎の病証**で津液（体内の水分）の代謝をよくする治療が中心となります。津液は飲食物から胃腸で吸収され、肺は胃からの津液を全身へ拡散し、腎はそれを集めて不要なものを尿として排泄するので、その流れをよくするお灸をします。お灸の煙を吸い込まないように注意してください。

【　ツボ　】

中府	膻中
孔最	肺兪
脾兪	腎兪
関元	豊隆

【　目的　】

津液の流れを改善／痰の排出を促進させる

【　据えかた　】

透熱灸	半米粒3壮
台座灸	2個
棒灸	発赤する程度

ギックリ腰（急性腰痛）

肝

急

性の腰痛は痛みが強く、筋・筋膜の炎症を起こしていることがあります。また、急激な動作で関節組織が損傷されることもあります。東洋医学的には、風・寒・湿の外邪の侵襲によって引き起こされ、気血の運行が阻害されることでも起こるとされています。このようにギックリ腰は前触れもなく起こる腰の激しい痛みのように思えても、実は以前からストレスや冷え、腰の負担があり、そこに少しの力が加わり発症したものなので、筋緊張や血行の改善のお灸も行います。

【　ツボ　】

腎兪	志室
大腸兪	上髎
次髎	承山

【　目的　】

痛みの軽減／筋緊張を取り除く／血行の改善

【　据えかた　】

透熱灸	半米粒2壮
台座灸	1個
棒灸	発赤する程度
知熱灸	3壮

虚弱体質

腎　脾

東

洋医学的に診ると、虚弱体質とは**先天の精・気、後天の精・気のどちらもが不足している**ことをいいます。食が細く、食の好き嫌いが激しいと、発育・成長が十分でなく虚弱な身体となります。そのため、消化吸収力を高め、後天の精・気を充実させることが大切になります。中脘や天枢、関元などで胃腸の調子を整え、消化吸収力を高めます。大椎や身柱などで脳や神経を休めて睡眠の質を向上させます。養生のツボの足三里へのお灸も忘れずに行うようにします。

【 ツボ 】

中脘	天枢
関元	足三里
大椎	身柱
脾兪	腎兪

【 目的 】

消化吸収力を高める／睡眠の質の向上

【 据えかた 】

透熱灸	半米粒5壮
台座灸	3個
棒灸	発赤する程度

月経痛（月経困難症）

肝　腎

月

経痛は、月経期間中に月経に随伴して起こる病的状態です。腰痛、悪心、嘔吐、顔面紅潮などの症状が出ます。一般的には、月経困難症と同義に用いられています。東洋医学的には外感（風邪、湿邪、寒邪）、寒冷に当たる、雨に濡れる、冷たいものを食べ過ぎるなどで下腹部が冷えると起こるとされます。情緒不安定など**肝気の変動**があったり、先天の**腎気が弱い**ことでも起こります。石門、中極、腎兪、次髎などのツボのほか、足のツボの血海と三陰交も効果があります。

【 ツボ 】

石門	中極
血海	三陰交
腎兪	次髎

【 目的 】

消化吸収を高める／血行を改善

【 据えかた 】

透熱灸	半米粒3壮
台座灸	2個
棒灸	発赤する程度
隔物灸	下腹部、仙骨部

月経不順・無月経

肝 脾 腎

月経不順は月経周期の異常、無月経は月経のない状態を示し、間脳、下垂体、卵巣系のいずれかの異常により現れます。月経不順にも月経周期の長短、周期が変動する、排卵性と無排卵性などがあります。東洋医学ではどちらも**先天の気（腎気）不足、脾・胃の弱りや栄養不足**、精神的ストレスや生活環境の変化により**肝血が疎通できない**、体内の水分代謝が悪いことなどが原因とされ、胃の働きを高める中脘へのお灸を中心に、血行や消化吸収をよくするお灸を行います。

【 ツボ 】

中脘	天枢
関元	脾兪
胃兪	腎兪
次髎	血海
三陰交	

【 目的 】

消化吸収を高める／血行を改善

【 据えかた 】

透熱灸	半米粒3壮
台座灸	2個
棒灸	発赤する程度
隔物灸	下腹部、仙骨部

月経前症候群（PMS）

肝 脾 腎

月経の3～10日前から始まる精神的、身体的症状で、月経開始とともに症状が消失・減退するものをいいます。精神的症状はイライラ・情緒不安・抑うつ・不眠などで、身体的症状は腰痛・関節痛・頭痛、乳房痛、便秘、下痢、ほてりなどがあります。東洋医学的には気血のめぐりが悪い状態、寒邪、湿邪の侵襲、**肝気の滞り、腎気の盛衰**によるとされ、**脾と胃の機能が弱い人**にも多く診られます。消化吸収や血行の改善のほか、肝臓の働きを高める肝兪へのお灸も行います。

【 ツボ 】

中脘	天枢
関元	肝兪
脾兪	胃兪
腎兪	次髎
血海	三陰交

【 目的 】

消化吸収を高める／血行を改善

【 据えかた 】

透熱灸	半米粒3壮
台座灸	2個
棒灸	発赤する程度
隔物灸	下腹部、仙骨部

下痢症

肝 脾 肺 腎

下痢は糞便内の水分量が多くなり、固形を保てなくなった状態。原因は食中毒などの細菌性のものや潰瘍性大腸炎、クローン病、心因性下痢、過敏性大腸症候群などもあります。東洋医学的には寒邪による**脾・胃・肺の虚証の人**の暴飲暴食（辛味、油を多く含んだ食べ物を多くとる）、過度の飲酒などで下痢を起こすとされます。加齢による**腎気の衰え**による下痢や、精神的ストレスからくる下痢（**肝虚証**）もあります。大腸の水分バランスを整えるツボである、水分へのお灸を中心に行います。

【 ツボ 】

水分	天枢
関元	脾兪
大腸兪	腎兪
次髎	梁丘
三陰交	

【 目的 】

冷えの改善／水分の吸収を改善

【 据えかた 】

透熱灸	半米粒3壮
台座灸	2個
棒灸	発赤する程度

健康増進・病気予防

脾 腎

東洋医学が考える健康とは、快食・快眠・快便（快月経）の状態です。気血を十分に取り入れるために、心肺機能と消化吸収機能を高めるツボにお灸をします。東洋医学では本格的な病気になる前に、健康を維持し続けるために手当を行うことが大切とされ、養生のためのお灸は健康な人にもふだんから行われてきました。養生のツボで有名なのが足三里で、胃腸障害や下痢・便秘、健脚のツボです。

【 ツボ 】

百会	中脘
天枢	関元
大椎	肺兪
膈兪	肝兪
脾兪	腎兪
足三里	湧泉

【 目的 】

後天の気血を補うために消化器の機能を高める。

【 据えかた 】

透熱灸	半米粒3壮
台座灸	2個
棒灸	発赤する程度

※百会には台座灸・棒灸は不適、フード付き棒灸は適

腱鞘炎・バネ指

肝

手の指を屈伸させると急にバネがきいたように弾発現象が診られるものをバネ指といい、多くは腱鞘の肥厚による狭窄性腱鞘炎が原因です。多くの場合、加齢と指の使い過ぎによって起きます。東洋医学的には風・寒・湿の外邪の侵襲によって引き起こされるものや、筋腱の使い過ぎによる**肝虚証**があり、気血の運行が阻害されることでも起こります。上半身の冷えや血行をよくする腕のツボと、痛みのある局所にお灸をします。パソコンなどの手作業による手のだるさやむくみがあるときにも効果があります。

【ツボ】

手三里	合谷
陽渓	曲池
患部	

【目的】

冷えの改善／血行の改善

【据えかた】

透熱灸	半米粒3壮
台座灸	2個
棒灸	発赤する程度

高血圧

肝　脾　腎

高血圧症の多くは、原因不明の本態性高血圧症と、腎疾患や内分泌疾患などの基礎疾患による症候性高血圧症に分けられます。症候性高血圧症は各基礎疾患の治療が必要です。遺伝、心理的因子、食事、環境などによると考えられる本態性高血圧症はお灸の適応症といえます。東洋医学的には、長期間の精神的緊張や情志（心の反応）の失調による**肝の病証**、偏食や暴飲暴食からくる**脾・胃の病証**、加齢による**腎の病証**があるとされ、精神的緊張の緩和と血行改善のお灸を行います。

【ツボ】

内関	肩井
肝兪	脾兪
腎兪	足三里
太渓	

【目的】

精神的緊張の緩和／血流の改善

【据えかた】

透熱灸	半米粒3壮
台座灸	2個
棒灸	発赤する程度

口内炎・口角炎

脾

口内炎や口角炎は口腔粘膜の炎症で、細菌感染や真菌などで発症します。口内炎は歯磨きやうがいをして、口の中を清潔にしておくことが大切です。東洋医学的には、口内炎や口角炎は、**脾、胃の熱証**により起こるとされています。お灸は患部への線香灸や棒灸などの間接灸が有効です。胃腸の働きをよくすることも大切なので、腕にある曲池や手三里、手の甲にある合谷などへお灸をします。手の平の労宮へのお灸で疲れをとることも効果があります。

【ツボ】

曲池	労宮
中脘	胃兪
脾兪	合谷
手三里	患部

【目的】

消炎効果／殺菌

【据えかた】

透熱灸	半米粒3壮
台座灸	2個
棒灸	発赤する程度
線香灸	患部に近づける

更年期障害

腎　肝

更年期障害は卵巣機能の低下による内分泌の変動によっておきますが、環境の変化や心理・性格要因もあります。東洋医学的には『黄帝内経素問』の上古天真論に、49歳で「天癸《てんき》が竭《つ》きる」とあり、子どもを産めなくなる歳とあります。**先天の気（腎）**の衰えによる、めまい、耳鳴り、手足のほてりや冷え、便秘、動悸、不眠、精神不安などの症状が出てきます。「女性の三里」と呼ばれ、血の道を整えるといわれる三陰交へのお灸も忘れずに行います。

【ツボ】

中脘	関元
血海	腎兪
志室	次髎
三陰交	

【目的】

消化吸収を高める／血行を改善

【据えかた】

透熱灸	半米粒3壮
台座灸	2個
棒灸	発赤する程度
隔物灸	下腹部、仙骨部

五十肩

肝

五十肩は肩関節周囲の組織（筋・腱・靭帯・関節包・滑液包など）の加齢変性によって引き起こされる疾患です。東洋医学的には風・寒・湿の外邪の侵襲によって起こるとされ、また気血の運行が阻害されることでも起こるともいわれます。肩を動かすと痛み、炎症のために熱を持つことがありますが、冷やさずに温めることが大切です。お灸でも肩を温めて血行をよくするために、肩周辺の肩井や肩髃、天髎のほか、肘周辺の手三里や尺沢にお灸をします。

【ツボ】

肩井	肩髃
尺沢	臑会
天髎	手三里

【目的】

冷えの改善／血行の改善

【据えかた】

透熱灸	半米粒3壮
台座灸	2個
棒灸	発赤する程度

骨盤位（逆子）

腎

骨盤位とは逆子のことです。胎児の殿部、膝、足などの骨盤以下の全ての部位が、母体の骨盤に向かうものを骨盤位といいます。『類経図翼』や『和漢三才図会』にも至陰の灸の記載があり、古くから難産に対しても使われているツボです。逆子は35週までの矯正率は高く、それ以降は矯正率が低くなります。至陰は足の小指の爪の付け根の外側部分で、三陰交とあわせて、逆子予防や早産予防にも使われます。

【ツボ】

至陰	三陰交

【目的】

胎勢、胎位、胎向の正常化

【据えかた】

透熱灸	半米粒10壮
台座灸	5個

坐骨神経痛

肝

腰椎の4番から仙骨の1番の椎間孔付近で起こる腰椎の変性により、神経根が傷害されて根性の坐骨神経痛になります。また、殿部の梨状筋の緊張や外傷でも坐骨神経痛は起こります。東洋医学的には風・寒・湿の外邪の侵襲によって引き起こされる**肝虚証**とされ、気血の運行が阻害されることでも起こります。冷えや血行不良により悪化するので、まずは関元にお灸をして下半身の血行を促して温めます。足三里、解渓、殷門など、太ももから足首までまんべんなくお灸をします。

【 ツボ 】

関元	足三里
解渓	殷門
委中	承山
太渓	腎兪
志室	大腸兪
次髎	

【 目的 】

冷えの改善／血行の改善

【 据えかた 】

透熱灸	半米粒3壮
台座灸	2個
棒灸	発赤する程度

食欲不振

脾

食欲不振は、発熱時、消化器疾患、内臓疾患、内分泌疾患、精神疾患など広範囲の病気で起こります。東洋医学的には脾と胃の働きが衰えたときに起こるとされます。**脾・胃が虚して**起きる食欲不振（空腹感があるが食欲がない）のほかに、**過食で脾胃に熱がある**ときも悪心、嘔吐があって上腹部がつかえて苦しくなる食欲不振が起こります。中脘などへのお灸で胃もたれに対応し、胃兪で胃を整え、胃腸障害にも効く万能ツボの足三里にもお灸をします。

【 ツボ 】

中脘	天枢
気海	足三里
脾兪	胃兪

【 目的 】

消化吸収を改善／胃と脾臓の働きを促進する

【 据えかた 】

透熱灸	半米粒3壮
台座灸	2個
棒灸	発赤する程度

頭痛（偏頭痛）

肝　脾　腎

頭痛は冷えやストレス、肩のこり、目の疲れなど原因もさまざまで、痛み方もそれぞれです。手足のしびれなどを伴う頭痛は、すぐに病院へ行きます。東洋医学的には風、寒、湿、熱の外邪性の病因と、**肝、脾、腎の気血変動による内傷性の頭痛**があるとされ、適切なツボへのお灸で痛みの改善を図ることができます。天柱、風池、完骨、百会、合谷へのお灸はどのタイプの頭痛にも効きます。太衝は足の甲のツボでストレス解消、肩井は肩こりからくる頭痛解消のツボです。

【ツボ】

天柱	風池
肩井	完骨
百会	太衝
合谷	

【目的】

血行の改善／痛みの緩和

【据えかた】

透熱灸	半米粒5壮
台座灸	2～3個
棒灸	間歇的に2分

※百会には台座灸・棒灸は不適、フード付き棒灸は適

咳と痰

肺

呼吸器疾患の代表的なもので、急性か慢性か、痰に血液や膿が混入しているかに注意をします。急性で湿性咳はかぜ症候群、乾性咳は肺炎、肺水腫の疑いがあり、慢性で湿性咳は気管支拡張症、慢性気管支炎、乾性咳は肺癌を疑います。東洋医学的には風寒の邪気による咳と痰かぜであると診ます。頚の付け根にある天突は咳をとめ、痰を切るツボ、中府は**肺の気が集まるところ**で、咳や痰など呼吸器系の症状に効きます。ただし、煙を吸い込まないようにしてください。

【ツボ】

天突	中府
膻中	孔最
大椎	定喘
肺兪	厥陰兪

【目的】

津液の流れを改善／痰の排出を助ける

【据えかた】

透熱灸	半米粒3壮
台座灸	2個
棒灸	発赤する程度

前立腺肥大症

腎

前立腺の尿道周囲（内腺）が肥大すると、外腺（前立腺組織）を圧迫するために、残尿感、夜間頻尿、排尿困難の症状が出ます。50歳で30％、60歳で60％、80歳になると90％の人に診られる症状です。東洋医学的には**腎虚証**であり、津液（体内の水分）の代謝を改善し、冷えを改善するお灸を行います。特に水道は水の通りをよくするツボなので、尿が出にくい、尿のきれが悪いなどの排尿障害などによく効きます。

【　ツボ　】

水道	中極
腎兪	膀胱兪
胞肓	三陰交
太渓	

【　目的　】

血流の改善／利尿の改善

【　据えかた　】

透熱灸	半米粒3壮
台座灸	2個
棒灸	発赤する程度

痔疾・痔の痛み

肝　腎

痔とは、肛門や肛門周辺に起こる病です。痔の代表的な病には、痔核（いぼ痔）、裂肛（切れ痔）、痔瘻の3つの種類があり、痔核はさらに内痔核と外痔核に分けられます。排便時の出血や座ったり立ったりするときの痛み、歩行時の痛みなどがあります。東洋医学的には風寒の邪気の侵襲による**腎虚証**、**肝虚証**によって痔となり、痔の痛みが出るとされています。頭頂部の百会のお灸で気の流れを整え、腕の孔最などで炎症を抑え、腰の大腸兪などで腸の動きをよくします。

【　ツボ　】

百会	孔最
腎兪	肝兪
大腸兪	次髎
長強	三陰交

【　目的　】

血流の改善／消炎効果

【　据えかた　】

透熱灸	半米粒3壮
台座灸	2個
棒灸	発赤する程度

※百会には台座灸・棒灸は不適、フード付き棒灸は適

疲れ目（眼精疲労）

肝

近年、パソコンやスマートフォンの普及で目への負担が増えています。目の疲れにより視力低下、複視、眼痛、頭痛、肩こりなどを訴えるようになります。目の渇き（ドライアイ）が続くと結膜炎を引き起こすこともあります。長時間の視作業を避け、蒸しタオルで温めて視力調節を筋肉の疲労回復を図ります。東洋医学的には、**目は肝と関係が深く、「目は肝の管なり」「肝は血を蔵す」と考えられています。**肝の働きを高めて眼精疲労を軽減します。また、肩こりなどの随伴症状も治療します。

【 ツボ 】

目窓	曲池
肩井	天柱
風池	肝兪

【 目的 】

血行改善／目の筋肉の疲労回復

【 据えかた 】

透熱灸	半米粒3壮
台座灸	2個
棒灸	発赤する程度
竹筒灸（めがね灸）	炭化もぐさ1個

疲れやすい・過労

肝 腎 脾

神経の使い過ぎや過度の肉体疲労からくる慢性疲労は、東洋医学では**肝虚証**といいます。睡眠不足を伴うことが多いので、まずは睡眠時間をしっかり取ります。タンパク質が多く含まれた、消化のよい食事にこころがけ、中脘などへのお灸で胃の働きを高めます。肝兪や脾兪などへのお灸で**肝と脾胃、腎の気血を補います。**そして身体全体の気も落ちているので、肩井で全身の活力となるエネルギーを高め、足三里や百会など、全身の気を高めるツボへのお灸も行います。

【 ツボ 】

肩井	中脘
天枢	関元
大椎	身柱
膈兪	肝兪
脾兪	腎兪
足三里	百会

【 目的 】

消化吸収力を高める／
睡眠の質の向上

【 据えかた 】

透熱灸	半米粒3壮
台座灸	2個
棒灸	発赤する程度

※百会には台座灸・棒灸は不適、
フード付き棒灸は適

つわり

脾 腎 肝

つわりは妊娠5週前後から始まり、悪心や嘔吐を繰り返し、脱水症状や栄養障害を来します。不安感などの精神疾患を併発し、頭痛やめまい、聴力障害などを起こしたりもします。東洋医学的には**脾胃の機能を高めることと、肝の血の調和を図ります**。まずはおなかにある中脘へのお灸を行います。内臓の不調は背中にも現れるので、背骨の両脇にある胃俞や脾俞へのお灸も効果あります。婦人科系の疾患や胃腸障害にも効果がある三陰交へのお灸も行います。

【 ツボ 】

中脘	脾俞
胃俞	三陰交

【 目的 】

消化吸収を高める／血行を改善

【 据えかた 】

透熱灸	半米粒3壮
台座灸	2個
棒灸	発赤する程度
隔物灸	下腹部、仙骨部

低血圧

肝 脾

低血圧症の原因はいろいろですが、多くは原因不明の本態性低血圧症と、発熱、貧血などの基礎疾患による症候性低血圧症に分けられます。症候性低血圧症は基礎疾患を治療しなければなりません。遺伝、心理的因子、食事環境などによると考えられる本態性低血圧症はお灸の適応症といえます。東洋医学的には、**長期間の精神的緊張や情志（外界の刺激による心の反応）の失調による肝の病証、不規則な食事からくる脾・胃の病証**があり、それぞれに対してのお灸をします。

【 ツボ 】

肩井	中脘
天枢	関元
肝俞	脾俞
胃俞	腎俞
足三里	三陰交

【 目的 】

消化吸収を高める／手足の冷えの改善

【 据えかた 】

透熱灸	半米粒3壮
台座灸	2個
棒灸	発赤する程度

動悸

肺

動悸とは自己の心臓の鼓動を自覚するものをいいます。不整脈、強い心拍動、精神不安による頻脈などにより動悸を感じます。東洋医学的には**気虚（肺虚証）、血虚による症状**と考えます。手首の脈を取る脈診では、数脈（毎分120：頻脈）や結滞脈（不整脈）を感じます。胸骨の真ん中にある膻中、おなかにある巨闕、背中の心兪などへのお灸でイライラを鎮めます。心臓に向かう経絡上にある神門や郄門などの腕のツボへのお灸も効果があります。

【 ツボ 】

膻中	巨闕
神門	郄門
大椎	厥陰兪
心兪	腎兪

【 目的 】

自律神経の調整

【 据えかた 】

透熱灸	半米粒3壮
台座灸	2個
棒灸	発赤する程度

糖尿病

脾 肝

糖尿病には、遺伝からくる1型と、複数の遺伝要素に肥満、過食、運動不足にストレスが加わって発症する2型があります。2型糖尿病は、食事療法と運動療法で改善することができます。東洋医学的には糖尿病は「消渇」といわれて、のどが渇いて、身体がやせて消耗（**肝血不足**による）していく病とされています。**脾と胃の働きを活発にして**少ない食事の量でも十分に消化吸収するように中脘などへのお灸をして、関元など、先天の気の働きを盛んにするお灸も行います。

【 ツボ 】

中脘	関元
天枢	足三里
三陰交	太渓
脾兪	胃兪
湧泉	

【 目的 】

消化吸収力を高める

【 据えかた 】

透熱灸	半米粒3壮
台座灸	2個
棒灸	発赤する程度

寝違え

肝

寝違えは、頚肩腕の筋肉の緊張、疲労の蓄積、枕が合っていないなどによって起こります。長時間冷房に当たっていることも誘因になります。頚・頭を動かすと激痛が走り、めまいや手足のしびれが起きることもあります。東洋医学的には風・寒・湿の外邪の侵襲によって引き起こされ、気血の運行が阻害されることでも起こるとされます。頚の痛みが強いときは頚へのお灸はせず、手のツボである曲池や外関、肩のツボの肩井などにお灸をします。

【ツボ】

曲池	外関
肩井	大椎
崑崙	太渓
天柱	風池

【目的】

冷えの改善／血行の改善

【据えかた】

透熱灸	半米粒3壮
台座灸	2個
棒灸	発赤する程度

ノイローゼ・神経症

肝

心因性の神経障害です。漠然とした不安感が長く続くと気持ちの落ち込みや身体的病変が現れます。几帳面で神経質な性格の人がなりやすく、頭痛、動悸、発汗、食欲不振、下痢、不眠などの不定愁訴症状が現れます。東洋医学的には**肝の病証**で全身の血の偏りが原因と診ます。ストレスによい膻中、気が集まって免疫力を上げる気海、力が集まる関元などのツボで不安感を和らげ、天柱や風池で頚や頭を柔らかくし、足三里などで全身の気や血のめぐりをよくします。

【ツボ】

膻中	気海
中脘	関元
足三里	天柱
風池	心俞
腎俞	湧泉

【目的】

血流を改善／
栄養（タンパク質）摂取を助ける

【据えかた】

透熱灸	半米粒3壮
台座灸	2個
棒灸	発赤する程度

のぼせ症

腎

のぼせとは顔がほてる、頭がのぼせるなどの自覚症状をさします。原因疾患は多血症、カルチノイド症候群、上大静脈症候群など。症状としては動悸、息切れ、心悸亢進、腹痛、下痢、喘息様症状があります。東洋医学的には、**心と腎の調和が取れないことに起因**します。そのために「上熱下寒」となり、ほてりが生じてしまいます。頭頂部の百会で気の流れを整え、内関や関元などで「心」を落ち着かせます。足のツボの太渓や湧泉へのお灸で、足から気を整えることも大切です。

【ツボ】

百会	内関
関元	太渓
大椎	身柱
湧泉	

【目的】

心臓の過度の負担を軽減／腎機能を改善

【据えかた】

透熱灸	半米粒3壮
台座灸	2個
棒灸	発赤する程度

※百会には台座灸・棒灸は不適、フード付き棒灸は適

鼻水・鼻閉

脾 肺

鼻炎、慢性副鼻腔炎、花粉症（アレルギー性鼻炎）かぜなどで起こり、現代医療では薬物治療が一般的です。東洋医学的には、**鼻は肺や脾と関係が深いので肺と脾の働きをよくするツボ、また、鼻水は津液（体内の水分）ですから、体内の水分を調節するツボにお灸をします**。頭にある上星は鼻水や鼻づまりなどに即効性があるツボです。甘いものや脂っこい食事、過度な飲酒、清涼飲料水の取り過ぎは脾・胃を弱らせます。お灸をするときは煙を吸い込まないようにしましょう。

【ツボ】

上星	孔最
厲兌	大椎
風池	合谷
身柱	肺兪
脾兪	

【目的】

血行改善／鼻の炎症を抑える

【据えかた】

透熱灸	半米粒3壮
台座灸	2個
棒灸	発赤する程度

冷え症（性）

脾　腎　肝

冷

え症は大きく分けて本態性冷え性（自律神経失調性冷え性・心因性冷え性）と、基礎疾患によって発症する続発性冷え症（貧血症、甲状腺機能低下症、心臓弁膜症など）があります。東洋医学的に冷え症（性）は、**腎気の虚**（全身倦怠感、易疲労、息切れ、めまい感など）、**脾・胃の虚**（栄養摂取不足、月経異常、貧血）、瘀血（血行障害）、津液（体内の水分）、むくみ（浮腫）があるとされ、左記の8つのツボに根気よくお灸をすると症状が改善します。

【ツボ】

中脘	天枢
関元	太渓
三陰交	腎兪
志室	湧泉

【目的】

消化吸収を改善／腎機能を改善

【据えかた】

透熱灸	半米粒3壮
台座灸	2個
棒灸	発赤する程度

膝の痛み（変形性膝関節症）

肝　腎

変

形性膝関節症は膝関節を構成する骨・軟骨・靱帯などの加齢変性、筋肉の萎縮など、中高年になって起こる退行性変化による膝の痛みです。歩行痛、正座痛、階段昇降時痛、動作開始時痛などの症状が出ます。東洋医学的には**痹証**といわれ、**肝虚証**、**腎虚証**のよる関節の痛みや痺れを伴うものと考えられます。膝周辺の血海などのほか、腎兪や大腸兪などで血流を改善します。膝周囲の痛みのあるところに灸をしますが、炎症の度合いによっては刺激量を加減します。

【ツボ】

腎兪	大腸兪
血海	梁丘
内膝眼	陽陵泉
足三里	委中
承山	湧泉

【目的】

血流の改善／消炎効果

【据えかた】

透熱灸	半米粒1・2壮
台座灸	1個
棒灸	発赤する程度

肘の痛み

肝 腎

肘の痛みは、頚肩腕の筋肉の緊張、疲労の蓄積、枕が合っていないなどで起こり、頚や頭を動かすと激痛が走ります。長時間冷房にあたることも誘因となります。東洋医学的には風・寒・湿の外邪の侵襲によって引き起こされ、気血の運行が阻害（**肝虚証・腎虚証**）されることでも起こるとされます。腕の外関のほか、頚の風池から肩井、足の崑崙までのお灸で血行をよくします。肘にある曲池は全身の気の流れを調整するツボ。パソコン作業などで腕が疲れたときにもここにお灸をします。

【ツボ】

曲池	外関
肩井	大椎
崑崙	太渓
天柱	風池

【目的】

冷えの改善／血行の改善

【据えかた】

透熱灸	半米粒3壮
台座灸	2個
棒灸	発赤する程度

頻尿

肝 腎

頻尿は女性と男性では違いがあります。女性の多くは膀胱炎、または神経性頻尿が多く、男性では前立腺肥大症による場合が多くなります。東洋医学的には頻尿は**肝と腎の病証**です。風寒の邪気により発症します。腎機能を整える腎兪や、水分を速やかに排出する膀胱兪や水分へのお灸を行います。お臍の両側にある天枢は消化器系の症状によく効くツボですが、泌尿器や生殖器にも効果的です。関元や三陰交へのお灸で血流をよくします。

【ツボ】

水分	天枢
関元	三陰交
肺兪	腎兪
膀胱兪	湧泉

【目的】

血流の改善／利尿の改善

【据えかた】

透熱灸	半米粒3壮
台座灸	2個
棒灸	発赤する程度

不安症（気分の落ち込み）

肺　腎

不安症は全般性不安障害、パニック障害、恐怖症、社会不安障害などがあり、どれも不安感によって気持ちの落ち込み、頭痛、動悸、発汗、食欲不振、下痢、不眠などの不定愁訴症状が現れます。お灸によって血の流れを改善し、栄養摂取を助けることで心身の疲れをとって改善を図ります。東洋医学的には、**肺虚証**、**腎虚証**によるもので、身体のあらゆる気を主る頭頂の百会、胸骨の真ん中にある膻中や、肩にある肩井への灸で気持ちを和らげながら、全身の各ツボへのお灸によって心身を回復させます。

【ツボ】

百会	肩井
膻中	中脘
三陰交	肝兪
腎兪	太衝
湧泉	

【目的】

血の流れを改善／
栄養（タンパク質）摂取を助ける

【据えかた】

透熱灸	半米粒3壮
台座灸	2個
棒灸	発赤する程度

※百会には台座灸・棒灸は不適、
フード付き棒灸は適

太りやすい

脾

太りやすい人は過食、運動不足、不規則な食生活をする傾向があります。内分泌性肥満、甲状腺機能低下症、糖尿病、遺伝性肥満などの症候性もあります。東洋医学的には、太りやすい身体の状態は気血水の流れが悪くなっていると考えられます。ですから気血水の流れをよくしながら、基礎代謝を改善させるようなお灸をします。中脘や合谷などで血のめぐり、三陰交などで気のめぐり、水分や湧泉などで水の流れをよくするお灸をして、養生の足三里にもお灸を行います。

【ツボ】

中脘	水分
足三里	三陰交
合谷	承山
湧泉	

【目的】

基礎代謝を改善

【据えかた】

透熱灸	半米粒3壮
台座灸	2個
棒灸	発赤する程度

不妊症

腎　脾　肝

不妊症には生殖器になんらかの異常が認められる器質的不妊症と、排卵や受精、着床、男性不妊症などの機能的不妊があります。東洋医学的には、**先天の気（腎）不足**によるもの、**風寒の邪気の侵襲**によるもの、**後天の気の不足**によるものが考えられます。具体的には虚弱体質で腎精が不足、房事過多で腎精が消耗、偏食などによる栄養摂取の不十分、寒飲食や薄着、冷房による慢性的な冷えなどです。消化吸収力をあげて血行改善し、身体を温めるお灸を毎日続けます。

【 ツボ 】

中脘	関元
肝兪	腎兪
次髎	三陰交
湧泉	

【 目的 】

消化吸収を高める／血行を改善／身体を温める

【 据えかた 】

透熱灸	半米粒3壮
台座灸	2個
棒灸	発赤する程度
隔物灸	下腹部、仙骨部

不眠

肝　脾　腎

不眠には入眠障害、早朝覚醒、熟眠障害などがあり、原因は①疼痛、皮膚掻痒感、夜間頻尿などの身体的要因、②騒音、光、旅行などの環境要因、③甲状腺ホルモン剤、カフェイン、中枢神経作動薬などの薬物の副作用、④ストレス、緊張などの心理的要因、⑤うつ病、不安神経症などの精神障害があります。東洋医学的には、**肝の血の変動**、脂っこい食事や過食、働き過ぎ、思い悩むなどが原因と考えられ、お灸によって**肝血の調整、脾胃の調和、腎気の回復**を行います。

【 ツボ 】

百会	中脘
関元	肝兪
脾兪	腎兪
三陰交	太渓
湧泉	失眠

【 目的 】

基礎代謝を改善／消化吸収の改善／精気の回復

【 据えかた 】

透熱灸	半米粒3壮
台座灸	2個
棒灸	発赤する程度

※百会には台座灸・棒灸は不適、フード付き棒灸は適

便秘症

脾 腎

便秘の多くは、腸の運動機能や排便反射の低下や水分摂取不足、多汗による体内の水分不足によります。東洋医学的には**脾・胃の熱**、精神的ストレスによる大腸の働きの低下、気血のめぐりが悪いことによるとされます。頑固な便秘が続いているなら、胃腸の働きを高めるために、中脘や天枢、大腸兪などに、毎日お灸を続けます。腕にある支溝は、便秘や胃腸障害に効くツボです。健康には欠かせない足三里と三陰交へのお灸で気血のめぐりをよくします。

【 ツボ 】

中脘	天枢
関元	大巨
脾兪	大腸兪
支溝	足三里
三陰交	

【 目的 】

血流の改善／水分吸収の促進

【 据えかた 】

透熱灸	半米粒3壮
台座灸	2個
棒灸	発赤する程度

膀胱炎・尿道炎

肝 脾 腎

膀胱炎や尿道炎は炎症による痛みと排尿障害があります。細菌感染で起こり、繰り返すことが多い疾患です。東洋医学的には虚労病で慢性的な疲労により免疫低下を起こし発症するとされ、**脾、胃、肝、腎の病証**と捉えるため、体内の水の代謝を盛んにして、水分の吸収、排尿を助けることが大切です。腹部にあって腎臓の働きと下半身の血行をよくするツボの中極や、水分を速やかに排出する膀胱兪や水分へのお灸を行うほか、**脾、胃、肝、腎の働きを高めるお灸**もします。

【 ツボ 】

水分	中極
肝兪	脾兪
腎兪	膀胱兪
次髎	三陰交
太渓	湧泉

【 目的 】

血流の改善／消炎効果／利尿の改善

【 据えかた 】

透熱灸	半米粒3壮
台座灸	2個
棒灸	発赤する程度

慢性気管支炎

肺　腎

気道の慢性的な炎症で、多量の痰と咳があり、呼吸困難を起こすこともあります。近年になって、慢性肺気腫とともに総称して「COPD（慢性閉塞性肺疾患）」と呼ばれるようになっています。喫煙者が多く、生活習慣病ともいわれます。東洋医学的には**肺の病証**と**腎の病証**です。治療は痰を切って咳をとめるツボの天突、呼吸器系の症状に効果がある中府など、津液（体内の水分）の流れをよくするお灸をします。施灸時に煙を吸い込まないようにすることが大事です。

【ツボ】

天突	中府
膻中	孔最
大椎	肺俞
腎俞	

【目的】

津液の流れを改善／炎症を抑える

【据えかた】

透熱灸	半米粒3壮
台座灸	2個
棒灸	発赤する程度

慢性腰痛

肝　腎

慢性腰痛は痛みが長期におよぶ腰痛で、加齢や長期間の過度の労働などにより椎間関節が変性して引き起こされます。また筋・筋膜に長時間負荷がかかることや、精神的ストレスも痛みを助長する原因といわれます。東洋医学的には風・寒・湿の外邪の侵襲によって引き起こされ、気血の運行が阻害されることでも起こるとされます。中脘、天枢、関元、志室などおなかや腰まわりへのお灸を中心にして冷えや血行を改善し、気のめぐりもよくして痛みの悪循環を取るようにします。

【ツボ】

中脘	天枢
関元	太渓
崑崙	肝俞
腎俞	志室
大腸俞	

【目的】

冷えの改善／血行の改善

【据えかた】

透熱灸	半米粒3壮
台座灸	2個
棒灸	発赤する程度

耳鳴り・難聴

腎

外 耳・中耳の伝音機能に障害があるものを伝音性難聴、内耳から蝸牛、中枢経路の障害によるものを感音性難聴といい、突然に起きる突発性難聴もあります。耳鳴りの音はキンキンやジージーなどと表現されますが、自覚症状なので理解されにくく、それがさらなる苦痛にもなります。東洋医学的には**耳は腎が支配しており、加齢に伴い腎の機能が低下する**ことで難聴・耳鳴りになるとされます。加齢に伴う**腎気の衰え**の改善や、津液（体内の水分）の流れをよくして、むくみを減らすお灸をします。

【 ツボ 】

太渓	外関
天柱	腎兪
志室	

【 目的 】

血流の改善／体内の水分調節

【 据えかた 】

透熱灸	半米粒3壮
台座灸	2個
棒灸	発赤する程度

むくみ

肺 腎 脾

む くみ（浮腫）は身体の水分が異常に増加してしまう疾患です。組織間液の増加によるもので、多くは腎臓病によりますが、心不全、肝硬変、薬剤性のものや、原因不明の特発性浮腫などもあります。東洋医学的には**腎と肺の病証**です。脾、胃の働きが低下していると考えられ、津液（体内の水分）と関係の深い**脾・胃、肺、腎の働きを活発にする水分や水道などへお灸をします**。足首にある復溜も体内に滞留している津液の代謝を促すツボです。

【 ツボ 】

中脘	天枢
水分	水道
曲池	湧泉
肺俞	脾俞
腎兪	三陰交
復溜	

【 目的 】

津液の流れを改善／栄養摂取を助ける

【 据えかた 】

透熱灸	半米粒3壮
台座灸	2個

めまい・立ちくらみ

肝　脾　腎

東洋医学では気と血のめぐりが悪いときに起こると考えられます。また、暴飲暴食などで**脾胃の機能が損なわれて体内に津液（体内の水分）が溜まる**、老化や房事過多で**腎精が不足する**、強いストレスで**肝の機能が弱り血のめぐりが悪くなる**、などでも起きます。頚の大椎や天柱で気血のめぐりをよくし、中渚や太渓など手足のツボで、身体上部ばかりに気が集まらないようにします。重篤な病（脳腫瘍）が潜んでいることもあり、お灸で改善しない場合は耳鼻科を受診します。

【　ツボ　】

中渚	大椎
天柱	風池
心兪	腎兪
足三里	太渓
百会	

【　目的　】

利尿効果／血流の改善

【　据えかた　】

透熱灸	半米粒3壮
台座灸	2個
棒灸	発赤する程度

※百会には台座灸・棒灸は不適、フード付き棒灸は適

物忘れ・集中力がない

腎

精神的疲労や加齢により、集中力が欠落して物忘れが多くなります。しだいに頭痛、動悸、発汗、食欲不振、下痢、不眠などの身体的病変も現れるようになります。東洋医学的には**心、腎の病証**で、全身の気と血のめぐり悪くなることが原因と診ます。頭頂の百会と足裏の湧泉へのお灸で全身の気血のめぐりをよくします。手のひらにある労宮や神門のお灸で心を落ち着かせ、精神疾患に効果的な心兪、不安感を和らげる三陰交、老化改善につながる腎兪へもお灸します。

【　ツボ　】

百会	労宮
神門	三陰交
心兪	腎兪
湧泉	

【　目的　】

血の流れを改善／栄養（タンパク質）摂取を助ける

【　据えかた　】

透熱灸	半米粒3壮
台座灸	2個
棒灸	発赤する程度

※百会には台座灸・棒灸は不適、フード付き棒灸は適

夜尿症

腎　脾　肺

乳幼児期は排尿反射抑制機能が未発達のため、一定量の尿が膀胱に溜まると無意識に排尿してしまいます。成長するに従い、排尿調整機能が発達して夜尿は少なくなりますが、5～6歳以降も続く場合、夜尿症といいます。東洋医学的には**腎気が虚している**と考えられ、**脾・胃・肺の虚証**も夜尿症となります。膀胱関連の疾患をよくする膀胱兪、冷えを取り除く中脘や関元、発育成長を助けるそれぞれのツボにお灸をします。生活を整え、気長に見守ることが大切です。

【　ツボ　】

中脘	関元
中極	身柱
脾兪	胃兪
腎兪	膀胱兪
太渓	

【　目的　】

冷えを取り除く／発育成長を助ける

【　据えかた　】

治熱灸	半米粒5壮
台座灸	3個
棒灸	発赤する程度

夜泣き・疳のむし

肝　脾　腎

「疳のむし」は日本で古くからつかわれている俗称で、心理的に不安定な乳幼児が、成長過程で心身のバランスを失って発症するといわれている症状です。睡眠障害、夜驚、チック、消化不良、下痢、便秘、食欲不振、嘔吐、遺尿などの異常行動があります。夜尿症と同じように、冷えを取り除き、発育成長を助けるお灸を行います。至陽は消化器系のトラブルなど不快症状を和らげるツボです。子供の肌は敏感なので、小さなお灸を早めに消すようにします。

【　ツボ　】

中脘	関元
身柱	至陽
腎兪	志室
肝兪	脾兪
腎兪	三陰交
復溜	

【　目的　】

冷えを取り除く／発育成長を助ける

【　据えかた　】

治熱灸	半米粒5壮
台座灸	3個
棒灸	発赤する程度

冷房病

肝　脾　腎

現代病の一つで、閉め切られた空間（窓が開かないビル）で長時間冷房に当たり続け、外気温との差で自律神経の失調を来すのが原因で発症します。足下の冷えを訴えることが多く、肩こりや不眠症などの症状も起こりやすくなります。東洋医学的には風寒の邪気による病で、足の陰経（肝経、脾経、腎経）から上行性に腹部へと冷えが伝わり、婦人病や下腹痛、下痢、肩こり、頭痛といった症状を引き起こすとされます。お灸の最も適した病症です。

【　ツボ　】

曲池	足三里
三陰交	大椎
身柱	湧泉
腎兪	

【　目的　】

血流改善／交感神経の緊張を取り除く

【　据えかた　】

透熱灸	半米粒5壮
台座灸	3個
棒灸	発赤する程度
各種隔物灸	暖まった感覚を得る

肋間神経痛

肝

肋間神経痛は肋骨に沿って走る神経に沿って、針に刺されたような強い痛みが突発的に繰り返し生じる症状です。多くは肋骨骨折か帯状疱疹・帯状疱疹後神経痛によって起こり、現代医療では薬物療法と温熱療法などが行われます。東洋医学的には風・寒・湿の外邪の侵襲によって引き起こされるとされ、気血の運行が阻害されることでも起きます。冷えの改善に重きを置き、血行改善のお灸もします。肋骨周辺のツボや、痛みのある場所を見定め、ていねいにお灸をします。

【　ツボ　】

膻中	巨闕
期門	章門
膈兪	肝兪
胃兪	その他疼痛部位

【　目的　】

冷えの改善／血行の改善

【　据えかた　】

透熱灸	半米粒3壮
台座灸	2個
棒灸	発赤する程度

お灸に活用するツボ

本書で紹介しているツボは多くありません。
ここまでの解説にあるツボの位置がわからなくなったら、
このページでツボの位置の目安を参照してください。

【 灸痕がつきやすい体質 】

次の特徴がある人は灸痕がつきやすいため、
十分注意して慎重にお灸を行ってください。

- 色白
- 皮膚の厚みがない
- 内出血しやすい
- 汗をかきやすい（皮膚が湿っぽい）
- 虫に刺されると腫れ上がり治りにくい

【 灸痕がつきやすい体質の場合の注意点 】

透熱灸
セルフケアの場合は行わない
（鍼灸院で据えてもらう）

台座灸
最後まで燃焼しきらない

棒灸
温かいと感じる程度で離す

隔物灸
皮膚との間にティッシュなどを挟んで
温熱灸を行う

頭のツボ

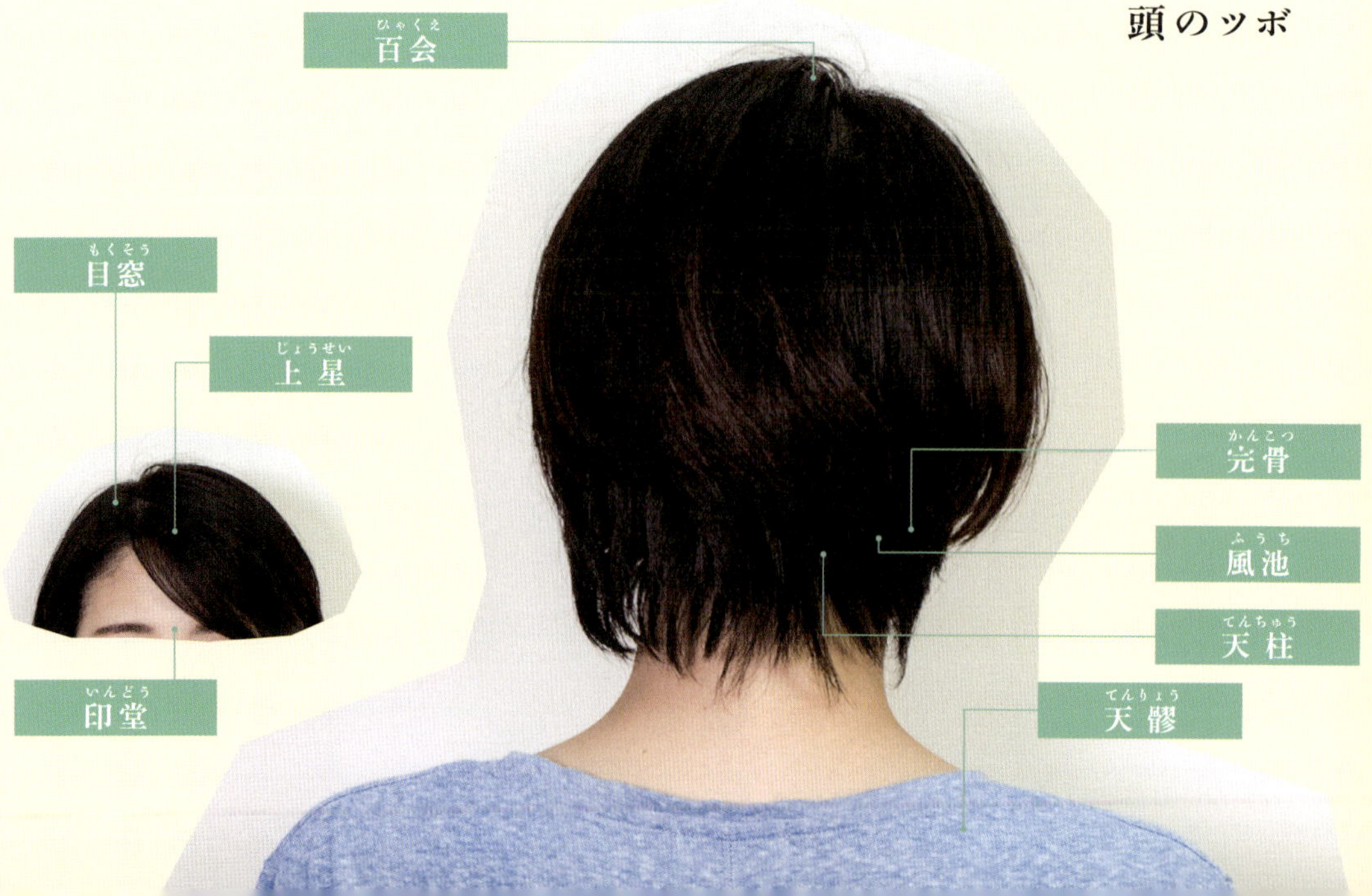

手のツボ

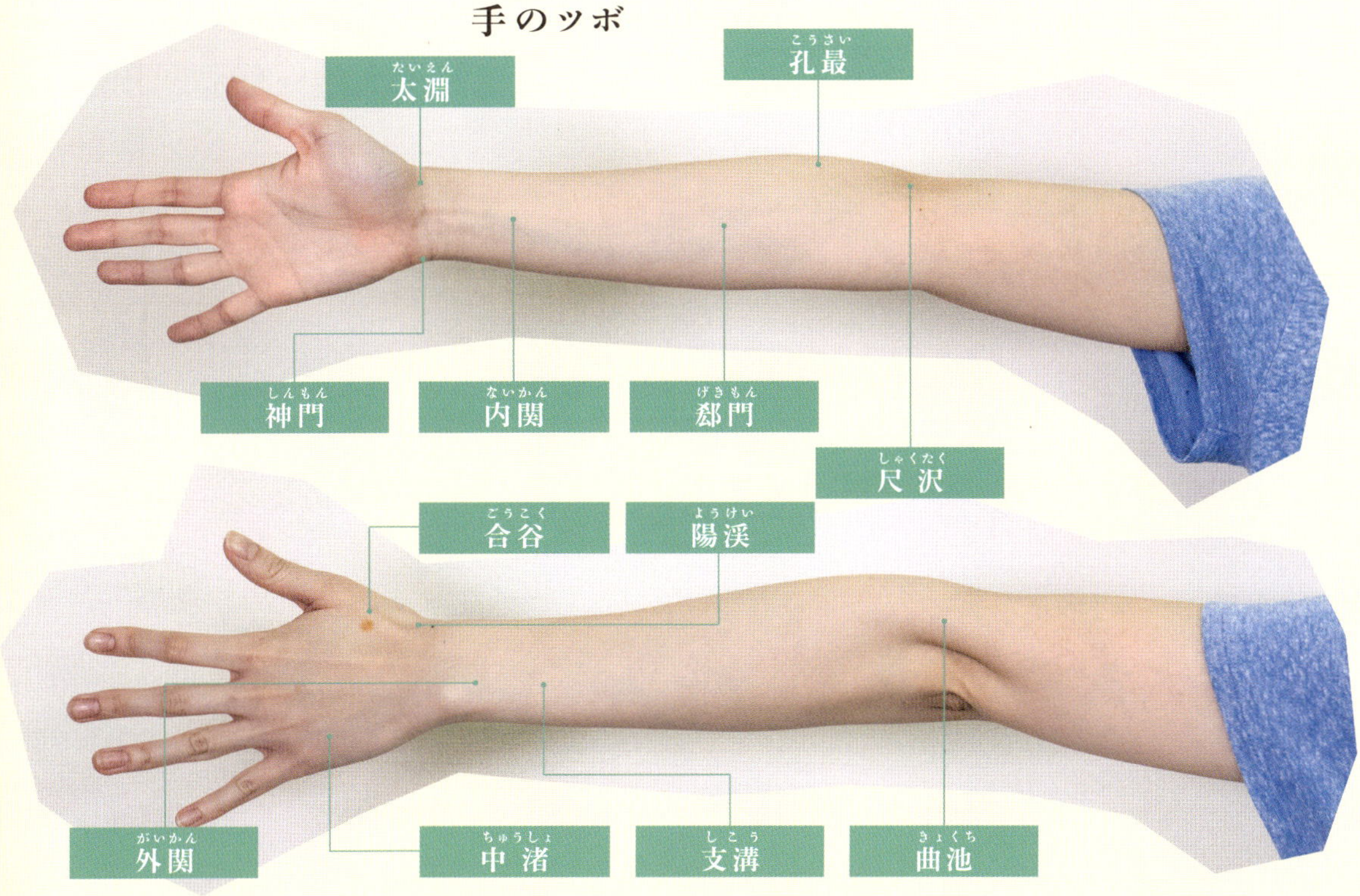

足裏のツボ

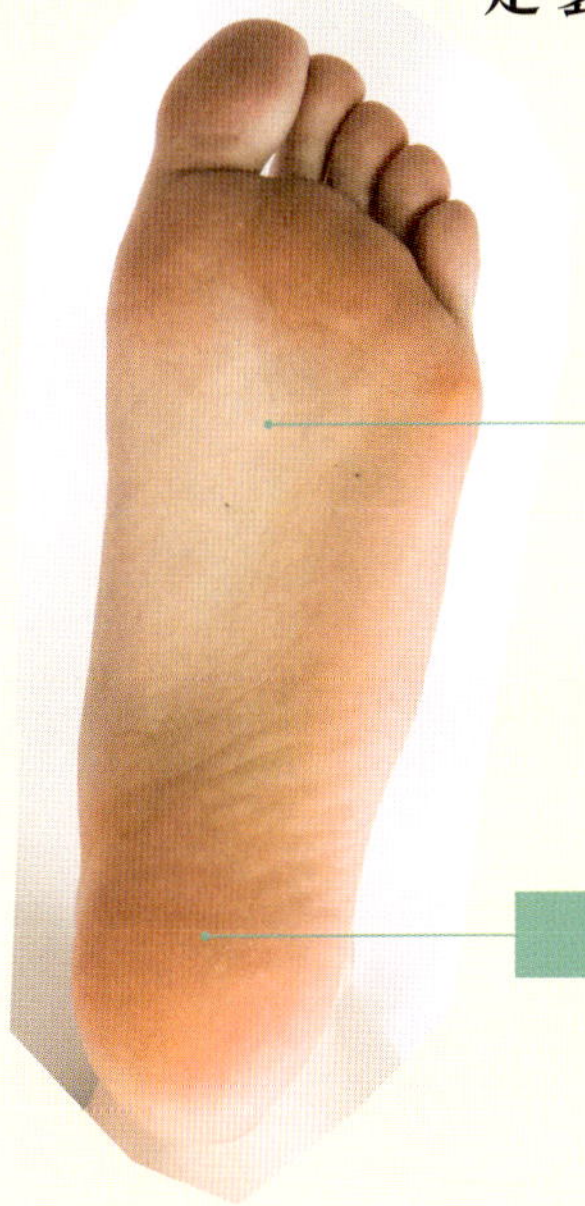

手のひらのツボ

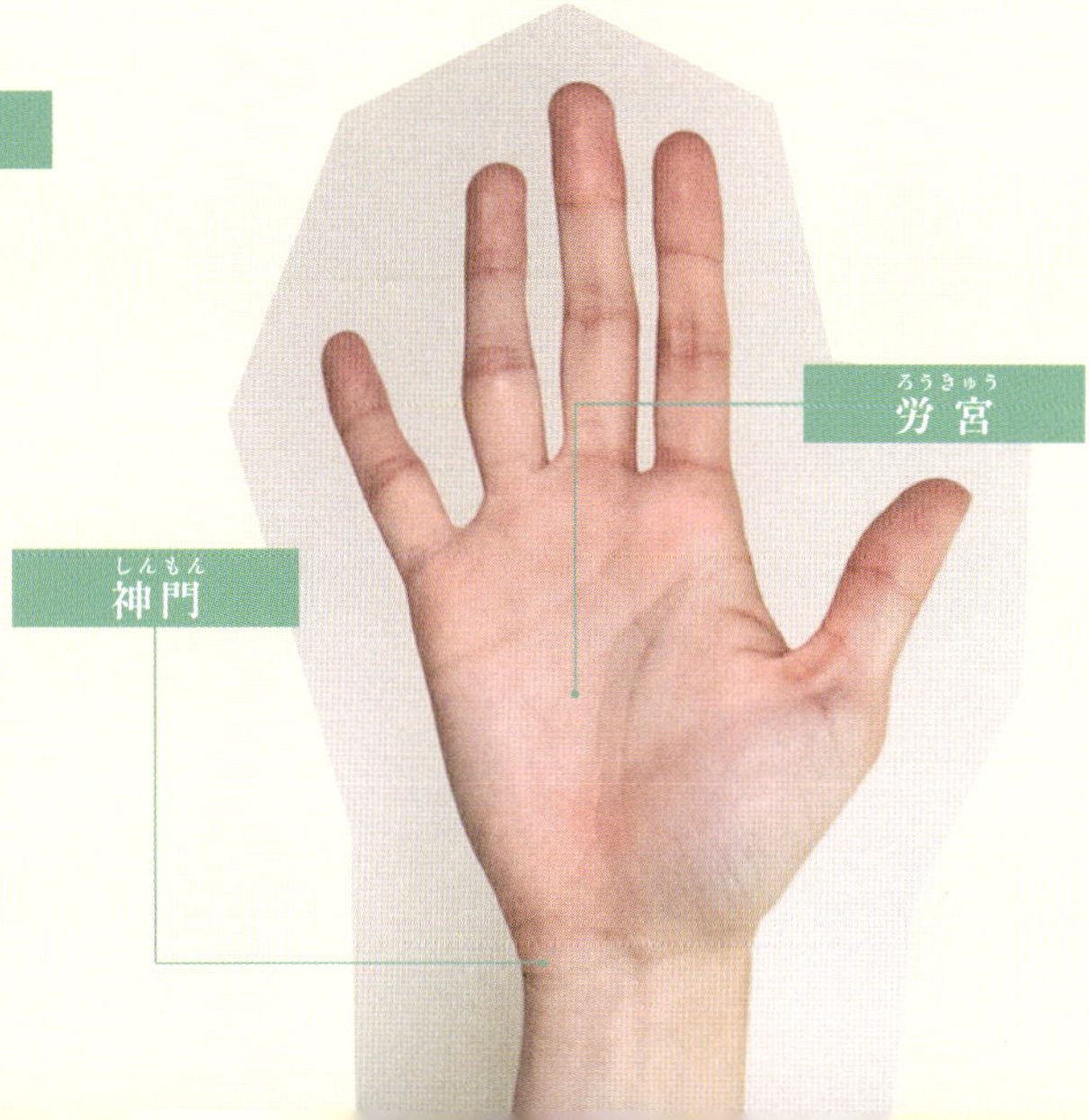

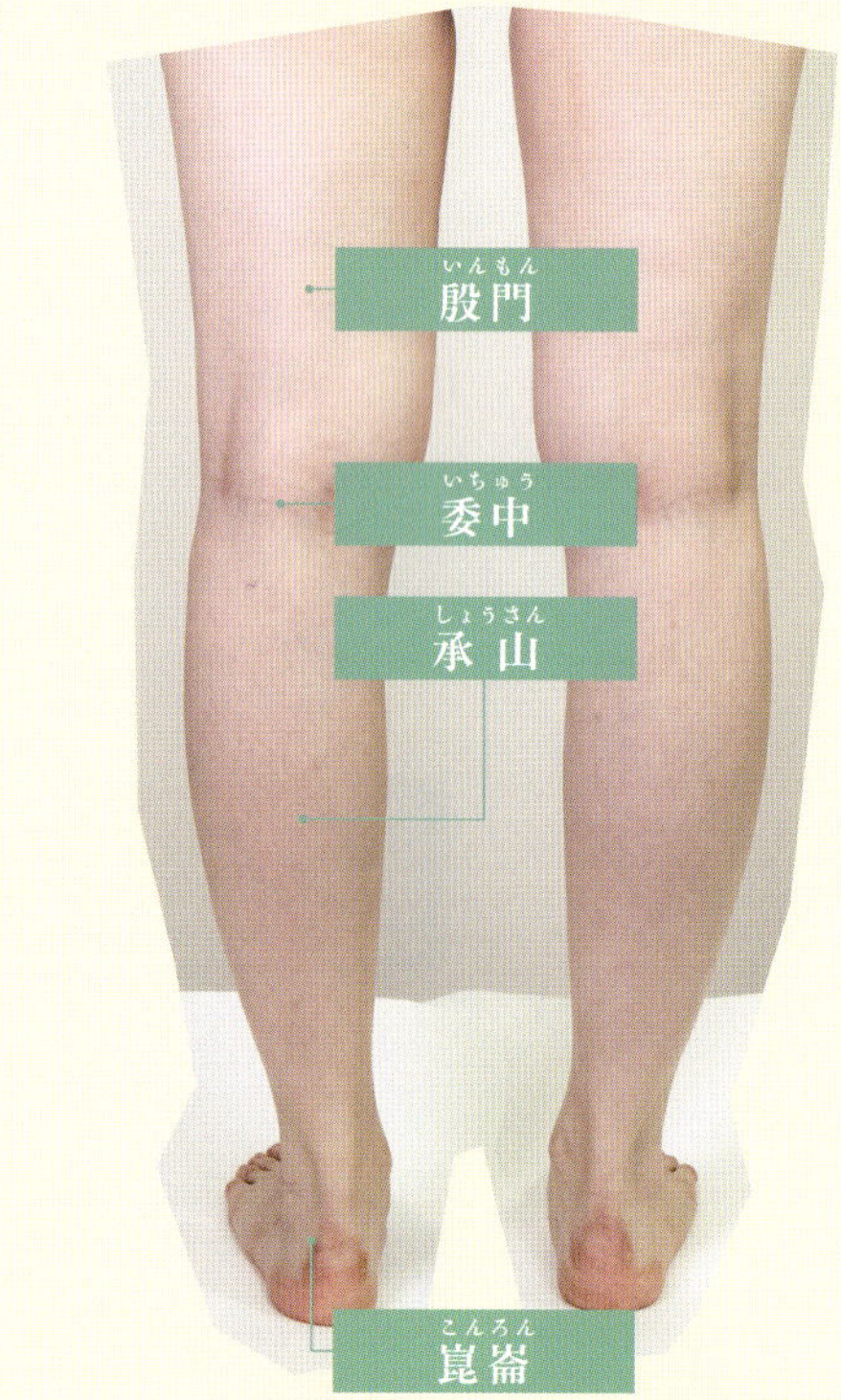
殷門《いんもん》
委中《いちゅう》
承山《しょうさん》
崑崙《こんろん》

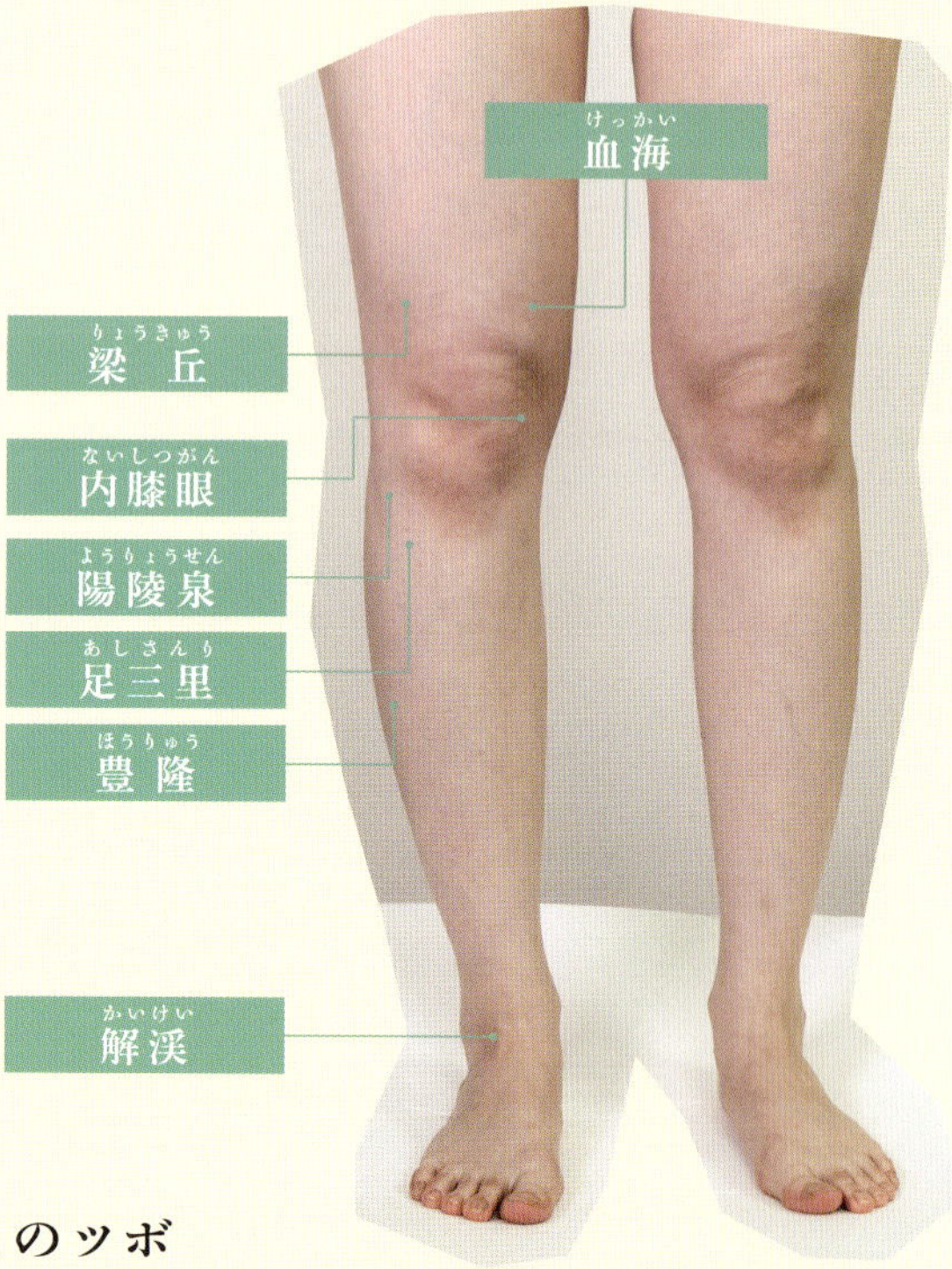
血海《けっかい》
梁丘《りょうきゅう》
内膝眼《ないしつがん》
陽陵泉《ようりょうせん》
足三里《あしさんり》
豊隆《ほうりゅう》
解渓《かいけい》

足のツボ

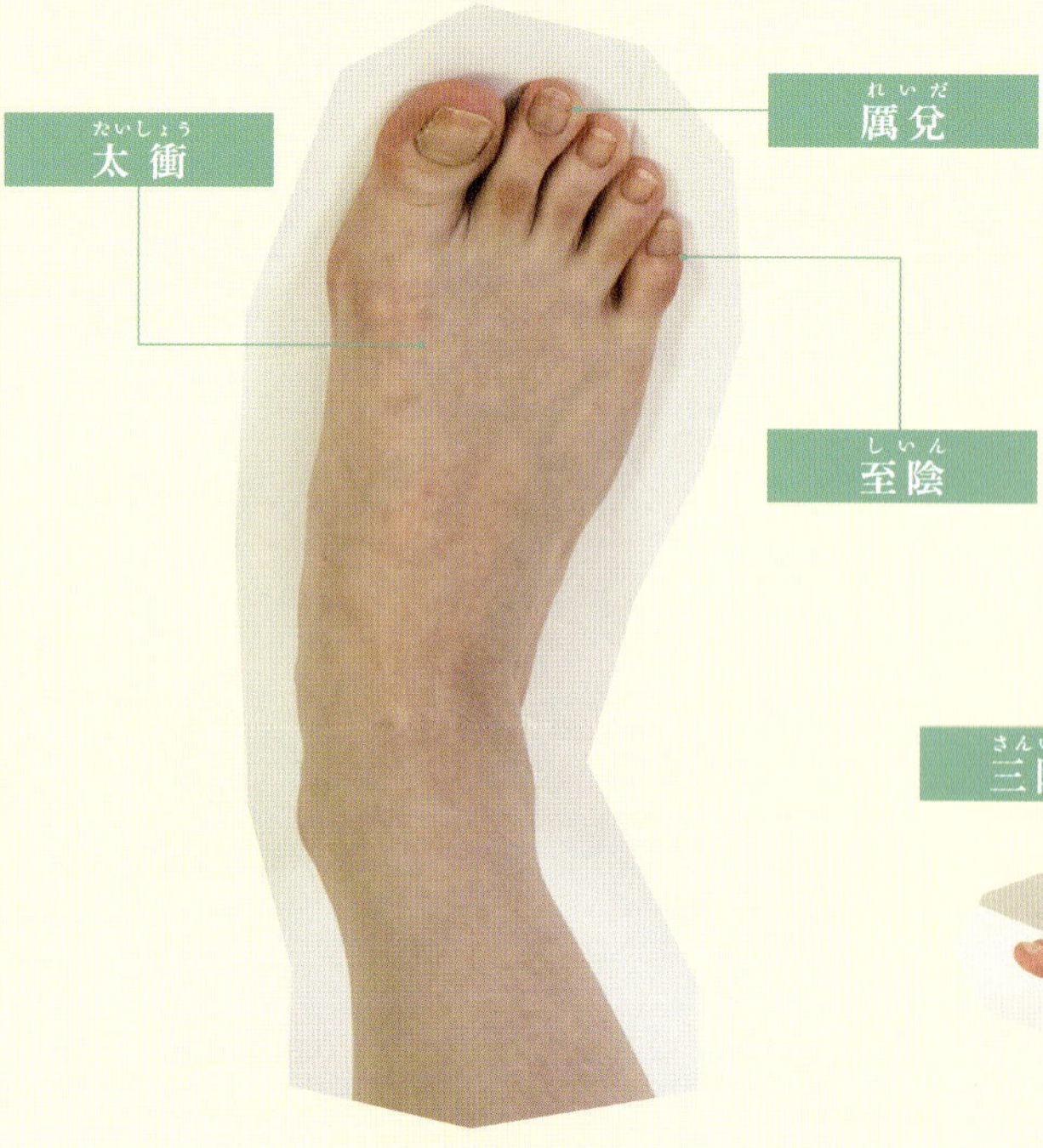
太衝《たいしょう》
厲兌《れいだ》
至陰《しいん》

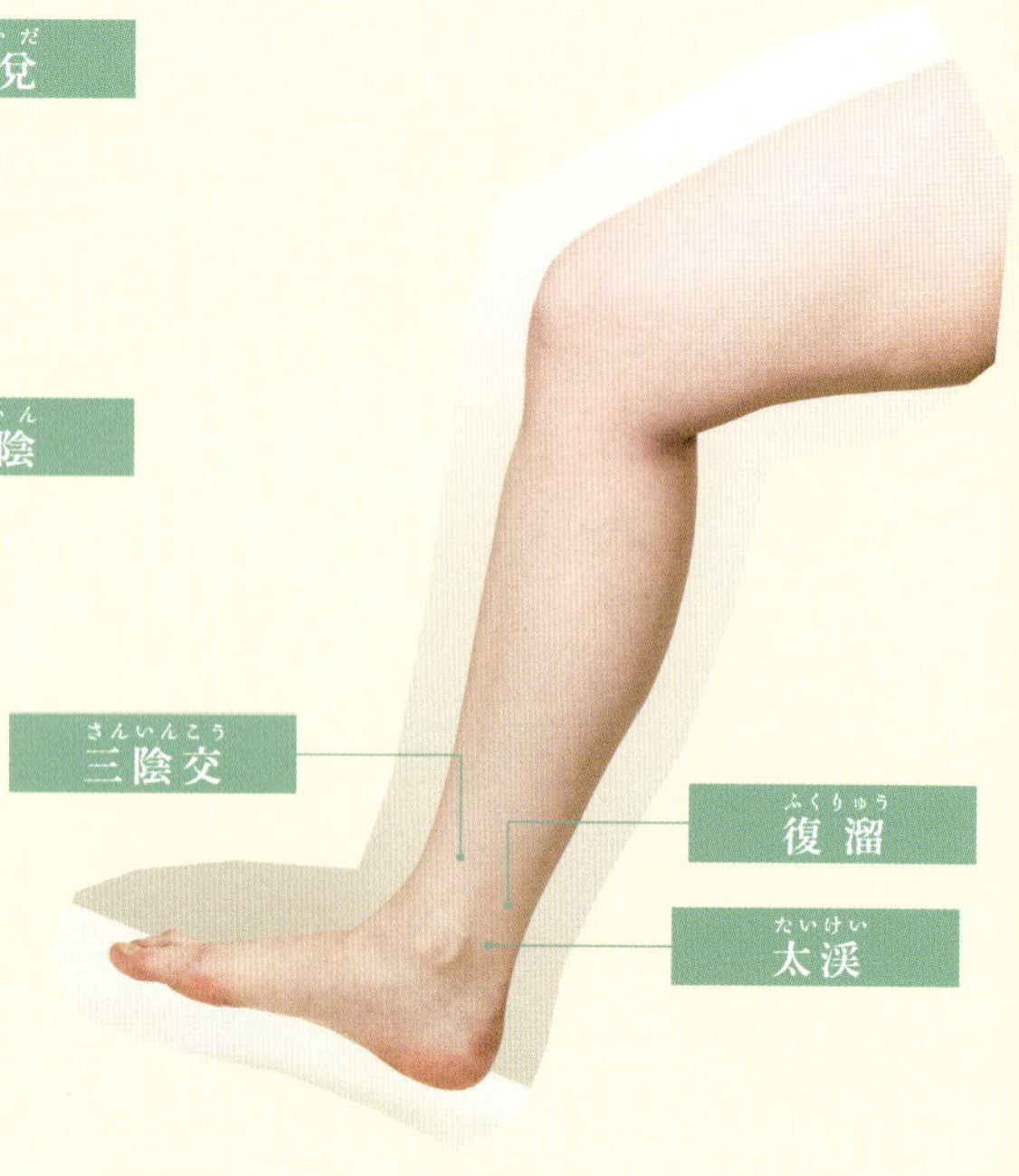
三陰交《さんいんこう》
復溜《ふくりゅう》
太渓《たいけい》

体幹後面のツボ

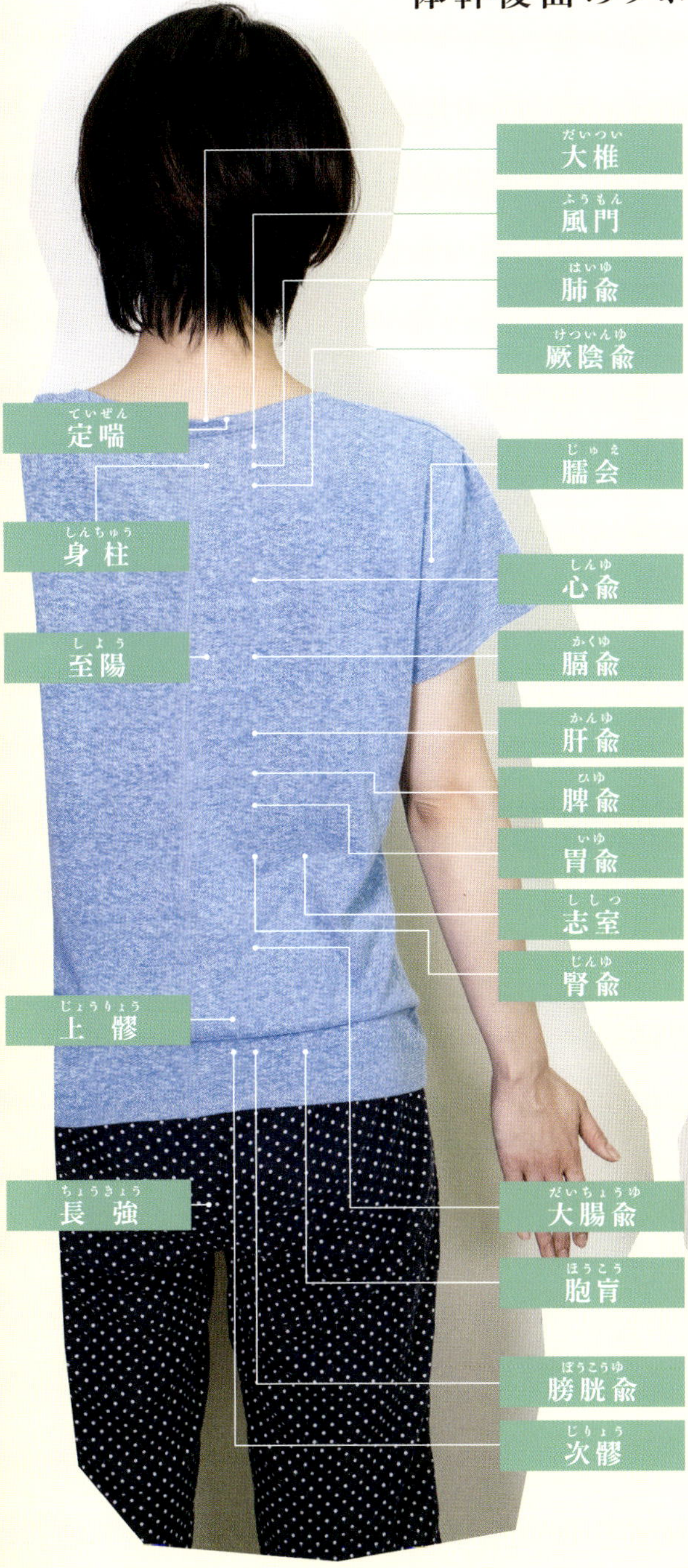

体幹前面のツボ

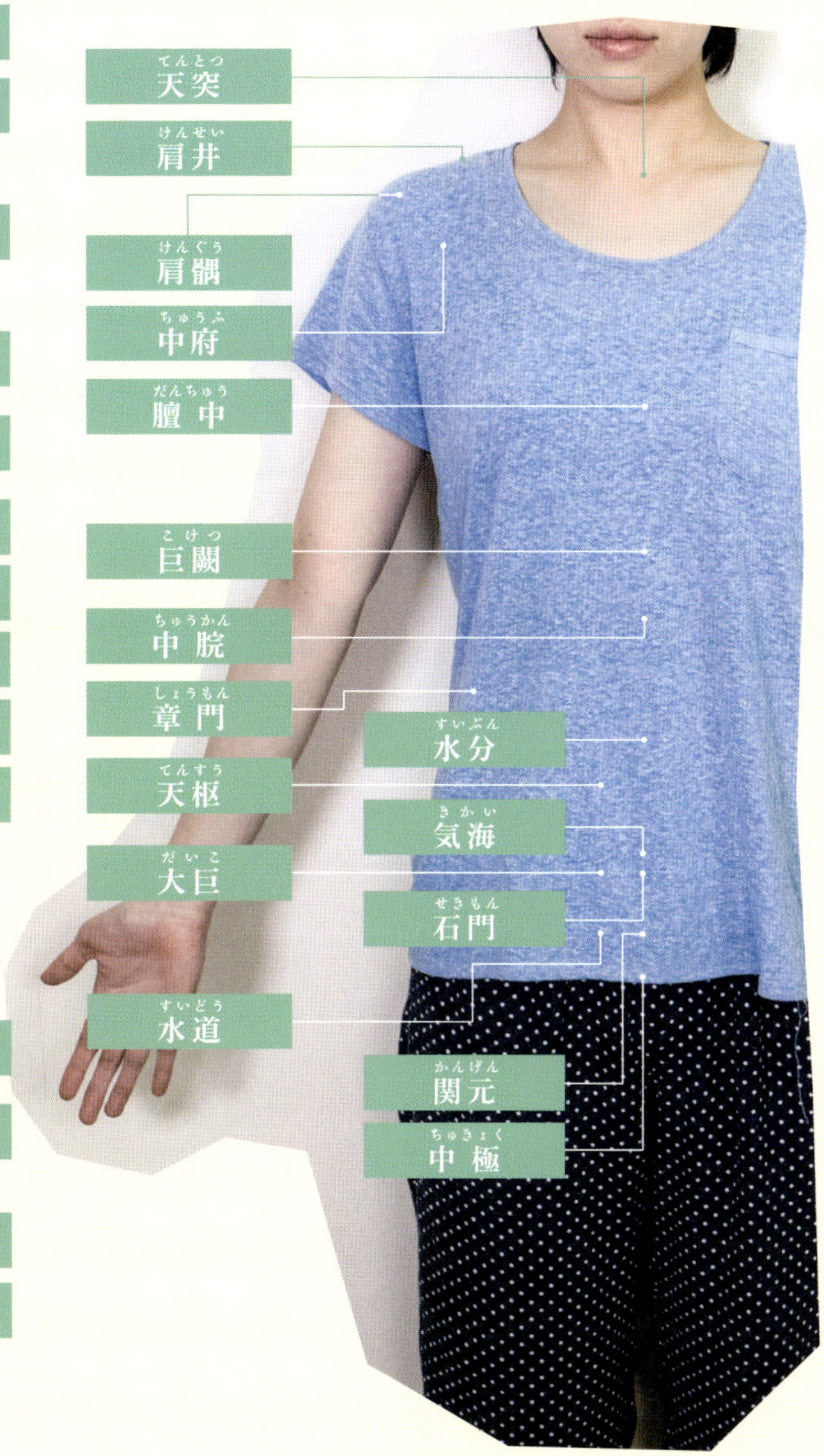

参考文献

池田政一 著. 経穴主治症総覧. 医道の日本社,2017

岡部素明,岡田明三,首藤傳明,池田政一,相澤良,樋口秀吉 著. 日本鍼灸医学—経絡治療・基礎編. 経絡治療学会,1997

岡部素明,首藤傳明,池田政一,岡田明三,相澤良,樋口秀吉,浦山久嗣,金子宗明,毛利匠成,木戸正雄 著.

日本鍼灸医学—経絡治療・臨床編. 経絡治療学会,2001

織田隆三 著. もぐさのはなし. 森ノ宮医療学園出版部,2001

川島朗 著. 病気にならない体をつくるドライヤーお灸. 青山出版社,2010

経絡治療学会 編. 日本鍼灸医学—経絡治療・経絡経穴編. 経絡治療学会,2015

金澤一郎・永井良三 編. 今日の診断指針　デスク判. 医学書院,2015

公益社団法人東洋療法学校協会 編,教科書執筆小委員会 著. 東洋医学臨床論<はりきゅう編>. 医道の日本社,1993

公益社団法人東洋療法学校協会 編,教科書執筆小委員 著. はりきゅう理論. 医道の日本社,2002

公益社団法人東洋療法学校協会 編,教科書執筆小委員会 著. はりきゅう実技<基礎編>. 医道の日本社,2014

三平勇 著. 家庭お灸全科. 家の光協会,1974

濱添圀弘 著. 打膿灸. 丸一製薬株式会社,2014

深谷伊三郎 著. 家伝灸物語 どうすればよいか?こうすればよい. 三景, 1982

福西佐元 著. お灸ばなしあれこれ. 冬青社,2000

森和,西條一止,矢野忠 他編. 鍼灸医学大辞典. 医歯薬出版社,2012

矢野忠 編. 図解鍼灸療法技術ガイドI—鍼灸臨床の場で必ず役立つ実践のすべて. 文光堂, 2012

矢野忠 編. 図解鍼灸療法技術ガイドII—鍼灸臨床の場で必ず役立つ実践のすべて. 文光堂, 2012

若林理砂 著. 安心のペットボトル温灸. 夜間飛行,2014

臨時増刊NO.4　1冊まるごとお灸特集. 医道の日本社,1999

特集 お灸アラカルト2010. 医道の日本,2010;69(11):30-50

特集 そうだ、灸をやろう. 医道の日本,2012;71(10) :26-60

特集 今、あえて、灸にこだわる. 医道の日本,2016;76(3) :12-47

特集 灸法再考. 鍼灸OSAKA, 1985;1(2) :4-31

特集 お灸の再生. 鍼灸OSAKA, 2013; 29(3) :15-89

松本毅,形井秀一. 日本のモグサ製造の現状について—モグサ製造者へのアンケート調査—. 日本東洋医学雑誌 2015;66(2): 140-146

長野仁. ここまで判った灸の科学. 全日本鍼灸学会雑誌 1999. 12:499-529

長野仁.「灸箸」考. 鍼灸OSAKA 1999;15(2):7-11

光澤弘. 歴史からみる日本の灸の特徴. 伝統鍼灸 2016;85(3):13-19

取材協力

P.41　「打膿灸」　濱添圀弘

P.78　「深谷灸法」福島哲也（灸法臨床研究会）

P.47　「しょうが灸」中村温灸院

P.70　「薬物灸（墨灸）」キショウ井出鍼灸院

P.80　「牛に据えるみそ灸」公益財団法人東京都農林水産振興財団

P.81〜「3章　お灸グッズ」

株式会社カナケン／株式会社釜屋もぐさ／株式会社小林老舗／株式会社全医療器／株式会社大和漢／
株式会社チュウオー／株式会社ティー・エス・アイ／株式会社ファロス／株式会社前田豊吉商店／
株式会社村田製作所／株式会社明健社／株式会社山正／合同会社亀屋左京商店／三景／
セイリン株式会社／セネファ株式会社／ティテパティよもぎの会／日進医療器株式会社／丸央産業株式会社

和辻直（明治国際医療大学）

鋤柄誉啓（新町 お灸堂）

P.100　「古くから伝わるお灸の道具」　高橋永寿（はり灸　艸寿堂）

校正協力

小林健二（日本内経医学会）

カバー・本文デザイン／アートディレクション　田中俊輔（PAGES）

撮影　田尻光久

執筆協力　桜井千穂

イラスト　シュクヤフミコ　みやしたはんな

モデル　岩崎緑

●市販の灸は製品によって使い方が異なります、説明書に従って施灸してください。
●鍼灸師以外の方が初めて施灸する場合は、医師や鍼灸師の指導のもと行うようにしてください。
●低温やけどや水ぶくれを防止するために、熱いと感じたら取り除くなど十分注意して行ってください。それでも痕が残ることがあります。
●本書では、現在ではほとんどおこなわれていない施灸法も紹介しています。もし行う場合は十分なインフォームド・コンセントを得てください。

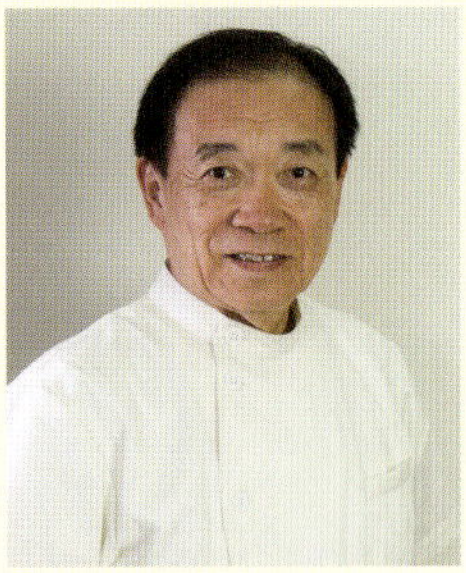

企画・編集・著　岡田明三

1948年、東京都生まれ。東洋鍼灸専門学校、國學院大学卒業。経絡治療学会会長、明鍼会会長、東京医療専門学校教員養成科講師、神宮前鍼療所院長。

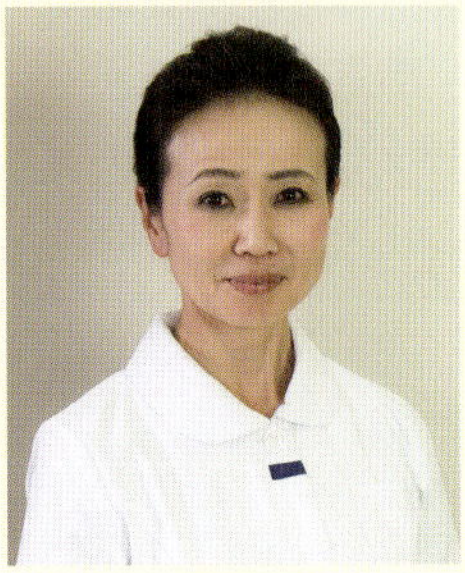

協力　上村由美子

鍼灸師。明治東洋医学院専門学校鍼灸学科卒業。ホリスティックサロン心の月主催、辻野夢鍼灸院在籍（ウェスティンホテル大阪内）。日本ホリスティック医学協会関西支部運営委員。一般市民に向けて、お灸の普及活動を行っている。

まるごと
お灸百科

2017年 7 月31日　初版第1刷発行
2019年12月15日　初版第3刷発行
企画・編集・著　岡田明三
発行者　戸部慎一郎
発行所　株式会社 医道の日本社
〒237-0068　神奈川県横須賀市追浜本町1-105
TEL 046-865-2161
FAX 046-865-2707

印刷・製本　シナノ印刷株式会社
ISBN 978-4-7529-1154-8